CLOROQUINATION

Editora *Tainã Bispo*

Preparação de texto *Luciana Figueiredo*

Coordenação editorial *Juliana Cury | Algo Novo Editorial*

Revisão *Adriana Bairrada*

Projeto gráfico, diagramação e capa *Vanessa Lima*

Índice onomástico *Gabriela Russano*

Dados Internacionais de Catalogação na Publicação (CIP)
Jéssica de Oliveira Molinari - CRB-8/9852

Pinheiro, Chloé
Cloroquination: Como o Brasil se tornou o país da cloroquina e de outras falsas curas para a covid-19 / Chloé Pinheiro, Flavio Emery. – 1ª ed. – São Paulo: Claraboia, 2022.
374 p.

ISBN 978-65-84764-16-3

1. Saúde pública – Brasil 2. Notícias falsas 3. Covid (Doença) I. Título II. Emery, Flavio

22-3409 CDD 363

Índice para catálogo sistemático:
1. Saúde pública - Brasil

paraquedas

2022

Paraquedas é um selo editorial da Editora Paraquedas.

Caixa postal 79724 | CEP 05022-970

www.editoraparaquedas.com.br

CHLOÉ PINHEIRO FLAVIO EMERY

CLOROQUINATION

COMO O BRASIL SE TORNOU
O PAÍS DA CLOROQUINA
E DE OUTRAS FALSAS CURAS
PARA A COVID-19

paraquedas

SUMÁRIO

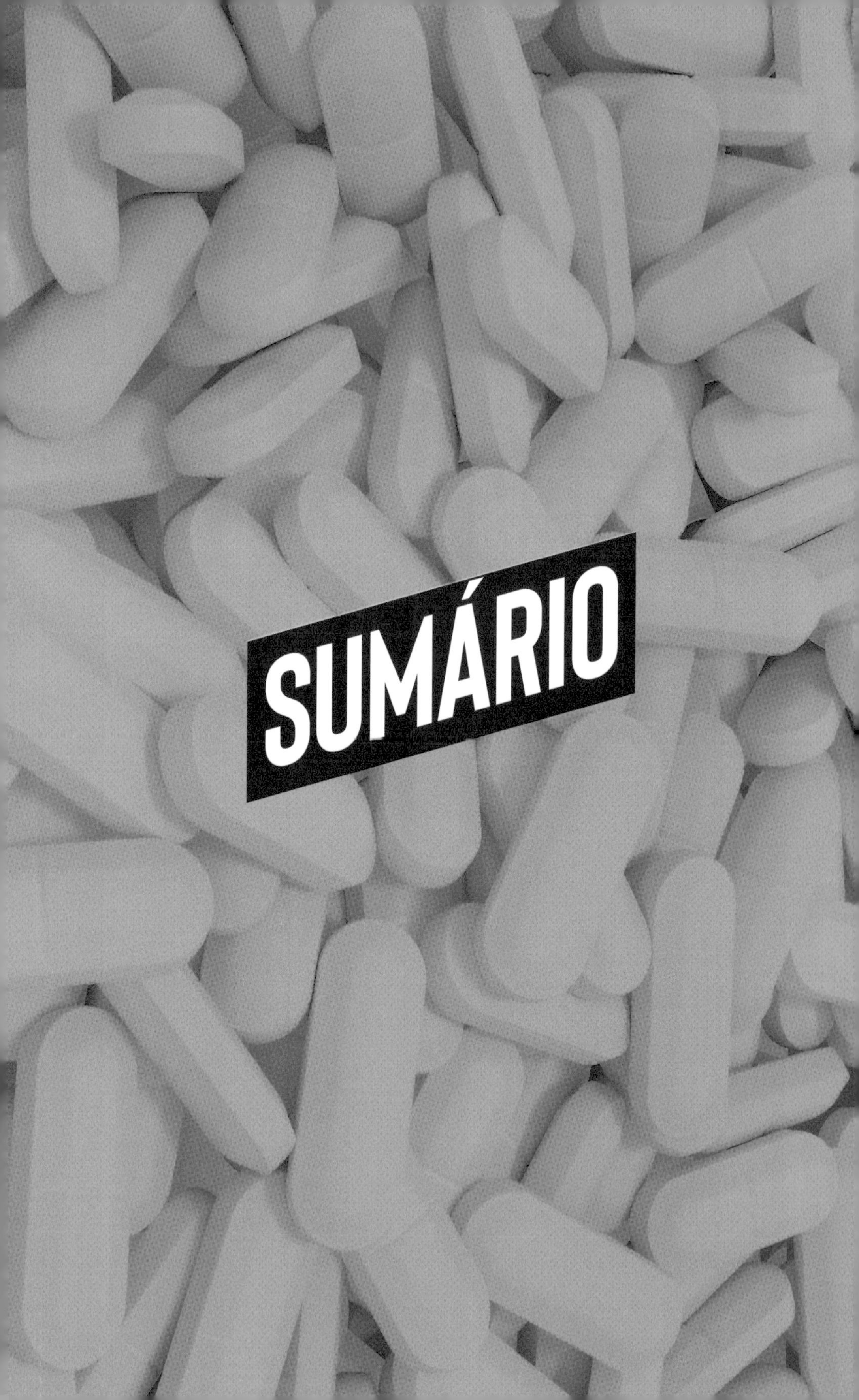

**A TODOS
OS PESQUISADORES,
PROFISSIONAIS DE SAÚDE
E VÍTIMAS DA COVID-19
NO BRASIL.**

A realização deste livro foi possível graças a uma bolsa para a produção de trabalhos jornalísticos em temas de ciência concedida a Chloé Pinheiro pela Fundación Gabo de Periodismo e pelo Instituto Serrapilheira, com o apoio do Escritório Regional de Ciências da Unesco para a América Latina e Caribe.

As informações aqui apuradas cobrem o período que vai até 25 de março de 2022. Alguns dados foram inseridos posteriormente, no período de finalização do texto, como os de venda de medicamentos em 2021. Além de fontes oficiais e da imprensa, consultamos especialistas em entrevistas que estão listadas na p. 298 e ouvimos também oito fontes "em off". As aspas não referenciadas correspondem a essas entrevistas, e os itálicos aplicados no texto são grifos nossos e nomes de veículos de comunicação, artigos científicos, obras audiovisuais e literárias.*

No fim do livro, você encontrará uma tabela de apresentação de alguns fármacos mencionados nesta obra.

Um último aviso: usamos as palavras remédio e medicamento, droga e fármaco como sinônimos ao longo do livro. Sabemos que elas têm significados diferentes, e isso está explicado no material, mas optamos por evitar repetições e dar mais fluidez ao texto.

Boa leitura!

* Todas as entrevistas foram realizadas por chamada virtual, exceto quando mencionado o contrário.

INTRODUÇÃO

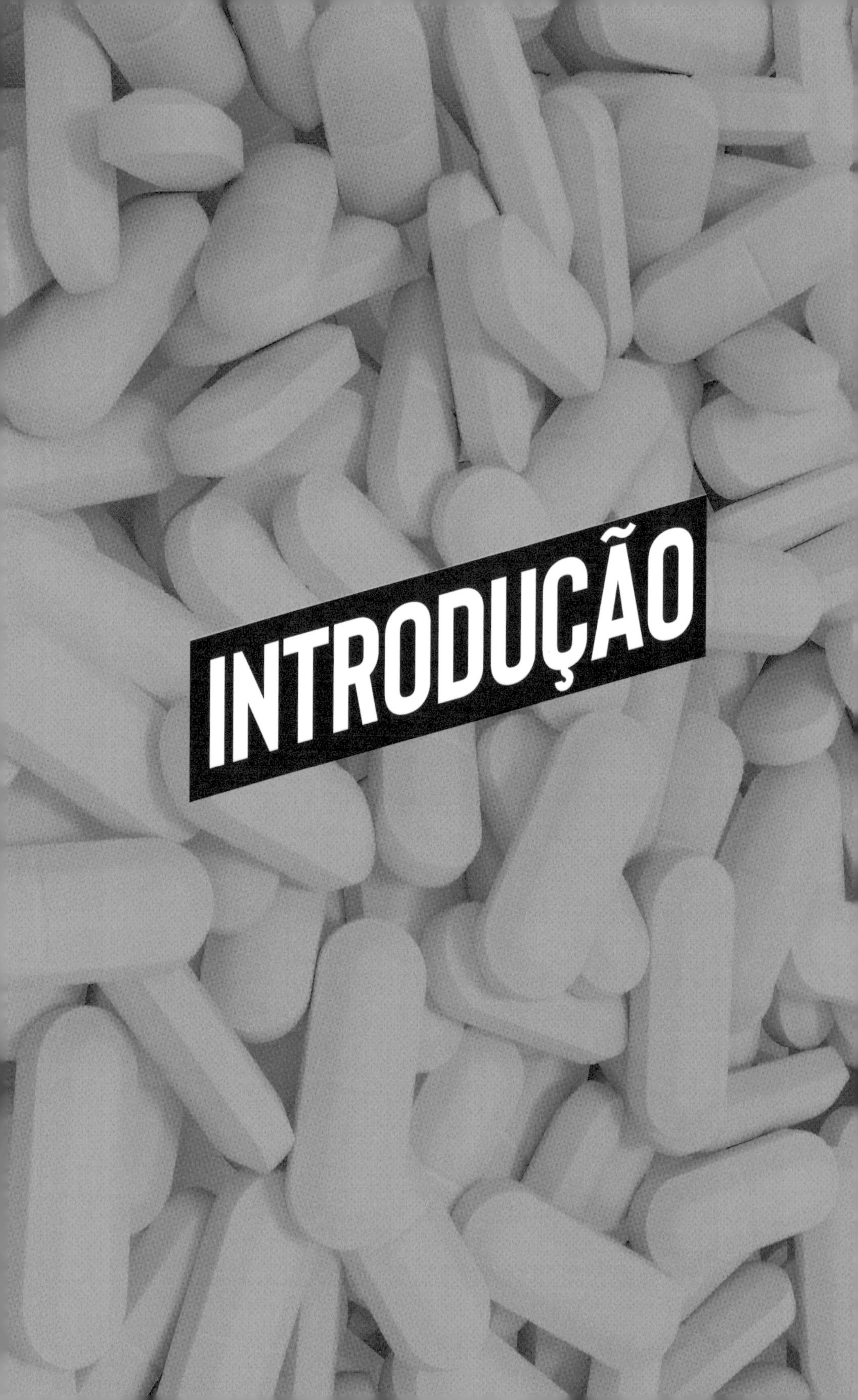

"Há sempre quem duvide do assim chamado 'estado de emergência sanitária', e prefira acreditar em milagres dos céus. Existem também aqueles que procuram colocar a economia na frente da saúde, abusando de argumentos ditos racionais, animando o movimento das ruas e desprestigiando o exercício das autoridades médicas."

LILIA M. SCHWARCZ e HELOISA M. STARLING,
em *A Bailarina da Morte*[1]

A história das pandemias é também a história das curas milagrosas e da difusão de crenças infundadas. Na Idade Média, se acreditava que a peste negra poderia ser causada pela infelicidade. Bastava, então, promover grandes festividades públicas para preveni-la, o que acabou piorando o cenário.[2] Na clássica obra *O Decamerão*, que relata a história de dez pessoas tentando fugir da praga, o italiano Giovanni Boccacio escreveu:

> *Outros, dados a opinião contrária, afirmavam que o remédio infalível para tanto mal era beber bastante, gozar, sair cantando, divertir-se, satisfazer todos os desejos possíveis, rir e zombar do que estava acontecendo; e punham em prática tudo o que diziam sempre que podiam.*[3]

Durante a gripe espanhola que devastou o mundo entre 1918 e 1920, médicos brasileiros chegaram a prescrever tanto quinino (um tio-avô da cloroquina) que as pessoas passavam mal - náusea, vômito, confusão mental e síncope estão entre as reações adversas do composto - e desmaiavam nas ruas. Assim, eram confundidas e recolhidas como vítimas do próprio vírus influenza.[4]

Outro aspecto presente ao longo dos milênios de enfrentamento a vírus e bactérias é a tendência das autoridades em minimizar os fatos e apontar um inimigo responsável pela doença. Na cabeça dos governantes, sempre há outro para culpar. Também na época da peste negra, disseminou-se na Europa a ideia de que os judeus seriam os responsáveis pela pandemia. O rumor surgiu porque a incidência da doença era menor entre eles. O que era verdade mesmo: por motivos religiosos, os judeus não guardavam grãos em suas casas durante um período do ano. Portanto, tinham menos contato com ratos, os reais vetores da doença.[5] Pessoas judias foram queimadas vivas em fogueiras, acusadas de contaminar de propósito os poços de Estrasburgo, na França, com a bactéria causadora da doença.[6] A responsabilização de um terceiro também foi vista na gripe "espanhola", que não surgiu na Espanha. Só foi batizada assim porque o país ibérico era o único que não censurava as notícias sobre a pandemia.[7] O influenza, que atingiu 500 milhões de pessoas em dois anos e provocou entre 20 e 100 milhões de mortes no mundo,[8] provavelmente surgiu em fazendas do Kansas, nos Estados Unidos.[9]

Era de se esperar que, com a chegada de um novo e perigoso vírus, recorrêssemos aos velhos hábitos. O momento histórico de ascensão de governos populistas de extrema direita pelo mundo facilita as coisas. Tendo como arma a sedutora ideia de que representam o "povo" contra uma "elite", políticos carismáticos como Donald Trump e Jair Messias Bolsonaro viviam o auge de seus mandatos quando o coronavírus ameaçou acabar com tudo, a partir de janeiro de 2020. Para fugir às responsabilidades sem perder aprovação social, inventaram soluções mágicas, minimizaram o problema e ofereceram falsas esperanças a seus apoiadores. Sob suas batutas, empresários enriqueceram e centenas de milhares de pessoas morreram na pandemia. Não precisava ser assim. Só no Brasil, até junho de 2021, entre 120 mil[10] e 400 mil mortes poderiam ter sido evitadas, apontam estimativas feitas pelo epidemiologista Pedro Hallal, da Universidade Federal de Pelotas (UFPel).[11] Ou seja, quatro em cada cinco pessoas que morreram de covid poderiam estar vivas. Nos EUA, 345 mil pessoas morreram de covid-19 em 2020 – e

40% desses óbitos podem ser responsabilidade direta da gestão Trump.[12] Neste contexto, a aposta em remédios ineficazes, como a cloroquina, e a negação das vacinas não são apenas efeitos colaterais da desinformação, mas sintomas de uma crise institucional profunda, que ameaça as bases da nossa democracia e coloca em risco a população, ao transformar a saúde pública em uma mera arena da guerra ideológica.

Trump e Bolsonaro são os exemplos mais notórios, e o Brasil, o epicentro desse fenômeno, mas outros países também investiram nos medicamentos. Em particular as nações da América Latina, reduto clássico do populismo, do charlatanismo e da venda de tratamentos "alternativos", com pouca ou nenhuma regulação. A Colômbia foi o segundo país onde mais se desmentiu desinformação sobre a ivermectina, segundo o relatório Political Self Isolation, elaborado pelo Centro de Análise da Liberdade e do Autoritarismo (Laut); o primeiro foi o Brasil.[13] O país vizinho incluiu por alguns meses cloroquina e hidroxicloroquina em protocolos de tratamento oficiais. Na cidade de Cali, moradores do grupo de risco receberam 10 mil doses de ivermectina, mas o Ministério da Saúde colombiano se posicionou contra a utilização da substância.[14] Na Bolívia, 350 mil doses do antiparasitário foram distribuídas pelo governo, mesmo contra a orientação do ministro da saúde. A prefeitura da Cidade do México chegou a afirmar que a ivermectina reduzia em 76% as internações por covid-19, dado jamais comprovado.[15] Equador e El Salvador também adotaram, em diferentes momentos, cloroquina e ivermectina.

Embora o populismo do século XXI esteja mais ligado a governos de extrema direita, outros espectros políticos fizeram uso da pseudociência em torno dos remédios. O caso do Peru é emblemático: lá, a ivermectina entrou em um protocolo oficial do Ministério da Saúde em maio de 2020, enquanto o país era governado por um regime de centro-esquerda. A procura pelo remédio explodiu. Como nos EUA, alguns peruanos receberam ivermectina de uso veterinário injetável – o que provocava, em certos casos, a necrose da pele no local da picada.

Grupos evangélicos peruanos promoveram o vermífugo como equivalente à vacina, e chegaram a organizar excursões para "imunizar" indígenas em comunidades remotas com ivermectina veterinária, como se levassem a eles uma salvação.[16] Na Venezuela, Nicolas Maduro se mostrou desde o início um entusiasta da cloroquina.[17] Durante toda a pandemia, propagou curas que envolviam até ozonioterapia.

O frenesi por uma cura simples, que evitasse o colapso da saúde e as decisões difíceis, não só não deu resultado como causou reações adversas. Por exemplo, o aumento na prescrição de antibióticos desnecessários, em especial da azitromicina, até hoje difundidos entre os médicos latino-americanos. A Organização Mundial da Saúde (OMS) calcula que, nas Américas, mais de 90% dos hospitalizados por covid-19 tomaram um antibiótico, enquanto apenas 7% deles realmente tinham uma infecção secundária para tratar.[18] Como resultado, há um aumento nas notificações de bactérias super-resistentes. No caso da ivermectina, preocupa a possibilidade de intoxicação do fígado e outras infecções resistentes a tratamento. A cloroquina, por sua vez, eleva o risco cardíaco, um perigo especialmente para quem está com covid-19, que por si só pode comprometer o coração.[19]

O maior efeito colateral desse esquema, contudo, é aumentar o risco de contaminação ao oferecer uma falsa sensação de segurança às pessoas. Seja para quem foi obrigado a continuar trabalhando fora de casa, seja para quem, por vontade própria continuou se expondo, por não acreditar na gravidade da pandemia. Ou para quem não acreditava em nada disso, mas deu o azar de cruzar com alguém contaminado que se expôs mais confiando nos remédios.

O fato de mais de 90% das pessoas se curarem da covid-19 sem grandes complicações contribui com os mitos. Ora, a grande maioria dos pacientes que toma ivermectina, azitromicina e cloroquina vai melhorar – assim como os que tomam água, suco de laranja, chá de erva-doce etc. Quando isso não ocorre, o problema contabilizado nas estatísticas é o vírus, não as medicações que atrasaram a busca por tratamento adequado ou fizeram a pessoa circular tranquilamente por aí. É por isso que, mesmo com mais de dois anos de pandemia, ainda tem gente acreditando nesse engodo, a despeito de nenhuma autoridade de saúde ou sociedade médica do mundo recomendar o uso dessas drogas. Embora os países mencionados tenham apostado na estratégia em algum momento, o Brasil se destaca do bando. Só aqui a situação se arrasta, sem prazo para acabar. Os estudos mostram que, enquanto a desinformação deixava de circular em outras regiões, no Brasil as mentiras seguiram firmes e fortes,[20] tendo que ser esclarecidas repetidamente pela imprensa e por agências de checagem. *Bolsonaro mentiu mais de 3,8 mil vezes sobre a pandemia*, sendo os remédios uma das principais pautas.[21]

Depois do hype inicial, o Brasil intensificou seu processo de "cloroquinação" entre 2020 e 2021, dobrando sua aposta em estratégias milagrosas, pseudocientíficas e mal ajambradas para resolver problemas de saúde pública. Além do "kit covid", o conjunto de medicamentos que se tornou sinônimo do absurdo, há fatos mais estarrecedores e menos conhecidos a serem registrados e investigados. É o caso dos experimentos irregulares contra a covid com medicamentos para câncer de próstata avançado (alguns não aprovados sequer para seu uso original), os acordos feitos com dinheiro público, os investimentos de farmacêuticas em publicidade irregular, a aposta em cloroquina em vez de oxigênio para solucionar o colapso de Manaus, que matou ao menos trinta pessoas sufocadas em dois dias, entre tantos outros exemplos.[22] Foram meses de guerra política e médica, posicionamentos de entidades, campanhas de desinformação, embates midiáticos e gastos com estudos desnecessários. E de atraso na compra das vacinas – o que, longe de ser incompetência técnica, era uma estratégia para ganhar tempo enquanto se tentava lucrar em cima das doses. Em janeiro de 2022, o Ministério da Saúde, aparelhado por bolsonaristas depois de meses de intervenção militar, enfim venceu a queda de braço com a ciência e conseguiu "oficializar" por decreto o tratamento precoce, ou kit covid [*veja mais sobre o decreto no Epílogo*].

Desde 2020, uma pergunta não sai da nossa cabeça: *Como viramos o país da cloroquina?* Para tentar entender por que nos tornamos o epicentro desse fenômeno, conversamos com protagonistas dessa história. Vimos nascer (e, antes mesmo, serem gestados) vários dos crimes e falhas éticas graves que vieram à tona na CPI da Pandemia. Ouvimos vítimas, políticos, médicos, farmacêuticos, jornalistas, cientistas e advogados que nos frisaram a necessidade deste livro sair do papel. "O registro histórico precisa existir", disseram. E saiu. A obra a seguir está estruturada em oito capítulos, cada um com uma resposta para nossa pergunta principal. Mesmo conhecendo a fundo estas respostas, ao escrever essa introdução, no início de 2022, é difícil não sentir que o esforço é inútil diante da inexorabilidade dos fatos. O kit covid, depois de meses difundido às escondidas, ainda hoje é política oficial do Ministério da Saúde. E os médicos que o defendem, preocupados com a perda de sua fonte de renda, inflamam o até então incipiente movimento antivacina no país.

Talvez seja possível dividir os apoiadores do tratamento precoce em dois grupos: os que lucraram com isso e os que, com medo, buscavam uma resposta em meio ao período mais desafiador enfrentado pela humanidade nas últimas décadas. Quando ambos se encontraram, muitos foram enganados, com argumentos lógicos, mensagens apelativas e mentiras travestidas de ciência. Quantas pessoas vão morrer de covid por não estarem vacinadas, incluindo crianças? Quantas já morreram dispensadas do pronto-socorro com um kit ineficaz? Ou por terem se exposto ao vírus sem medo, se fiando em uma falsa promessa? Nunca saberemos. Quantos milhões de reais de dinheiro público foram gastos para financiar essa ilusão? Este livro não elucida totalmente essas cifras, pois há muitas investigações ainda em curso e muitas arquivadas. Por que tantas pessoas acreditam em algo mesmo quando todas as evidências sugerem o contrário? Há explicações, sim, e pretendemos trazê-las aqui. Entretanto, infelizmente, é provável que elas não mudem a visão de um *cloroquiner*.

Como veremos nas próximas páginas, é possível que, mesmo sem Bolsonaro, vivêssemos algo parecido com o tratamento precoce, ainda que em grupos mais segmentados, e não como política pública. No Brasil de 2018 já havia muitas fragilidades e pontos cegos: "cientistas" dispostos a forjar estudos, convênios que arriscam vidas em nome dos lucros, charlatães, autoridades médicas com ganas políticas e complacentes com erros da categoria, nossa relação banal e apaixonada com os medicamentos, a penetração da pseudociência na política. Nada disso é novo. Contudo, o aparelhamento do Estado em favor de uma cura mágica deu outra dimensão à coisa. Sua rede bem engendrada de desinformação fez o kit covid transformar-se em símbolo do Brasil nos anos 2020-22: uma ferramenta de poder, uma bandeira a ser defendida por um séquito de fiéis. Enfim, a *cloroquinação* de todo um país como um processo em que se misturam ignorância, estupidez e má-fé.

A princípio, tudo ocorreu segundo a cartilha do bolsonarismo: às claras, mas por vias tortas, não oficiais, para matar de saída qualquer possibilidade de responsabilização futura. Ordens ditas por pessoas físicas, "meras opiniões". Depois, os responsáveis passaram a forjar documentos que dão a impressão de que existe de fato embasamento técnico para o coquetel. Cegos no meio de tanto ruído, engolimos mais de 80 milhões de unidades de ivermectina, 41 milhões de azitromicina e 3 milhões de caixas de cloroquina ou hidroxicloroquina em apenas um ano.[23] Dados apresentados pela Câmara de Regulação do Mercado de Medicamentos (CMED) à CPI da Pandemia mostram um aumento de 648% nas vendas de ivermectina, 106% nas de azitromicina e 48% para cloroquina e ivermectina entre 2019 e 2020.[24] No início da pandemia, a procura pela cloroquina foi tão grande que a Anvisa teve que impor regras mais rígidas de venda, obrigando a retenção da receita – mas, em agosto de 2020, o governo Bolsonaro tentou agir nos bastidores para a agência derrubar a resolução.[25] Conseguiu para a ivermectina.[26] Assim, na maior parte do tempo, e na pior onda da pandemia, em 2021, foi possível adquirir este medicamento por conta própria.[27] Trocando dicas de automedicação como quem troca receitas de bolo, fomos empurrados para um salto no abismo usando uma mochila de paraquedas vazia – como comparou o biólogo Átila Iamarino, uma das vozes a se levantar contra as desastradas decisões do governo federal.[28] Não há remédio capaz de fazer com que esqueçamos a tragédia, ou que responsabilize todos os (muitos) culpados. Tampouco há maneira de dourar a pílula, amansar a mensagem e passar uma borracha na História. Os fatos por trás do fenômeno do tratamento precoce soam macabros, e não deixam dúvidas: a estratégia criminosa, vendida como salvação, custou a vida de centenas de milhares de brasileiros, e deixou sequelas diretas ou indiretas em milhões de pessoas.

1. POR CAUSA DO BOLSONARO

Jair Messias Bolsonaro: o homem que trabalhou a favor do vírus. Não há como responder à pergunta central deste livro sem citar seu nome. Ainda em fevereiro de 2020, Luiz Henrique Mandetta, então ministro da Saúde, começou a notar o desinteresse do presidente pela pandemia. À época, o médico e ex-deputado federal, que passou de antagonista a aliado e de novo a antagonista do presidente, calculava qual seria o tamanho do estrago no país.

Para isso, Mandetta dividiu equipes para traçar três cenários: otimista, pessimista e realista. Os times destrincharam as evidências sobre o novo vírus, que já dava seus primeiros passos na Europa. Em uma das passagens narradas por Mandetta em seu livro *Um Paciente Chamado Brasil*, numa reunião com membros do alto escalão da Saúde, Bolsonaro e outros ministros, o então secretário executivo do Ministério da Saúde, João Gabbardo dos Reis, informava ao presidente a necessidade de criar protocolos para sepultamentos e funerais. Bolsonaro julgou o assunto "mórbido demais" para ser tratado por ele e, a partir daí, ficou cada vez mais difícil tocar no tema "pandemia" no Planalto.[29]

Mesmo depois do primeiro caso confirmado no Brasil, em 26 de fevereiro, o presidente e seus aliados seguiram se reunindo e fazendo planos alheios ao novo coronavírus. "Eles viviam como se o vírus não existisse",[30] resumiu Mandetta. No livro, ele também comparou a reação inicial de Bolsonaro à pandemia às fases do luto. Primeiro, a negação, ao se recusar a admitir a gravidade do problema; depois, a raiva, expressa nos ataques de bastidores a quem fazia soar os alertas; terceiro, a barganha, uma alternativa ante a tragédia, que evitaria o sofrimento.

Sim, a barganha se metamorfoseou em forma de cloroquina.

A solução fácil para o problema mais complexo enfrentado nas últimas décadas pela humanidade foi provavelmente soprada por Donald Trump. Desde o início, as falas dele e de Bolsonaro eram quase idênticas. Uma atitude confiante de quem guarda um trunfo secreto na manga. "Olhando daqui do Brasil, tínhamos a impressão de que os norte-americanos já tinham alguma vacina ou algum remédio",[31] escreveu Mandetta sobre a postura despreocupada de Trump. Se não tinham uma arma secreta, estavam correndo atrás de uma.

Embora a cloroquina estivesse sendo testada na China desde dezembro de 2019 e já circulasse como panaceia nas redes sociais de outros países, foi nos Estados Unidos, a partir de março de 2020, que a substância se firmou como centro das atenções. E Bolsonaro estava pronto para pular nesse barco. Em pouco tempo, ainda em abril do mesmo ano, Trump perdeu a queda de braço com as autoridades científicas e de saúde de seu país.[32] Assim, foi parando de falar da cloroquina, investiu nas vacinas e baixou o tom negacionista de seu discurso, ao menos nos canais oficiais da presidência – em suas redes sociais, seguiu bradando impropérios.

Entre os dias 7 e 10 de março, dezenas de ministros, empresários, deputados e senadores brasileiros, além do próprio Bolsonaro, estiveram em Miami, capital da Flórida, para uma intensa agenda econômica e política. Neste breve período, a comitiva marcou encontros com o prefeito de Miami, Francis Suarez, e com senadores republicanos, participou de um evento de "networking de alto nível", como relatava o *UOL*, realizado pela Agência Brasileira de Promoção de Exportações e Investimentos (Apex),[33] e fez ainda uma visita ao Comando Militar do

Sul dos EUA, base da inteligência estadunidense para a América Latina. O mais importante, contudo, foi um jantar entre Bolsonaro e Trump.

A pauta do encontro com Trump[34] não incluia o corona - mas o vírus já estava no ar. Enquanto a viagem se desenrolava, os EUA passaram de 77 casos confirmados de covid-19, no dia 6 de março, para 5 417 no dia 20. A comitiva entrou nessa estatística. Ao menos 24 pessoas envolvidas com a viagem foram contaminadas, entre elas o ex-secretário especial de comunicação social, Fabio Wajngarten, Filipe Martins, assessor especial do presidente, Karina Kufa, advogada do presidente, e o próprio prefeito de Miami, Suarez.[35]

No dia 11 de março, um dia depois do fim da excursão, a OMS declarou a pandemia.

A possibilidade de uma crise socioeconômica iminente e o espaço na mídia captaram a atenção global, aumentando a pressão por uma solução rápida, confiável e custo-efetiva. Na era das startups, da inteligência artificial e da produtividade infinita, os holofotes (ou, melhor dizendo, os algoritmos) se voltaram à cloroquina graças a três entusiastas de criptomoedas.[36] São eles: James Todaro, um médico dedicado ao mercado das bitcoins, Adrian Bye, um autoproclamado filósofo, e Greg Rigano, um advogado de Long Island que também trabalha com investimentos. No mesmo dia em que a pandemia foi declarada, o Twitter estava em polvorosa, elucubrando soluções e previsões. Todaro, Bye e Rigano - nenhum deles virologista, infectologista ou epidemiologista - também especulavam sobre o assunto.

"Algum dado de efetividade da cloroquina?", escreveu Rigano em seu Twitter, mencionando na postagem Todaro, seu parceiro de longa data, e Bye, que acompanhava de perto a corrida dos cientistas para comprovar a ação da droga, em curso desde janeiro. "Há alguns estudos preliminares que não são difíceis de encontrar. Não estou no computador agora", respondeu Todaro. Um dia depois, Rigano afirmou na rede social ter escrito a primeira versão de um estudo que em breve seria revisado por pares, com evidências de que a cloroquina era "tanto uma cura" quanto uma "prevenção" da covid-19. Não se sabe como Rigano poderia escrever tal estudo, visto que não tem formação científica.[37]

Diante da excitação dos amigos virtuais, Bye hesitou. Disse que só estava acompanhando o que vinha da China e que estava feliz em compartilhar tudo em um "contexto casual". Sugeriu ainda, em seu perfil no Twitter, que a OMS e o Center for Disease Control and Prevention (CDC), entidade responsável pela contenção de doenças nos Estados Unidos, deveriam revisar a droga antes de qualquer coisa.

Em resposta a Bye, Rigano disse que uma crise supera a necessidade de revisão científica. "O mundo está queimando, precisamos de todas as opções na mão", tuitou. "A essa altura, há múltiplos relatos publicados no Pubmed *[site mantido pelo governo estadunidense que congrega estudos científicos]* vindos da China. Estamos testemunhando incompetência em massa dos ditos 'profissionais'". À época dessa discussão no Twitter, informações sobre os tais estudos preliminares já tinham sido reunidas pelo infectologista francês Didier Raoult em uma "revisão de literatura" em favor do uso da droga *[ver mais no capítulo 5]*. O artigo de Raoult foi publicado em 4 de março e usado como referência por Rigano e Todaro, que mais tarde se uniriam ao francês numa cruzada pró-cloroquina na mídia estadunidense.

Munidos desse e de outros trabalhos, e bem mais rápidos do que os cientistas, Rigano e Todaro publicaram seu próprio "artigo científico" em tempo recorde, apenas dois dias depois de terem começado a conversar no Twitter, conforme haviam prometido. No dia 13 de março, disponibilizaram em um link do Google Docs um "estudo"[38] assinado pelos dois e outros colaboradores, destacadamente um bioquímico aposentado pela Universidade Stanford. No documento, um apanhado de relatos de casos e estudos *in vitro*, Todaro e Rigano chegam ainda a citar a Academia Nacional de Ciências dos Estados Unidos como filiada ao "estudo".

Em entrevista à *Wired*, Rigano, o jurista, afirmou ter escrito praticamente tudo sozinho, baseado em conversas com pesquisadores de Stanford, produzindo assim "ciência hardcore".[39] Todaro, o formado em medicina, entrou com "o lado médico das coisas", dando uma "pegada clínica" ao texto. Os dois pensavam ter matado uma charada e usavam os mesmos argumentos que seriam repetidos à exaustão pelos defensores do tratamento precoce. Também à *Wired*, Todaro disse: "É algo que a Big Pharma *[o nome do conjunto das grandes farmacêuticas internacionais, como a Pfizer]* não vai gostar, porque é um remédio amplamente disponível e muito barato". Todos os autores mencionados, com exceção de Rigano e Todaro, desmentiram logo depois qualquer participação no documento. E o Google o removeu de sua plataforma no final do mesmo mês, afirmando que o conteúdo violava os termos de uso da empresa.[40]

Já era tarde. A promessa de uma "droga milagrosa" dos empreendedores dos bitcoins se espalhou na velocidade dos memes entre os empreendedores do Vale do Silício.[41] No dia 16 de março, o bilionário Elon Musk, o CEO da SpaceX e da Tesla, tuitou um link para o documento, que foi compartilhado milhares de vezes e deu início a um boom de interesse sobre o assunto, incluindo parte da grande mídia, em especial da ala favorável a Trump. Na mesma noite, Rigano apareceu em um programa noturno na Fox News, se apresentando como consultor da Escola de Medicina de Stanford, o que era mentira. "E se já existir no mercado um medicamento barato e amplamente acessível para tratar o vírus?", promete a apresentadora, Laura Ingraham.[42]

Como conta uma reportagem da revista *piauí*, Rigano, no ar, anunciou que um pesquisador francês, "um dos mais eminentes especialistas em doenças infecciosas do mundo", publicaria em breve os resultados de um grande estudo clínico comprovando a ação da cloroquina.[43] De fato, dias depois seriam divulgados os dados dos testes que o francês Didier Raoult havia conduzido com voluntários, confirmando o potencial da cloroquina em resolver "100% dos casos" de covid-19. O trabalho foi posteriormente acusado de fraude, com direito a ocultação de mortes e seleção enviesada de participantes.[44]

Enfim, foram esses dados que levaram Trump a mencionar pela primeira vez a hidroxicloroquina, em coletiva no dia 19 de março. "Ela demonstrou resultados preliminares muito, muito encorajadores, é por isso que o FDA *[Food and Drug Administration Agency, a Anvisa dos EUA]* já aprovou o medicamento".[45] Era, mais uma vez, mentira. A agência não havia aprovado a droga, mas a declaração gerou uma corrida norte-americana às farmácias, com repercussões imediatas no Brasil.

A essa altura, médicos de diversos hospitais, incluindo os principais do país, já consideravam prescrever cloroquina ou hidroxicloroquina de modo compassivo – para pacientes graves, que já não tinham outras alternativas de tratamento – seguindo esses tais estudos iniciais, tão incipientes que só justificariam a tentativa em situações drásticas. Enquanto o Ministério da Saúde discutia como orientar esse uso e as principais pesquisas brasileiras eram desenhadas, para alguns a notícia de um milagre que dispensaria todas essas burocracias caiu como uma luva.

A primeira referência de Bolsonaro à cloroquina aconteceu em uma live no mesmo dia do discurso de Trump, 19 de março. Sem citar diretamente o nome do composto, diz que "os Estados Unidos liberaram um remédio como potencial para tratar o coronavírus".[46] A partir daí, passaria a defender diariamente o uso da cloroquina/hidroxicloroquina (que não são a mesma coisa, embora sejam tratadas como tal) em suas redes sociais, nas conversas com apoiadores e, principalmente, como política oficial de enfrentamento à pandemia. A cada declaração pública de Bolsonaro, as menções sobre a droga nas redes sociais disparavam – o que comprova sua responsabilidade direta na formação de um ecossistema nacional de disseminação de desinformação sobre a cloroquina.[47]

A postura política dos dois presidentes ajuda a explicar a aposta precoce nos medicamentos. No artigo "A aliança da hidroxicloroquina: como líderes de extrema direita e pregadores da ciência alternativa se reuniram para promover uma droga milagrosa", os cientistas políticos Guilherme Casarões, professor da Fundação Getúlio Vargas (FGV), e David Magalhães, professor da Pontifícia Universidade Católica de São Paulo (PUC-SP), ambos coordenadores do Observatório da Extrema Direita, classificaram a defesa das drogas como uma estratégia de *populismo médico*, segundo a definição de Lasco e Curato (2018).[48]

> *É um estilo político performático durante crises de saúde pública, que joga "o povo" contra "o sistema", usando alegações de conhecimento alternativo para lançar dúvida sobre a credibilidade de médicos, cientistas e tecnocratas. [...] A promoção da hidroxicloroquina permitiu a esses líderes proeminentes da extrema direita que sua popularidade aumentasse ou, ao menos, se mantivesse.*[49]

O populismo, velho conhecido do mundo, atual como nunca, estava sendo reinventado por políticos como Trump e Bolsonaro. "Na pandemia, podemos dizer que a cloroquina foi uma arma de populismo sanitário, uma maneira de fugir das decisões impopulares, dentro de um fenômeno de extrema direita populista que já vinha ganhando tração nos últimos anos pelo mundo", comentou o cientista social Caio Machado, que realiza seu pós-doutorado na Universidade de Oxford, na Inglaterra, em entrevista concedida aos autores.[50]

O populismo considera que a sociedade é separada em dois campos: "o povo" e "a elite corrupta", e que a vontade da população deve ser soberana. Como "povo" é um conceito vago, esse mecanismo vira uma ferramenta política poderosa, já que muitos grupos podem se identificar como "povo" e, juntos, defender uma causa em comum. Outra característica marcante é louvar a sabedoria do "homem comum", restaurando sua dignidade, desvalorizada pela elite intelectual e seus representantes, como a imprensa e os partidos políticos.

"No campo da ciência, os médicos que apoiam essa ideia se colocam como marginais, independentes. Por isso, têm acesso ao conhecimento 'puro', no dia a dia com o paciente, não na torre de marfim das grandes universidades e periódicos. É essa inversão que o populismo faz", explicou em entrevista[51] a antropóloga Letícia Cesarino, professora da Universidade Federal de Santa Catarina (UFSC), que pesquisa neoliberalismo e digitalização e prepara um livro sobre o populismo na era da pós-verdade.*

Imprensa e partidos políticos, neste contexto, devem ser rejeitados, pois distorcem a conexão pura e orgânica do líder "comum" com as pessoas "comuns". O líder, uma pessoa carismática, se apoia nessa conexão mágica com o eleitorado para executar seu plano de governo, geralmente raso como essa ideologia. Na era das redes sociais, essa conexão é reforçada a todo momento e foi elevada a outra categoria, a da *realidade alternativa*.

Letícia explicou o *modus operandi* das realidades alternativas, que se tornaram uma das armas para sedimentar o tratamento precoce na cabeça das pessoas. "É o que chamamos de *nova direita*, porque desde o começo são grupos políticos que não querem se colocar na esfera pública, não querem se submeter às regras do jogo, então eles têm que criar esse mundo paralelo e a internet proporciona isso para eles." E há, inclusive, um sistema de retroalimentação proporcionado por esse ecossistema impenetrável.

"Bolsonaro faz uma espécie de *crowdsourcing*: muitas de suas falas ele pega dos próprios seguidores; é algo circular. Vai dele para os seguidores e dos seguidores para ele. Não são só os remédios, não é só a

* Neologismo utilizado nos últimos anos para representar o momento atual, em que informações são deliberadamente distorcidas e aceitas como verdadeiras, em detrimento dos fatos, influenciando a opinião pública.

política, ele fala uma língua que faz muito sentido para seu público. A crença em Deus, por exemplo, ou o fato de haver uma emergência sanitária e a pessoa não poder fazer nada, ter que trabalhar. Ela vê sua realidade precária e escuta o presidente. Daí pensa: 'nossa, esse cara me representa!'. É algo que custei a entender. Como não se espera uma política pública dele? Porque importa mais que ele fale o que as pessoas sentem", analisou a antropóloga.

Se havia uma expectativa entre os cientistas e analistas políticos de que a incompetência de Bolsonaro ficaria evidente na pandemia, o advento da cloroquina como solução fez com que os presidentes brasileiro e estadunidense dobrassem suas apostas no discurso antiestablishment, colhendo bons frutos políticos por (ou a despeito de) isso. Em junho de 2020, quando a estratégia medicamentosa havia sido desacreditada nos Estados Unidos, o país doou 3 milhões de comprimidos de hidroxicloroquina ao Brasil. O Exército distribuiu 255 mil deles a hospitais militares e o Ministério da Saúde entregou 600 mil a municípios que os solicitaram. Mais de 700 mil encalharam em armazéns militares.[52]

O TRABALHO LIBERTA

A obsessão em manter a economia funcionando e criticar o lockdown é conhecida por todos e já foi escancarada pela imprensa nesses anos. Em maio de 2020, uma mensagem publicada pela Secretaria de Comunicação Social da Presidência (Secom) utilizou em suas redes sociais um slogan semelhante ao nazista "O trabalho liberta", cravado em metal nos portões do campo de concentração Auschwitz.[53] "O trabalho, a união e a verdade libertarão o Brasil", escreveu o órgão. A Secom também foi responsável pela campanha "O Brasil não pode parar" ainda antes disso, em março, a um custo de R$ 4,8 milhões aos cofres públicos.[54] Nos conteúdos, marcados com logos da secretaria, o povo era conclamado a seguir a vida e tranquilizado com a mensagem de que "era raro" que o coronavírus matasse. Depois da repercussão negativa, a Secom apagou as postagens e fingiu que a campanha nunca existiu.[55]

A sugestão de que ainda seria possível trabalhar caiu bem em um país de falidos. Era de se esperar que muitos brasileiros estivessem aflitos não só com os impactos da doença, mas com a perspectiva de uma inevitável crise. Num cenário de retrocessos e dificuldades econômicas que vinha se desenhando desde 2013, a pandemia apenas aprofundou nosso conhecido abismo da desigualdade social. Quem podia fez isolamento, mas a maioria dos brasileiros não teve alternativa exceto se expor ao vírus. Segundo o Instituto de Pesquisa Econômica Aplicada (Ipea), só 11% dos trabalhadores trabalharam de casa em 2020.[56] Sem contar os empregos informais e precarizados: entregadores e motoristas de aplicativo, faxineiras, ambulantes... Não à toa, o risco de morrer sendo pobre era maior. O Mapa da Desigualdade 2021, da Rede Nossa São Paulo, mostra que, na capital paulistana, a mortalidade pela infecção era menor nos bairros nobres. Em Cidade Tiradentes, no extremo da Zona Leste, 35% dos internados com covid-19 morreram. No Morumbi, região rica da cidade, o índice foi de 14%.[57] Outro levantamento aponta que a mortalidade por covid-19 foi maior nos municípios com pior renda *per capita* do estado de São Paulo.[58] Esse é um padrão, aliás, que se repetiu no mundo, com ou sem cloroquina. Uma pesquisa disponível no *British Medical Journal* aponta que a letalidade da doença foi três vezes maior nos países pobres.[59] O estudo ainda indica que, com a alta circulação do vírus, não foi possível proteger adequadamente as pessoas mais vulneráveis, como os idosos.

O racismo estrutural também marca presença aqui. Homens negros morreram mais que homens brancos trabalhando em praticamente qualquer ocupação, e as mulheres negras morreram mais do que todas as outras fatias da população, revelou uma análise da Rede de Pesquisa Solidária, grupo coordenado pela professora de ciência política Lorena

Barbaria, da Universidade de São Paulo.[60] O padrão racial foi observado em diversos outros estudos.[61] Em uma análise de 30 mil casos confirmados nos primeiros meses da pandemia, um paciente negro ou pardo analfabeto tinha 76% de chances de morrer. Para um branco com ensino superior, o perigo era quase quatro vezes menor – 19,6%.[62] A taxa de morte entre hospitalizados, nesta mesma pesquisa, foi de 55% para negros e pardos e 38% para brancos. Vale lembrar que a primeira morte por covid-19 no Brasil foi a de Cleonice Gonçalves, uma empregada doméstica negra, de 63 anos, que foi contaminada por sua patroa recém-chegada da Europa.[63] Para Bolsonaro, que não se importava com o vírus em si ou com a desigualdade social, a preocupação era outra. Ora, ele já vivia seus níveis mais baixos de aprovação antes da pandemia e temia que a desaceleração pudesse reduzir ainda mais seu capital político. Como escrevem os cientistas políticos Guilherme Casarões e David Magalhães no artigo mencionado anteriormente sobre a aliança da hidroxicloroquina, "Bolsonaro também quis reconstruir sua base política recorrendo ao populismo econômico para inflar seus apoiadores (especialmente empresários e trabalhadores autônomos informais, que sofreram os efeitos imediatos do lockdown) contra governadores, juristas e a mídia mainstream".[64]

Não à toa, as campanhas de desinformação do governo federal aumentavam o temor do desemprego e da fome caso as pessoas tivessem que ficar "trancadas em casa". Essa retórica persistiu durante toda a pandemia. Em junho de 2021, correu nas redes bolsonaristas a mentira de que uma mulher, em Araraquara (interior de SP), com fome e sem dinheiro por causa do lockdown, teria comido um gato.[65] Araraquara foi um dos poucos municípios que implementaram de fato um isolamento social mais duro. Para todos os outros, a hidroxicloroquina, e qualquer outro remédio que viesse na sequência, poderia garantir o direito sagrado de continuar a trabalhar (e de ir e vir) sem correr riscos. Foi o que aconteceu, por exemplo, em Itajaí/SC, cidade governada por bolsonaristas à época, símbolo das curas milagrosas, que serviu de palco para testes irregulares de distribuição em massa de ivermectina[66] e chegou a liderar o índice de letalidade por covid-19 no estado.[67] Na esteira da polarização, criou-se ainda a narrativa de que lockdown, distanciamento, máscaras e outras medidas não farmacológicas eram coisas "da esquerda", com direito a muitas teorias da conspiração. Uma pesquisa da Universidade de São Paulo (USP) revelou que, quanto maior o percentual de votos para Bolsonaro em 2018, mais rápido ocorria o relaxamento dos decretos de isolamento social em 2020.[68]

Diversas falas reforçaram essa ideia. "Quem é de direita toma cloroquina, quem é de esquerda toma tubaína", disse Bolsonaro em vídeo.[69] Aqui mais uma, de Felipe Cruz Pedri, secretário de Comunicação Institucional da Presidência, que escreveu em suas redes sociais: "O grande problema da cloroquina é que ela pode estragar tudo curando as pessoas com covid, acabando com o lockdown tão importante para a esquerda tentar um golpe no país".[70]

"Na França o primeiro-ministro e o ministro da Saúde que vetaram a cloroquina perderam os cargos e respondem a processo. No Brasil, xingado de genocida é o presidente que, liberando a cloroquina, salvou milhares de vidas. Esse país é o paraíso da ignorância", escreveu, em 15 de julho de 2020, Olavo de Carvalho, ideólogo do bolsonarismo que morreu após ser diagnosticado com covid-19 em janeiro de 2022.[71] Na realidade, a demissão dos ministros franceses citados pelo escritor não teve qualquer relação com a proibição de cloroquina.[72] Eles foram acusados de falhar na resposta à pandemia, diante da escassez de equipamentos médicos nos hospitais franceses.

Liberar geral seria ainda uma maneira rápida de atingir a sonhada "imunidade de rebanho" – em que um percentual grande da população seria contaminado e o vírus deixaria de circular. E os remédios facilitariam isso, a ponto de supostamente até impedirem a infecção. Com o tempo, o tratamento precoce virou profilático, com informações nas redes sociais de que tomar ivermectina de X em X dias seria o equivalente a receber uma vacina. Dados corroboram a hipótese de que a adoção de táticas "profiláticas" aumentou o risco de infecção, como o estudo DETECTCoV-19, que mostrou que a prevalência de covid-19 era até 50% maior entre indivíduos que se automedicaram de maneira preventiva.[73]

O empresariado brasileiro, apavorado com a perspectiva de diminuir suas atividades e pagar para os funcionários ficarem em casa, gostou da ideia e logo aderiu a ela. Em 25 de março, Hélio Beltrão, economista fundador do Instituto Mises Brasil, principal escola de pensamento liberal do país, assinou um artigo no jornal *Folha de S.Paulo* intitulado "Liberem a hidroxicloroquina".[74] Ele escreveu:

> *Contribui com o medo generalizado o artigo "Impacto de intervenções não farmacêuticas para reduzir a mortalidade da covid-19", publicado pelo Imperial College, que prevê a morte de 500 mil britânicos e 2 milhões de americanos caso não seja implementado o confinamento total, durante muitos meses.*
> *O estudo é deficiente e irrealista: não faz análise do balanço de benefícios e custos* [queda do PIB, empregos, fechamento de empresas]. *[...] Em tais cálculos absurdos não estão computados os efeitos benignos de eventuais tratamentos eficazes. E aí reside a maior esperança: a hidroxicloroquina.*

Citando os estudos do mais tarde desacreditado Didier Raoult, e "um crescente e impressionante" conjunto de evidências anedóticas de êxito do tratamento "*off label*" (fora da indicação de uso original) nos "melhores hospitais do mundo", Beltrão (que, vale frisar, está longe de ser cientista: é economista, assim como Todaro e Rigano vinham do mercado financeiro) escreveu que Anvisa e Ministério da Saúde seriam "irresponsáveis" se não liberassem o uso para todos os casos, não apenas os graves, como era feito à época. Por outro lado, caso o aprovassem, o "fim da pandemia" seria antecipado. Uma nota curiosa: Beltrão é filho de Hélio Beltrão, ministro do Planejamento do general Artur da Costa e Silva, presidente do Brasil durante a ditadura militar.

No dia 4 de abril, enquanto Bolsonaro negociava com a Índia a liberação de insumos para a produção de cloroquina por indústrias do país, Beltrão promoveu uma live com Paolo Zanotto, virologista da USP, e Fernando Parrillo, diretor da Prevent Senior, para falar sobre a hidroxicloroquina e o estudo sendo feito com a droga no convênio voltado aos idosos – que, hoje se sabe, sequer pode ser chamado de estudo, mas sim de um experimento que pode ter envolvido falhas éticas graves como ocultação de mortes e administração de remédios sem o conhecimento do paciente [*leia mais no capítulo 6*]. O vídeo já foi retirado do ar,[75] mas sua propaganda ainda resiste no Twitter de Beltrão.[76] No dia 5, o trio se reuniu em outra live para pregar a cloroquina aos empresários, desta vez no canal da XP Investimentos, também indisponível atualmente, mas propagandeada por Eduardo Bolsonaro.[77] Eram os primeiros movimentos do chamado "gabinete paralelo".

SE O MINISTÉRIO NÃO SERVE... CRIO OUTRO

Logo após suas primeiras declarações estapafúrdias, Bolsonaro foi além do discurso, tantas vezes minimizado como a opinião de uma pessoa física, e começou a implementar sua visão de como a pandemia deveria ser enfrentada. Tomou ações concretas para ampliar a disponibilidade da cloroquina a despeito do Ministério da Saúde, que ainda estudava meios para orientar o uso compassivo da droga. No dia 20 de março, um dia depois da primeira menção pública de Bolsonaro à cloroquina, o Exército começou a fabricar o medicamento, com a compra de insumos dispensados de licitação, como revelou a *Agência Pública*.[78] Até dezembro de 2020, mais de 3 milhões de comprimidos foram produzidos pelos laboratórios militares. O Tribunal de Contas da União (TCU) abriu uma investigação, pois o valor pago fora 167% superior ao de uma compra de insumos feita com a mesma empresa um ano antes. Em fevereiro de 2022, concluiu que há indícios robustos de fraude por parte de ao menos uma fornecedora.[79]

Em resposta ao TCU, o Exército afirmou ter produzido a cloroquina a pedido do Ministério da Defesa, justificou a dispensa da licitação com a situação excepcional da pandemia (de fato, há garantias legais para isso) e deu pistas de outra motivação por trás da ordem. Segundo o texto do ofício, revelado pela agência de dados *Fiquem Sabendo*, a produção extra de cloroquina "seria o equivalente a produzir esperança a milhares de corações aflitos com o avanço e os impactos da doença no Brasil e no Mundo".[80]

> 59. Nesse sentido, e dentro do que revela a experiência humana, **não poderia ser exigível comportamento diverso do Laboratório Químico Farmacêutico do Exército**, senão a busca dos insumos necessários e o pronto atendimento às prementes necessidades de produção da Cloroquina que, por seu baixíssimo custo, seria o equivalente a produzir esperança a milhões de corações aflitos com o avanço e os impactos da doença no Brasil e no Mundo. Entretanto, convém destacar que não foram produzidas quantidades demasiadas conforme reportagens usadas para apresentar a denúncia.

Destaque da resposta do Exército ao TCU em julho de 2020. Fonte: Agência Fiquem Sabendo.

Embora Bolsonaro tenha assumido que deu a ordem ao Exército, em um vídeo publicado em suas redes no dia 21 de março de 2020,[81] a responsabilização pelo desperdício de dinheiro esbarra até hoje em um jogo de empurra-empurra. Eis uma lacuna da investigação sobre de quem é a culpa pelo tratamento precoce e seu estrago. Tudo está às claras, mas pouco de fato oficializado em documentos de modo que, mesmo com o presidente dizendo em vídeo que solicitou a fabricação, o Exército empurra essa responsabilidade aos ministérios da Defesa e da Saúde em resposta enviada à CPI da Pandemia, em julho de 2021.[82]

No supramencionado ofício enviado ao TCU, o Exército admitiu que a produção ocorreu em três circunstâncias: após a nota técnica do Ministério da Saúde admitindo o uso em pacientes graves (que só seria publicada na verdade dez dias depois), por "ordem da 1ª Região Militar", ou por "decisão interna do próprio Laboratório Químico e Farmacêutico do Exército". Só que o Ministério da Saúde nega qualquer envolvimento, tanto em pronunciamento oficial para a CPI, quanto pela boca dos próprios envolvidos.

De acordo com Denizar Vianna, ex-secretário da Secretaria de Ciência, Insumos e Tecnologia (SCIT) na Saúde, o departamento responsável por recomendar o uso de remédios no SUS, até havia a ideia de usar a cloroquina nas condições que já mencionamos, aqueles casos mais graves, sem esperança. "Mas tínhamos um excedente da produção da Fiocruz destinada ao combate da malária, então não fizemos nenhuma solicitação", contou Vianna, em entrevista concedida aos autores.[83]

Ele era o homem que poderia, de fato, assinar a recomendação de que a cloroquina fosse comprada e utilizada na rede pública como tratamento da covid-19. "Começamos a receber informação de que estava sendo produzido, mas a gente não sabe de onde partiu isso", disse o médico em nossa conversa. Essa primeira "desinteligência" sobre a ordem de produção dada pelo Ministério da Defesa sem o conhecimento do Ministério da Saúde deflagrou uma próxima etapa do conflito político.

Os dias seguintes ao ocorrido foram tensos em Brasília.

Em 28 de março, mesmo dia em que de fato saiu a nota técnica da Saúde citada pelo Exército, orientando sobre o uso da cloroquina em casos graves e contraindicando o uso sem orientação médica, Mandetta participou de uma reunião com ministros na Biblioteca do Palácio da Alvorada. No espaço histórico e luxuoso, decorado com tapeçaria de Di Cavalcanti e mais de 3.400 livros, ele e Bolsonaro discutiam com Walter Braga Netto, Sérgio Moro, Paulo Guedes e outros ministros e autoridades as implicações da pandemia ao país. O presidente já vociferava contra o fechamento do comércio.

"Para Bolsonaro, as restrições das atividades econômicas eram um golpe dos governadores para desestabilizar seu governo", escreveu Mandetta em seu livro.[84] "Ali, ele assumiu a negação absoluta." Nessa época, Mandetta e Vianna começaram a sentir a pressão para que a adoção da droga fosse ampliada.

"O que ele *[Bolsonaro]* me solicitou era: 'Recomende esse medicamento aqui para as pessoas voltarem a trabalhar, desde que elas tomem. Não faz mal pra ninguém, é barato...'", contou Mandetta em entrevista aos autores, em agosto de 2021. "O presidente queria que o ministro fosse à televisão, fizesse uma nota técnica, um protocolo para que o medicamento fosse dispensado para a população e colocasse cloroquina nas unidades básicas de saúde. Isso pra mim não faz o menor sentido. Eu não faço isso! É impossível", complementou.

Como punição a essa resistência, Bolsonaro passou a "queimar" Mandetta em público. No dia 30 de março, proibiu as entrevistas coletivas diárias do Ministério da Saúde com os desdobramentos da pandemia. Sob o pretexto de "unificar a narrativa", toda a comunicação oficial sobre o tema deveria partir do Palácio do Planalto.[85] Depois de uma intensa queda de braço, Mandetta seria demitido no dia 16 de abril por conta das discordâncias entre os dois. "Eu disse claramente: 'Eu não vou pedir pra sair', porque ele é desleal. Se eu tivesse falado: 'Não aguento mais essa loucura aqui e por causa disso eu tô indo embora...', ele até hoje ia estar falando que eu abandonei o barco. No dia da demissão, fui chamado ao Planalto e Bolsonaro ainda falou: 'Você não quer pedir?', eu falei 'Não, não! Eu quero que o senhor me demita'. Eu acho que é uma grife você ser exonerado pelo Bolsonaro", relatou o ex-ministro, que afirma ainda ter dado um último conselho: "Não altera a equipe, cara".

A partir daí, o contato com a imprensa em relação à pandemia passaria a ser comandado pelo general Walter Braga Netto, então ministro-chefe da Casa Civil. O caminho estava um pouco mais livre, mas Bolsonaro ainda precisava de uma chancela médica rápida para a sua solução mágica. Ela viria, mas não da Saúde (ainda), e sim do "gabinete paralelo", uma união exótica de cientistas, médicos e empresários que aconselhava Bolsonaro. Em 3 de abril, um de seus mais destacados membros, o virologista Paolo Zanotto, da USP, com doutorado na Universidade de Oxford, um profissional respeitado em sua área, deu uma entrevista definidora ao site ligado à direita *Brasil Sem Medo*. Sem meias palavras, Zanotto afirmou: "Cloroquina é o remédio para vencer a epidemia". Essa entrevista ao jornalista Paulo Briguet é tão reveladora que vale reproduzir um trecho aqui:

> *Zanotto: [...] A rede Prevent descobriu que, iniciando o tratamento do 2º ao 4º dia, e usando hidroxicloroquina em associação com azitromicina, você salva a pessoa. Ela nem vai ser hospitalizada. A Prevent Senior cuida de 25% da população de São Paulo e tem milhares de pacientes na cidade. Eles fizeram um protocolo, baseado em telemedicina: se o número de respirações por minuto está acima de 22, eles enviam o medicamento à casa da pessoa. Com isso,* o paciente é curado em casa, *sem sequer utilizar o sistema hospitalar.*
>
> *Paulo Briguet: Mas por que esse protocolo não está sendo aplicado em larga escala?*
>
> *Paolo Zanotto: Acho que eu entendi por quê. A hidroxicloroquina ficou sendo o "remédio do Bolsonaro" e o "remédio do Trump". Agora, eles estão sob fogo cerrado — inclusive de dentro dos seus próprios governos. Tecnicamente, o remédio deveria ser dado entre o 2º e o 5º dia da doença; depois disso, a pessoa precisa ser internada porque vai precisar de apoio respiratório. É uma terapia curta, e os efeitos adversos não estão se manifestando, segundo diversos trabalhos.*
>
> *Em São Paulo, a rede Prevent teve 96 mortes por coronavírus até o dia 22 de março, praticamente metade de todas as mortes reportadas pelo governo de São Paulo. Hoje eles estão com apenas uma pessoa na UTI. Desde que a*

Prevent adotou esse protocolo, não registrou mais mortes por coronavírus. E as pessoas que tiveram problema são as que entraram tardiamente nesse protocolo, já com a doença avançada. [...] No Hospital Sancta Maggiore, em São Paulo, a equipe médica entendeu o que está acontecendo e colocou o ovo de Colombo em pé. Temos um protocolo que está salvando vidas.[86]

A Prevent Senior, convênio paulistano focado na terceira idade, entrou na história graças ao protocolo mencionado por Zanotto - um saco plástico contendo hidroxicloroquina, azitromicina, vitamina D, zinco e outros suplementos - distribuído para beneficiários com suspeita de covid, sem a confirmação do diagnóstico e sem amparo científico para isso.

Assim como o governo federal, a empresa também estava atrás de uma solução fácil para um problema complexo, que ameaçava seus ambiciosos planos.

Quando o coronavírus chegou ao Brasil, encontrou nos prontos-socorros da Prevent, repletos de idosos com comorbidades, o ambiente perfeito para causar estragos. Em 19 de março de 2020, enquanto Bolsonaro apresentava a seus fãs a cloroquina, uma fiscalização da Vigilância Epidemiológica das Secretarias Municipal e Estadual de Saúde encontrou irregularidades no Hospital Sancta Maggiore, pertencente à rede, dedicado exclusivamente a atender infectados pelo coronavírus.[87]

Entre os problemas detectados, estavam a superlotação, insuficiência de funcionários e falta de protocolos para conter a disseminação do vírus. Segundo a coluna da Monica Bergamo na *Folha de S.Paulo*, parentes de pacientes mortos acusavam ainda a rede de não os informar sobre a gravidade da doença[88] "permitindo o convívio normal entre eles, sem a indicação de isolamento". Não à toa, em 31 de março, a Prevent Senior concentrava 58% das mortes por covid-19.

Parte disso pode ser explicado, é claro, pela alta proporção de idosos, mais vulneráveis ao vírus. Mas hoje se sabe que a instituição adotava condutas perigosas, como a proximidade entre pacientes, sem respeito ao distanciamento social, e o desincentivo ao uso de máscaras mesmo entre profissionais de saúde, para "não assustar" os clientes. Tudo negado pela Prevent, mas relatado por diversos médicos e pacientes e confirmado pelas autoridades sanitárias.[89]

O tema começou a ganhar ares de escândalo e a aparecer nas páginas dos jornais e matérias de TV, inclusive no *Jornal Nacional*, da TV Globo. Chegou ao Ministério da Saúde. Relatou Mandetta: "O secretário estadual de Saúde de São Paulo, que era o José Henrique Germann, entrou em contato comigo e disse: 'Cara, está tudo concentrado nesse hospital. Estamos fazendo *[intervenções]* lá para esse povo lavar a mão, colocar roupa descartável, ter equipe separada, fazer entradas separadas, a recepção é todo mundo junto...'". O ex-ministro criticou a empresa publicamente em entrevistas e coletivas de imprensa (quando elas ainda aconteciam), além de alertar o Palácio do Planalto sobre o assunto, no dia 31 de março.[90]

Com a reputação até então impecável, com direito a matérias e capas em revistas de negócios destacando o modelo inovador da empresa, é de se imaginar a urgência que a Prevent tinha em reverter a situação. Logo anunciaram, no início de abril, com vídeos nas redes sociais, lives em canais parceiros,[91] matérias em grandes sites e entrevistas em programas como o *Brasil Urgente*,[92] de José Luiz Datena, que estavam conduzindo um estudo com o tratamento precoce. "Tinham que parar com essas notícias, então eles contrataram a Nise e começaram com essa história da cloroquina. Passaram a dizer que tinham um protocolo e que não estava morrendo mais ninguém. E, assim, foram saindo do noticiário", resumiu Mandetta. A Nise a que ele se refere é Nise Yamaguchi, médica oncologista que por décadas atuou no Hospital Israelita Albert Einstein. Yamaguchi, uma mulher miúda de fala mansa, benquista entre seus pacientes, é uma das acusadas de compor o gabinete que aconselhava informalmente Bolsonaro. Desde março de 2020, passou a defender abertamente o uso de cloroquina/hidroxicloroquina e, com o tempo, tornou-se peça-chave da implementação do tratamento precoce no país. E parece, como sugeriu Mandetta, de fato ter envolvimento também nos feitos da Prevent Senior. Ela é citada na imprensa como parceira do convênio[93] e, em entrevista à CNN, deu explicações sobre o tal estudo supostamente realizado pela rede para comprovar a eficácia do esquema.[94]

Não há provas de que houve uma contratação formal de Nise Yamaguchi e Paolo Zanotto pela Prevent Senior, ou mesmo de que Bolsonaro e seus aliados entraram em contato pessoalmente com a rede para encomendar a pesquisa. Essa hipótese foi levantada na CPI da Pandemia, mas negada por todos os envolvidos – Yamaguchi diz nunca ter ido à Prevent participar de reuniões científicas ou orientar sobre tratamentos, somente para visitar pacientes conhecidos.[95] Contudo, há diversas outras evidências disponíveis publicamente que reforçam a existência de algum tipo de conluio, se não firmado em contrato, ao menos ideológico. De acordo com um dossiê entregue à comissão de investigação, Yamaguchi "comparecia à sede da operadora para 'alinhar os tratamentos precoces' e chegou a assessorar pacientes internados considerados 'especiais pelo governo'".[96]

Os dados da Prevent Senior, comprovadamente fraudados e desmentidos depois de um acordo com o Ministério Público Federal [*veja mais no capítulo 6*], foram explorados à exaustão pelos defensores do tratamento precoce. E Yamaguchi e Zanotto se juntaram a outros médicos, empresários e políticos em diversas ocasiões para articular a promoção da estratégia. Em setembro, Zanotto cita nominalmente a comissão extraoficial em uma reunião com médicos e representantes do governo federal, mencionando um "shadow cabinet", ou "gabinete das sombras".[97]

Em 18 de abril, o "estudo" da Prevent foi divulgado e comemorado por Bolsonaro:

- *Segundo o CEO Fernando Parrillo, a Prevent Senior reduziu de 14 para 7 dias o tempo de uso de respiradores e divulgou hoje, às 1:40 da manhã, o complemento de um levantamento clínico feito:*

- *De um grupo de 636 pacientes acompanhados pelos médicos, 224 NÃO fizeram uso da HIDROXICLOROQUINA. Destes, 12 foram hospitalizados e 5 faleceram.*
- *Já dos 412 que optaram pelo medicamento, somente 8 foram internados e, além de não serem entubados, o número de óbitos foi ZERO. O estudo completo será publicado em breve!*[98]

"AS PÍLULAS DO MESSIAS"*

Não era a primeira vez que Bolsonaro acreditava ser esperto o suficiente para descobrir como curar uma doença grave. Ou que usou uma pretensa descoberta para se promover como uma espécie de salvador da população. Na verdade, em seus mais de vinte anos como deputado, o único projeto de lei proposto por ele a ser aprovado foi justamente o de uma cura milagrosa.

"No momento, nos relatos que nós temos é realmente com toda certeza pode ser uma substância que se aproxima até de um milagre"[99] e "Se não tem alternativa, por que proibir? Ah, não tem comprovação científica de que seja eficaz. Mas também não tem comprovação de que não tem comprovação eficaz *[sic]*. Nem que não tem nem que tem."[100] Essas duas falas parecem ter sido proferidas durante a pandemia (e também foram), mas a primeira é de 2015 e refere-se à fosfoetanolamina, a "pílula do câncer", uma espécie de ensaio para o que veríamos em 2020.

A história da fosfoetanolamina sintética, uma substância desenvolvida e distribuída a pessoas dentro do Instituto de Química da USP de

* O título desta parte do capítulo vem de um comentário publicado na *Physis: Revista de Saúde Coletiva*. SILVA, ROBERTA D. F. C. e GONÇALVES, LEANDRO A. P. As pílulas do Messias: salvação, negação e política de morte em tempos de pandemia. **Physis** 30 (02), 2020. Disponível em: https://www.scielo.br/j/physis/a/Dwysfy9tRHbL8b7cjy8jhwR/?lang=pt. Acesso em: 7 jul. 2022.

São Carlos (IQSC) pelo já falecido químico Gilberto Chierice, professor titular da instituição, é exemplar para entendermos como chegamos aqui. "Ela mostra pra gente exatamente isso, que não é só porque a cloroquina encaixa no plano de governo do Bolsonaro, é porque ele realmente acredita em soluções milagrosas para problemas complexos. Ele não entende o que é câncer. Então na hora que aparece uma solução mágica, barata, simples, fácil de usar, ele abraça aquilo achando que primeiro: se eu conseguir promover isso, eu ganho mais votos. Segundo: pô, deve ser verdade, né?", explicou em entrevista aos autores[101] Natalia Pasternak, microbiologista e fundadora do Instituto Questão de Ciência (IQC), que se dedica a posicionar as evidências científicas no centro do debate e das políticas públicas. Claro que, como vimos, não é apenas um caso de déficit cognitivo ou de não entender a ciência – a cura milagrosa é também uma estratégia política de Bolsonaro para não tomar decisões difíceis e manter a popularidade entre o fiel eleitorado.

Enfim, Chierice, um profissional até então respeitado, topou com a fosfoetanolamina enquanto conduzia pesquisas com cálcio, não relacionadas ao câncer. Como contou o engenheiro metalurgista Maurízio Ferrante, próximo de Chierice, no livro *A Saga da Fosfoetanolamina*, um dos alunos de mestrado do químico descobriu, enquanto fazia pesquisas bibliográficas sobre a substância, que ela havia sido encontrada em tumores bovinos nos anos 1930.[102] O autor da descoberta, o canadense Laurence Edgard Outhouse, propôs que ela deveria, então, ser secretada pelas células malignas.

Com isso, o aluno de Chierice se mostrou resistente a seguir estudando a fosfo, pois temia uma ação cancerígena. O químico, contudo, propôs o oposto: que ela seria uma resposta do organismo ao câncer. E que, ao fazer uma versão sintética dela e aumentar seus níveis em circulação no corpo, poderia assim derrotar os tumores. Como relata Ferrante, antes mesmo de descobrir como fazer sua própria fosfoetanolamina, Chierice já declarava estar atrás da "cura do câncer". Não havia estudos que sustentassem tal afirmação e, mesmo assim, as pílulas começaram a ser distribuídas para pacientes gratuitamente, gerando um movimento quase que religioso entre pacientes para que ela fosse liberada.

A arma final contra o câncer, fabricada numa bancada simples, nada preparada para um processo delicado como a produção de um medicamento, por um técnico que até fumava de vez em quando em cima das pipetas, foi se espalhando entre um público vulnerável, pacientes desenganados pelos médicos.[103] A peregrinação dos pacientes ao IQSC se intensificou e as filas passaram a chamar atenção, até que a distribuição foi proibida pela USP, em 2014. A partir daí, pacientes começaram a entrar na justiça para obter a substância e o assunto foi parar no Congresso Nacional. “As ações subiam até chegar ao Supremo Tribunal Federal (STF), e o ministro Edson Fachin obrigou a USP a dispensar a fosfoetanolamina, aquilo virou um transe nacional, mas era apenas uma teoria jogada no ar”, lembrou Mandetta.[104] O ex-ministro da Saúde e Bolsonaro eram deputados federais à época, e viveram ali seu primeiro embate.

A bem da verdade, vale dizer que não foi só Bolsonaro quem mordeu essa isca – seu projeto foi elaborado em conjunto e quase todos os deputados votaram a favor do texto, que liberava a produção e o uso da fosfoetanolamina para qualquer tipo de câncer, independentemente da aprovação da Agência Nacional de Vigilância Sanitária (Anvisa). A votação levou o projeto a ser sancionado pela ex-presidente Dilma Rousseff – um mês depois, foi derrubado pelo STF por ser considerado inconstitucional. Mandetta, o único a votar contra, foi uma das primeiras vítimas do *modus operandi* persecutório de quem se posiciona contra os milagres. “Quando critiquei o projeto, passei a receber muitos comentários agressivos. As pessoas diziam assim: ‘Espero que você tenha câncer... Que a sua família tenha’.”[105]

A fosfoetanolamina reuniu pessoas em celebrações que eram uma espécie de culto e, mesmo quando foi testada e reprovada, continuou e continua a ser defendida por um séquito de seguidores, que afirmavam que o remédio não havia sido utilizado da maneira certa, ou que o problema era que havia margarina na dieta dos participantes. Um dos requisitos para que ela "funcionasse" era suspender todos os tratamentos em uso. Depois de muita pressão, o Instituto de Química da Universidade Estadual de Campinas avaliou o que havia dentro das cápsulas, e descobriu que, em média, só 30% do pozinho branco dentro delas era fosfoetanolamina, o resto era conteúdo desconhecido e muitas impurezas. Depois, o Centro de Inovação em Ensaios Pré-Clínicos, instituição financiada pelo governo federal, colocou à prova o potencial terapêutico da fosfo, testando-a em camundongos e células de câncer isoladas. Nenhum tipo de câncer respondeu ao tratamento. Por fim, em um estudo no Instituto do Câncer do Estado de São Paulo (Icesp) com 59 pacientes, a droga não demonstrou nenhum sinal de eficácia.[106]

A despeito de ser inócua, a substância ganhou vida própria fora dos laboratórios e é vendida como suplemento alimentar até hoje, graças a registros de patente feitos nos Estados Unidos. Logo após seu lançamento, em 2017, segundo reportagem do *Correio Braziliense*, os fabricantes, pessoas envolvidas nos estudos com Chierice, chegaram a faturar cerca de 6 milhões de dólares por mês. A empresa, a Quality Medical Line, foi denunciada pela Delegacia Especializada na Defesa do Consumidor e da Saúde Pública e está sendo investigada até hoje por fraudar o conteúdo das cápsulas.[107] Um dos sócios é acusado, ainda, de usar a empresa como fachada para lavar dinheiro do tráfico de drogas.[108]

No fim de 2020, o filho de Chierice, Gilberto Chierice Neto, passou a vender a própria fosfo, sob o nome comercial Phosphopure, também com registro nos Estados Unidos, por cerca de R$ 200. E até hoje há grupos no WhatsApp espalhando sua palavra e trocando relatos de sucesso com o uso. O químico criador da "seita" morreu em 2019, em decorrência de um infarto.

O fenômeno da fosfoetanolamina ganhou um empurrão da internet e do argumento das autoridades que a defendiam, Bolsonaro entre elas. Em 2020, tanto o presidente tinha mais voz e canais oficiais para divulgar suas crenças quanto nossa vida on-line estava mais intensa devido às restrições da pandemia. O WhatsApp se tornou onipresente, o Instagram cresceu, chegou o Telegram, estávamos em casa o tempo todo (e frustrados, portanto, usando mais ainda o celular) e a polarização que teve início na época da fosfo, quando houve o impeachment de Dilma Rousseff, atingiu novos patamares.

Durante a apuração deste livro, perguntamos a algumas fontes se elas acham que haveria tratamento precoce com kit covid sem Bolsonaro. "Essa é uma pergunta fundamental. Talvez houvesse sim, porque Bolsonaro é apenas uma parte do problema. Mas não teríamos isso com tanta intensidade, porque ele acabou usando a máquina pública para perseguir todos os que diziam o contrário e nunca aceitou voltar atrás no discurso dele", disse o infectologista Marcus Lacerda, da Fiocruz Amazônia, autor do primeiro estudo a apontar a toxicidade da cloroquina em altas doses, em entrevista aos autores.[109]

Lacerda chegou a andar com escolta armada depois de receber ameaças de morte direcionadas a si e a sua família por conta da pesquisa, cujos resultados foram recebidos com louvor pela comunidade científica internacional e fizeram com que os estadunidenses abandonassem o remédio. Natalia Pasternak compartilhou um pensamento parecido na entrevista: "Acho que a população brasileira sempre teve uma tendência a acreditar em curas milagrosas, mas mesmo assim isso sempre foi marginal, uma segunda opção. O que aconteceu é que, com Bolsonaro, a pseudociência passou ao *mainstream* propositalmente, para fins políticos, se tornando, inclusive, a escolha dos médicos". Também em entrevista aos autores, o psicólogo Ronaldo Pilati, professor de Psicologia Social na Universidade de Brasília, completa: "Teríamos algo parecido, mas sem Bolsonaro como catalisador, e todos que o apoiam, provavelmente não teríamos todo esse hype. Foi uma ação deliberada de promoção dos medicamentos e de defesa deles como política pública".[110]

LIMPEZA NO MINISTÉRIO

A partir de abril de 2020, o clima no Ministério da Saúde se deteriorou. No dia 6, em reunião no Palácio do Planalto com Bolsonaro e outros ministros, Mandetta, já a par da formação de um comitê paralelo de aconselhamento, disse ao presidente: "O senhor está se associando com pessoas que não são do Ministério. Marcou reunião com médicos aqui dentro porque quer formular uma ideia de que a cloroquina nos salvará da pandemia". Esperava que ali fosse demitido, mas isso acabou não acontecendo. "Não entendi nada, mas, assim que [*a reunião com Bolsonaro*] acabou, me avisaram para subir no quarto andar porque outra reunião estava acontecendo", relembrou em entrevista aos autores. Ao chegar lá, teve seu primeiro contato com o gabinete paralelo. Na sala, se encontravam Nise Yamaguchi; outro médico do qual não se recorda [*provavelmente o anestesista tenente da marinha Luciano Dias Azevedo*]; Antonio Barra Torres, o presidente da Anvisa; Jorge Oliveira, da secretaria da Presidência; general Augusto Heleno, chefe do gabinete de Segurança Institucional da Presidência, além de outras "pessoas fardadas".

Mandetta perguntou do que se tratava o encontro. A resposta estava em cima da mesa: uma sugestão de decreto presidencial para alterar a bula da cloroquina, incluindo a recomendação para o tratamento da covid-19. A bula de um medicamento só pode ser modificada – seja para incluir um novo uso, dosagem ou efeito colateral – pela Anvisa, depois que a agência avalia estudos e documentos oficiais a respeito *[ver mais no capítulo 8]*.

"Como não havia elementos para que o Ministério da Saúde propusesse isso, eles estavam pensando num decreto presidencial", escreveu Mandetta em seu livro. Na reunião, o general Barra Torres disse a Mandetta que desconsiderasse isso, e recolheu o papel.[111] Mandetta disse a Nise Yamaguchi que achava louvável a ideia de encontrar uma solução, mas que para isso seria necessário fazer um estudo, rápido, que em sessenta dias já traria alguma resposta. "Ela não quis conduzir a pesquisa".

O tal decreto não saiu do papel, mas ficou conhecido pelo público durante a CPI da Pandemia. Seu autor é o anestesista Luciano Dias Azevedo, médico da Marinha e defensor ferrenho tanto de Bolsonaro quanto do tratamento precoce.[112]

Com a porta de Mandetta fechada, o Planalto bateu na de Denizar Vianna, o homem cuja caneta poderia recomendar o uso no SUS. "Na mesma noite, recebi uma ligação de lá dizendo que eu tinha que receber a Dra. Nise".[113] Quando conversaram, ouviu de Yamaguchi que deveriam expandir o uso do medicamento. "Eu falei que não havia evidências, mas ela colocava as próprias experiências como evidências. Tentei explicar que isso não era o suficiente para implementar uma política pública, e esse foi o único contato que tive com esse grupo", relembra Vianna. Depois de dez dias de fogo cruzado, Mandetta enfim foi demitido, em 16 de abril. Dois dias depois, Denizar Vianna pediu para sair do governo, mas logo foi chamado de volta por Nelson Teich, oncologista que assumiu o Ministério no lugar de Mandetta, para atuar como assessor especial. Teich ficou famoso por ter ficado apenas 29 dias no cargo, sendo a pressão para liberar a cloroquina o principal motivo para sua saída.

Vianna voltara ao Ministério, mas sentia que já não era bem-vindo. "Quando o Nelson foi escolhido, os militares e outras pessoas ligadas à Presidência abriram a estrutura organizacional do Ministério e começaram a falar quem deveria sair, pois queriam limpar os secretários da gestão Mandetta, e já tinham os nomes de quem deveria substituí-los", recorda Vianna, que começou a sentir ventos intervencionistas soprando no Ministério. "Já estava claro que havia uma interferência. Falei: 'Nelson, você não tá escolhendo ninguém. Os assessores estão sendo postos pelos militares! Você não tem um assessor!'", revela. Entre os recém-chegados, estava o general Eduardo Pazuello, à época nomeado secretário executivo do Ministério, que agia no convívio diário como um dos principais interlocutores da pressão pelo uso da cloroquina.

Na semana em que Teich pediu demissão, uma das pautas mais quentes no Ministério era um documento sendo elaborado por ele com parâmetros para a flexibilização da quarentena de acordo com o desenrolar da pandemia. No fim das contas, Bolsonaro anunciou que, por decreto, iria liberar diversas atividades - incluindo manicure e pedicure. "As coisas começaram a se somar, e a conversa era que deveríamos ter um documento liberando a cloroquina. Foi aí que eu falei 'olha, não dá'", relembrou Vianna. "Ele *[Pazuello]* falava disso o tempo todo, e eu dizia: 'General, não tem evidência!', e ele respondia: 'Mas tem que oferecer alguma coisa!'."

No tempo em que passou na pasta, Vianna afirmou ter recebido diversas visitas de deputados e senadores dizendo que conheciam médicos que estavam testando o medicamento X e Y. "Cheguei ao cúmulo de colar atrás da minha cadeira uma folha com a frase: 'Em Deus acreditamos, mas todos os outros precisam trazer dados." De 16 de maio de 2020 em diante, Teich e outros deixaram o Ministério, Vianna entre eles. "Se o Nelson continuasse ali, seria ideal para eles, uma pessoa séria, um médico com representatividade, como um fantoche, enquanto os militares tocavam tudo", completou Denizar, que é cardiologista e professor da Universidade Estadual do Rio de Janeiro (Uerj).

A partir da saída de Teich, Pazuello se tornou ministro interino, cargo que ocuparia por meses, sendo depois oficializado no posto. Logo após o pedido de demissão de Teich, no dia 20 de maio, Bolsonaro conseguiu o que queria: a Nota Informativa n. 9,[114] orientando a prescrição precoce de cloroquina e azitromicina a partir do primeiro dia dos sintomas de covid-19. A partir daí, o clima dos bastidores, que já era de intervenção militar, se intensificou. Segundo fontes que trabalharam no Ministério, cujas identidades serão preservadas, em dado momento havia inclusive o medo de que a Agência Brasileira de Inteligência (Abin) tivesse instalado escutas no prédio. Por volta dessa época, também sairia outro documento fundamental para embasar a narrativa: o Parecer n. 4 do Conselho Federal de Medicina (CFM) conjurando a autonomia médica em nome do tratamento precoce.[115] E os médicos entraram com tudo no redemoinho.

2. POR CAUSA DOS MÉDICOS

"Médicos têm uma capacidade notável de negação, enquanto cônjuges enlutados não podem negar que seus amados estão mortos porque ingeriram medicamentos dos quais não precisavam."

PETER GØTZSCHE, em
Medicamentos Mortais e Crime Organizado[116]

Em 21 de setembro de 2021, Bolsonaro fez seu terceiro discurso de abertura da Assembleia Geral da Organização das Nações Unidas (ONU), em Nova York. De banho tomado e cabelo tosado, afirmou ter ido para "mostrar um Brasil diferente do publicado em jornais ou visto em televisões", um Brasil onde não se registravam mais casos de corrupção, investimentos bilionários estavam em curso e o combate à pandemia era feito de maneira exemplar com um trunfo extra: o *tratamento precoce*. "Desde o início da pandemia, apoiamos a autonomia do médico na busca do tratamento precoce, seguindo recomendação do nosso Conselho Federal de Medicina (CFM)."[117]

A posição do CFM, maior autoridade médica do país, em relação ao kit covid revoltou muitos médicos e profissionais de outras áreas, contrariou todos os estudos e posicionamentos de entidades nacionais e internacionais e serviu de amparo para que Bolsonaro e sua trupe seguissem promovendo medicamentos ineficazes. "Tratamento precoce. Não existe outra saída. Nós não estamos mais discutindo se esse ou aquele profissional não concorda. Os conselhos regionais e federais *[de medicina]* já se posicionaram", disse, em tom militar, o então ministro da Saúde Eduardo Pazuello ao ordenar como Manaus deveria evitar seu iminente colapso – que resultou em pelo menos trinta mortes por falta de oxigênio em dois dias – em janeiro de 2021.[118]

Ainda em abril de 2020, no dia 16, o CFM aprovou com unanimidade o Parecer n. 4, em que assume não existirem evidências robustas de alta qualidade sobre a cloroquina ou qualquer outro medicamento nos estágios iniciais da covid-19 – no entanto, abre uma brecha para que o médico tenha autonomia para prescrevê-los. A entidade também afirmou, nesse texto, que os médicos que fizerem uso de remédios *off label* para tratar a covid-19 não seriam responsabilizados por isso.[119] Mesmo com todos os estudos que saíram depois, a entidade não atualizou seu posicionamento. E até o fechamento da pesquisa para este livro, em março de 2022, médicos e políticos defensores do tratamento precoce usavam esse parecer para respaldarem não só a prescrição de cloroquina como de azitromicina, ivermectina, nitazoxanida, zinco quelado, corticoides e tantos outros remédios, assim que a pessoa dá o primeiro espirro. São misturas de fazer inveja às garrafadas de ervas vendidas em barracas para curar de diabetes a câncer.

Se usar medicamentos *off label* desmedidamente para tratar uma doença viral é por si só estranho, já que não se faz isso com gripe, dengue e outros males, o próprio documento do CFM também nasceu fora dos ritos. Redigido por Mauro Ribeiro, cirurgião geral e então presidente do órgão, o texto não passou pelo tradicional aval de uma câmara técnica da própria entidade, formada por especialistas que votariam a questão. Contudo, três entidades foram consultadas: as sociedades brasileiras de Infectologia, Terapia Intensiva e Pneumologia. Todas deram uma opinião negativa sobre a liberação. Na reunião que discutiu o parecer, a posição contrária de tais sociedades sequer foi mencionada, e não foi anexada ao documento final.[120] Apesar de ter sido votado no dia 16, o parecer só viria a público uma semana depois, após a revisão de Bolsonaro e a saída do então ministro Mandetta, que havia encomendado o posicionamento do CFM e foi demitido por Bolsonaro no mesmo dia. "Eles provavelmente estavam com tudo preparado para divulgar quando eu saísse", relembrou o ex-ministro Mandetta[121] em entrevista aos autores.

Embora a ciência fosse consolidando o conhecimento em relação à cloroquina, o CFM preferiu pegar outra estrada. Seus representantes estiveram em ao menos um congresso de médicos pró-tratamento precoce[122] e, em setembro de 2020, dois conselheiros do órgão participaram de uma reunião do chamado "gabinete paralelo", junto com a Associação Médicos Pela Vida e outros médicos integrantes do "conselho científico" do Planalto, membros de grupos formados para sustentar a ideologia do kit covid (mais sobre eles em breve).[123] O terceiro vice-presidente do CFM, Emmanuel Fortes, que se estabeleceu como um defensor público do tratamento precoce, chegou a afirmar em uma reunião do gabinete paralelo: "Quem não prescrever cloroquina terá mais problemas do que quem prescreve". No vídeo em que faz essa afirmação, recuperado pelo *The Intercept*, Fortes afirmou que havia risco judicial para quem "não tomasse providências" em relação ao tratamento do paciente; por outro lado, se alguém fosse processado por usar o kit covid, seria mais difícil de comprovar uma relação "de causa e efeito".[124] Sua fala representou um dos argumentos mais usados pelos médicos favoráveis ao tratamento precoce: o de que é melhor tentar do que não fazer nada. Pouco importa se a tentativa fazia tanto sentido quanto dar um antibiótico para matar um vírus. Para quem não se lembra, ele é feito para combater bactérias.

O então presidente do CFM, Mauro Ribeiro, em diversas entrevistas e artigos se mostrou simpático à estratégia. Ouvi-lo é como estar diante de outra realidade. Uma realidade em que não existem estudos suficientes sobre o coronavírus e o tratamento da doença provocada por ele. Uma realidade em que o que médico *sente* vale mais do que o que diz a ciência.

"Tem que levar em conta o médico na ponta; não o que fica no gabinete lendo estudo e nunca encontrou um paciente na vida. Uma coisa são os estudos de gabinete. Outra coisa diferente é a prática da medicina",[125] e "Coitada da ciência, é ciência para cá, ciência para lá, mas não sabemos nada em um ano e meio de doença. Quando dizemos que nós, a maior organização médica do país, temos dúvidas em relação à ciência, cai uma bomba na nossa cabeça" são alguns de seus depoimentos em entrevistas a programas de TV e jornais.[126] A ciência até passou um breve momento dividida em relação a tais tratamentos, mas por volta de julho de 2020 já havia consenso sobre a maioria deles. Em 2021, enquanto Ribeiro fazia tais afirmações, a comunidade científica já detinha muitas informações – em especial quais remédios funcionam ou não contra o coronavírus.

Quem se dividiu de verdade foram os médicos. E é esse racha entre ciência e medicina outro grande motivo para termos chegado até a catástrofe de 650 mil mortos (até o dia 2 de março de 2022). "Será que, se os médicos não tivessem abraçado a cloroquina com tanta força, a situação teria se tornado essa bola de neve? O Bolsonaro sozinho teria sido capaz de fazer isso, sem o CFM? E sem a comunidade médica abraçando? Acho que não", afirmou Pasternak, do Instituto Questão de Ciência (IQC), na entrevista aos autores.

Bolsonaro tinha poder de persuasão e uma máquina de disparo de desinformação a seu favor. Mas o médico era a peça-chave no convencimento da população, e era dele a canetada que prescrevia o remédio. Em 2019, o IQC realizou com o Datafolha uma pesquisa para avaliar a visão da população em relação à medicina alternativa.[127] "Vimos que grande parte das pessoas aprecia benzedeiras, cura pela fé e outras coisas. Mas na grande maioria das vezes (70%), a primeira opção na busca de tratamentos era o médico", informou Pasternak.

Outro dado que ajuda a dimensionar o poder de influência do médico, para o bem ou para o mal, vem do livro *Medicamentos Mortais e Crime Organizado*, de Peter Gøtzsche, médico dinamarquês: para cada dólar investido em uma palestra dada por um médico em nome de uma indústria farmacêutica, o retorno do investimento é de 3,66 dólares. Se for alguém da própria indústria, o retorno é de 1,96 dólar.[128] Muitas pessoas tomaram cloroquina, ivermectina e derivados por indicação médica - não por acreditarem nos remédios ou em Bolsonaro.

De abril de 2020 a janeiro de 2022, diversas entidades, como a Associação Médica Brasileira (AMB), Academia Nacional de Medicina e as sociedades médicas de infectologia, pneumologia e medicina intensiva, envolvidas diretamente com a covid-19, tentaram alertar a população e os profissionais sobre os problemas das táticas pró-tratamento precoce. O problema é que o CFM - embora seja mais uma entidade de classe do que um comitê científico - é uma autarquia federal: detém a palavra final sobre o que um médico pode ou não fazer. Portanto, ao lavar as mãos sobre o tratamento precoce em público (e defendê-lo por baixo dos panos), a entidade deu aval para que a prescrição acontecesse - mesmo que o resto do mundo estivesse gritando o contrário.

É curioso notar como a atitude da entidade mudou nos últimos anos. Em 2016, quando Bolsonaro ainda era deputado federal, o CFM foi incisivo nas críticas à fosfoetanolamina, afirmando que não poderia liberar um medicamento sem evidências científicas.[129] "A posição do CFM na pandemia é imoral e vai contra não apenas o código de ética médica, mas os posicionamentos anteriores do próprio órgão. Uma postura dessas só pode ser justificada por interesses políticos", comentou o infectologista Gerson Salvador, da Universidade de São Paulo (USP), em entrevista concedida aos autores.[130] Em dezembro de 2021, o CFM colocou sua última ficha na mesa ao votar contra o parecer da Comissão Nacional de Incorporação de Novas Tecnologias no SUS (Conitec), que passaria a contraindicar oficialmente o kit covid na rede pública - e que, mais tarde, foi derrubado pelo Ministério da Saúde *[veja mais no Epílogo]*. Para explicar por que a mudança aconteceu, de novo precisamos falar de Bolsonaro. Infelizmente.

BOLSONARISMO NO MEIO MÉDICO

Entre julho e setembro de 2020, no primeiro pico da pandemia, quando a ineficácia da cloroquina já era um consenso científico, tinha-se a visão de que o CFM estava apenas sendo leniente com as más práticas dos médicos[131] - não exatamente uma surpresa, uma vez que o órgão já havia recebido essa crítica outras vezes.[132] Com a insistência no erro e os fatos revelados pela imprensa, contudo, ficou claro que a postura era mais do que fazer vista grossa: tratava-se de uma escolha deliberada e política.

Em um vídeo de maio de 2020 recuperado pelo site *Metrópoles*, Mauro Ribeiro afirmou ao presidente do Conselho Regional de Medicina de Goiás, em um discurso confuso, sua preferência política: "Não existe nenhuma evidência, nada de medicina baseada em evidência que comprove alguma eficácia da hidroxicloroquina, mas nós, numa decisão bastante fora do que nos é... Fora das nossas normas, acabamos liberando o uso da hidroxicloroquina. Nós não vamos conseguir recuperar o dano da época do governo da presidente Dilma, e o presidente Bolsonaro já nos recebeu cinco vezes no palácio desde que assumiu. Aí as coisas ficam muito mais fáceis. Quando existe diálogo, antes que as normas sejam postas, você pode consensuar *[sic]* aquilo que será proposto".[133]

A rixa da medicina brasileira com o Partido dos Trabalhadores (PT) é velha. Ficou famosa uma imagem de 2013 em que médicos brasileiros protestam, no aeroporto internacional de Fortaleza, Ceará, contra a chegada de profissionais cubanos. Os caribenhos vieram ao país como parte do Programa Mais Médicos, do Ministério da Saúde de

Dilma Rousseff, como medida emergencial para atender a população em locais onde os médicos eram escassos. Na foto histórica de Jarbas Oliveira (*Folhapress*), Juan Delgado, um médico negro, passa escoltado por um militar no saguão de um aeroporto. Enquanto isso, médicos de jaleco colocam as mãos em concha na frente da boca para amplificar gritos de protesto. Os profissionais viam a chegada dos médicos cubanos como uma afronta, se aproveitando do velho argumento de que os estrangeiros iriam tomar seus empregos. Exigiam que os caribenhos passassem pelo Revalida, a prova pelo qual brasileiros que estudam medicina no exterior devem se submeter para exercer a profissão no Brasil. Acima de tudo, havia uma questão ideológica, uma vez que desembarcavam de Cuba, um país demonizado pela direita. Sem falar na questão racial, relevante para uma categoria profissional em geral branca e de alto poder aquisitivo. Se fossem médicos loiros dos olhos azuis da Alemanha, haveria esse auê?

O ataque ao Mais Médicos, intensificado durante a campanha de Bolsonaro em 2018, fez com que Cuba chamasse seus 8,5 mil médicos de volta. A falta desses profissionais, que em alguns locais não foram substituídos, resultou em mortes evitáveis, incluindo de crianças. A revista *piauí*, por meio de documentos e dados oficiais, calcula que em algumas localidades as mortes infantis aumentaram 60% com o desmonte do programa.[134]

Uma das pessoas que mais atuaram para desmoralizar o Mais Médicos foi a médica do trabalho Mayra Pinheiro. Ela ficou famosa em 2013, graças a sua intensa participação no protesto de Fortaleza. Na ocasião, gritava aos profissionais cubanos, entre outros impropérios, a infame frase "Volta para a senzala".[135] A cearense é o exemplo de como o bolsonarismo se infiltrou na categoria, tornando o profissional mais do que um médico: um soldado a favor de uma causa. Logo depois dos protestos, Pinheiro aproveitou a visibilidade adquirida para se filiar ao PSDB e saiu candidata a deputada federal em 2014 – sua principal proposta era acabar com o Mais Médicos –, mas não foi eleita. Em 2018, demitida de um dos hospitais onde trabalhava no Ceará, afirmou ser vítima de perseguição política do PT e passou a fazer campanha para Bolsonaro. Recebeu apoio de diversas entidades médicas, entre elas a Federação Médica Brasileira (FMB).*, [136] No mesmo ano, candidata ao Senado, mais uma vez não foi eleita. Chegou ao governo federal em 2019 pelas mãos de Mandetta, que a havia conhecido em 2013.

"Quando cheguei, tinha que contemplar essa parcela de médicos que haviam se mobilizado pela eleição do Bolsonaro. Até então, Pinheiro tinha as opiniões dela, mas não me parecia uma pessoa radical", recordou Mandetta na entrevista. O ex-ministro lhe concedeu o cargo de secretária de Gestão do Trabalho e da Educação na Saúde (SGTES) do Ministério da Saúde. Como havia sido presidente dos Sindicatos dos Médicos do Ceará, Pinheiro assumiu uma secretaria do ministério que basicamente dialoga com os sindicatos e traça planos de educação continuada, capacitação de profissionais e atua como mediadora em casos de greve. "A pasta era um reduto muito forte da CUT *[Central Única dos Trabalhadores]* e outras organizações sindicais, então seria bom tê-la ali, mas percebi que ela foi ficando cada vez mais assídua nas redes bolsonaristas, se associando com Eduardo Bolsonaro...", afirmou Mandetta.

Com fortes ambições políticas, sua atuação foi bem além do escopo da secretaria que assumiu. Quando a pandemia chegou, Pinheiro usou sua posição privilegiada para chancelar o kit covid no Ministério da Saúde, mesmo que seu departamento não tivesse relação imediata com o tema. Tanto que, por ser uma das defensoras mais notórias do tratamento precoce, recebeu o apelido de Capitã Cloroquina. Ela aparece

* A FMB é uma entidade de classe que congrega sindicatos médicos do país. É diferente do CFM, autarquia pública que regulamenta o exercício da profissão, e da Associação Médica Brasileira (AMB), entidade sem fins lucrativos focada no aprimoramento científico e na valorização da profissão, que expede os títulos de especialista e reúne as sociedades de especialidade.

como primeira signatária da Nota Técnica n. 9/2020 do ministério, documento pelo qual Bolsonaro batalhou por meses, finalmente publicado em 20 de maio de 2020, cinco dias depois da saída de Nelson Teich da pasta. O texto, já retirado do site do ministério, mas facilmente encontrado na internet, orienta que cloroquina e azitromicina sejam usadas do 1º ao 14º dia de sintomas.[137]

Mais preocupante ainda é o fato de, em janeiro de 2021, quando Manaus estava prestes a viver as cenas mais drásticas da pandemia no país, Pinheiro, que nada tem de experiência em gestão de pandemias ou mesmo saúde pública, ser enviada ao Amazonas pelo ministro Eduardo Pazuello para fazer uma missão de reconhecimento. Em menos de 24 horas, concluiu que o problema era falta de tratamento precoce. Na ocasião, ela realizou uma reunião com representantes do governo local para promover o aplicativo TrateCov (programa em que pessoas com suspeita de covid-19 relatavam seus sintomas e recebiam uma prescrição genérica do kit covid, incluindo para grávidas e bebês recém-nascidos).[138] Além disso, organizou uma turnê de médicos por várias unidades básicas de saúde de Manaus para promover o tratamento precoce [*algo que será explorado no capítulo* 6]. Em fevereiro de 2022, deixou os holofotes da Saúde para assumir um cargo mais discreto no Ministério do Trabalho.

Também foi fundamental para a experiência manauara e para a penetração do tratamento precoce pelas beiradas do SUS a articulação entre Pinheiro e o médico Hélio Angotti Neto. Oftalmologista seguidor do filósofo Olavo de Carvalho, Angotti iniciou a vida pública em 2019, a convite de Pinheiro, como diretor do Departamento de Gestão da Educação na Saúde, subordinado a ela. Em 22 de junho de 2020 assumiu a Secretaria de Ciência, Tecnologia, Inovação e Insumos Estratégicos (SCTIE), órgão que, entre outras atribuições, analisa quais remédios o SUS deve comprar. A mesma secretaria era antes comandada por Denizar Vianna, professor da Faculdade de Ciências

Médicas e pró-reitor de Saúde da Universidade Estadual do Rio de Janeiro (Uerj). Cerca de dez dias depois de assumir o posto, Angotti já estava trabalhando publicamente com Pinheiro em prol da cloroquina. No dia 3 de julho, ambos promoveram uma webconferência em um canal do SUS no YouTube intitulada "Orientações, estudos e protocolos nacionais para tratamento precoce da covid-19", com a presença de diretores da Hapvida, da Unimed, de associações médicas e professores universitários. O vídeo, agora retirado do ar, tinha cerca de 35 mil visualizações e entrega duas horas de promoção do kit covid.[139]

Angotti também contratou, em novembro de 2020, por meio de um memorando, consultores médicos, entre eles Ricardo Zimerman, um dos médicos responsáveis pelos experimentos com a proxalutamida.* Noticiado pela agência *Reuters*, o memorando encomendava aos médicos a análise crítica sobre os estudos das vacinas, a busca por evidências negativas sobre o lockdown e a atualização do protocolo do MS para o uso de hidroxicloroquina e outras drogas no tratamento da covid. No texto, Angotti ainda pede aos médicos que expliquem quais são as "novidades terapêuticas" que podem "salvar muitas vidas" e deveriam ser adotadas pelo país. Em entrevista à *Reuters*, funcionários da SCTIE afirmaram que Angotti "empurrava cloroquina aos estados e municípios".[140] Em fevereiro de 2022, saiu da SCTIE pela porta dos fundos, depois de um vergonhoso movimento final para institucionalizar o kit covid [*veja mais no epílogo*], para assumir o cargo deixado por Pinheiro.

Além de Pinheiro e Angotti, a infiltração do bolsonarismo na diretoria dos conselhos regionais de medicina (CRMs) colaborou para a postura adotada em relação ao kit covid. Em 2018, na esteira da eleição presidencial, aconteceram as eleições para as diretorias dos CRMs. O pleito, à

---

* A proxalutamida, desenhada para tratar o câncer de próstata, é uma droga não aprovada para nenhum uso no mundo. Um experimento conduzido por Zimerman e Flávio Cadegiani com o composto no Brasil foi investigado por infrações éticas e mortes mal explicadas. Veja mais no capítulo 6.

época, já foi marcado por discursos polarizados relacionando candidatos a partidos de esquerda ou direita. Assim, foi fácil fazer com que a preferência política superasse o conhecimento técnico-científico. Em março de 2021, a Associação Médica Brasileira (AMB), que sempre se posicionou contrária à adoção do kit covid, emitiu nota pedindo o banimento da prática. Como engloba todas as sociedades médicas, a AMB fala por elas também. Mas 15 sociedades pediram para ter seus nomes retirados do texto. Entre os médicos bolsonaristas, paira o discurso de que a AMB é "esquerdopata".[141]

Em artigo, o filósofo Wilson Gomes, professor da Universidade Federal da Bahia (UFBA), classifica o médico bolsonarista como "um sujeito disposto a abandonar práticas aprendidas na faculdade e preceitos básicos, como o de não fazer mais mal do que bem ao paciente, em nome da defesa de sua causa".[142] Para a antropóloga Letícia Cesarino, da Universidade Federal de Santa Catarina (UFSC), a agenda de médicos e de Bolsonaro se complementavam. "Eles o veem como um protetor, e talvez não tivessem ido tão longe se não tivessem como aliados um presidente. Mas vejo que os médicos foram mais úteis para Bolsonaro do que o contrário, porque ele terceirizou essa política pública para eles, e de forma não oficial. É assim que ele vai tentar se safar depois, dizendo: eu não prescrevi cloroquina para ninguém, foram os médicos que fizeram", explicou na entrevista aos autores.

Se a hora da responsabilização chegar, o que parece cada vez mais longe de acontecer, CFM e profissionais, por sua vez, usarão o argumento da autonomia médica, que diz que o médico tem liberdade para decidir, em conjunto com o paciente, qual é o melhor tratamento. Só que essa autonomia tem limite. Do contrário, um médico poderia escolher fazer uma cesariana sem anestesia ou com um corte vertical e não horizontal, tratar câncer com um chá... e por aí vai. No Código de Ética Médica, a autonomia é um direito garantido, bem como é dever do médico usar todas as ferramentas de tratamento disponíveis, *desde que cientificamente reconhecidas*.[143]

Como escreveu na revista *Carta Capital* o médico sanitarista e advogado Daniel Dourado: "Afirmar que os médicos têm autonomia para prescrever tratamento precoce é desvirtuar o sentido de autonomia médica. Como a ciência já demonstrou que os medicamentos usados no chamado kit-covid *[sic]* não funcionam, eles deixam de fazer parte do campo de escolha dos médicos. Não existe autonomia para escolher um tratamento comprovadamente ineficaz".[144] E vale dizer que médicos foram obrigados a prescrever o kit covid em convênios particulares e prefeituras, ou seja, exatamente contra o conceito de autonomia.

A ORGANIZAÇÃO DOS MÉDICOS NEGACIONISTAS

Depois da saída de Nelson Teich do Ministério da Saúde, a ação do governo em prol do tratamento precoce e sua articulação com médicos favoráveis à prática foi ficando mais e mais evidente. Recapitulando: entre março e junho de 2020, tivemos as primeiras incursões de Nise Yamaguchi nos estudos da Prevent Senior e na reunião que propôs a mudança de bula da cloroquina por decreto (Paolo Zanotto não entra aqui porque é biólogo). O anestesiologista Luciano Dias Azevedo, médico da Marinha, também participou desse encontro, tendo redigido o texto que solicitava a mudança. Eram os primeiros movimentos do Ministério da Saúde paralelo. A essa época, outros médicos ligados a instituições de respeito, como o toxicologista Anthony Wong,[145] já davam entrevistas na TV sobre a cloroquina. Depois disso, surgiram provas contundentes de que o grupo estava unido há meses e de que suas teorias reverberavam no Palácio do Planalto – um de seus principais articuladores era Carlos Wizard, empresário fundador da escola de idiomas Wizard, vendida a um grupo britânico em 2014 em uma transação que o fez bilionário.

Em 17 de julho de 2020, a revista *Veja* publicou a matéria "Ganha força a ideia de um tratamento precoce contra a covid-19". O texto, de

Adriana Dias Lopes, conta que há um conselho científico apoiando a decisão do Ministério da Saúde em promover o kit covid. "Capitaneado pelo empresário e empreendedor social Carlos Wizard Martins, o grupo reúne cerca de 10 mil profissionais dos mais variados estados e hospitais brasileiros, imbuídos nos estudos e na divulgação do procedimento por todo o país. As diretrizes da equipe rapidamente viraram fenômeno na internet. Com o nome 'covid tem tratamento sim', a plataforma virtual que os representa teve 4 milhões de acessos em apenas três semanas de funcionamento."[146]

O contingente de 10 mil profissionais apoiadores, repetido por esses porta-vozes à exaustão, nunca foi confirmado. E inclusive seguiu sendo usado em 2021 e 2022, para dizer que há "mais de 10 mil médicos" alertando para o suposto perigo das vacinas – afinal de contas, os mesmos atores do tratamento precoce agora fomentam o outrora insípido movimento antivacina no Brasil. À época, o número fazia parte de uma estratégia que reforçava a credibilidade no tratamento precoce: muitos médicos a favor; a exploração da imagem de profissionais conceituados como Nise Yamaguchi em veículos da grande imprensa (entre eles as redes de TV SBT, Record, Jovem Pan e a própria *Veja*); a colaboração de jornalistas conhecidos (Leda Nagle, Alexandre Garcia, Ernesto Lacombe); o uso de manchetes em sites políticos travestidos de jornalísticos, como o falecido *Terça Livre*; a afirmação constantemente repetida de que havia "mais de cem estudos" comprovando a ação da cloroquina. Colou – mesmo que nada disso fosse verdade.

Essa presença midiática acabou dando voz e respaldando com credibilidade midiática os argumentos usados pelos médicos negacionistas e desmentidos pela ciência. Ao citar um estudo positivo sobre a cloroquina, Lopes escreve na *Veja*: "O estudo, no entanto, foi alvo de críticas, já que o grupo não tratou os pacientes aleatoriamente, mas os selecionou para vários tratamentos com base em critérios preestabelecidos. Diz Nise Yamaguchi: 'Sei que o melhor caminho são os estudos prospectivos e randomizados, mas a observação de casos também oferece um patamar de evidência científica, e isso não pode ser negado, dada a urgência'". Trata-se de uma afirmação falaciosa: em julho já existiam estudos randomizados e controlados, considerados a maneira ideal de verificar a ação de um remédio, de boa qualidade, apontando a ineficácia da cloroquina. Yamaguchi, contudo, não é confrontada, e a matéria termina com a frase do cardiologista Dante Senra dizendo que não prescrever o tratamento precoce seria omissão por parte do médico. O vídeo que resume essas argumentações teve mais de 2 milhões de visualizações no Facebook.[147]

O primeiro registro do site *Covid Tem Tratamento Sim*, citado por Wizard na matéria, no *Web Archive* (site que reúne capturas de tela de outros endereços) é do dia 3 de julho de 2020. Ficou no ar até 9 de junho de 2021. Logo na tela inicial, o site afirmava haver um consenso entre a comunidade médica internacional e uma convicção de que existia um tratamento precoce para a covid-19, composto por seis medicamentos (azitromicina, heparina, cloroquina, hidroxicloroquina, dexametasona e ivermectina). A página inicial do site cita ainda "autoridades médicas" que apoiam o tratamento, como: Nise Yamaguchi, Dante Senra, além do médico Paulo Porto, de Belém/PA – cidade que parece ter sido o berço de outros movimentos de médicos, mais influentes entre a categoria e mais escondidos da mídia, com forte atuação no WhatsApp e atores em comum com o *Covid Tem Tratamento Sim* [*falamos sobre este tema mais à frente*].

O lançamento do site foi conturbado; chegou a ser retirado do ar dias depois, por citar médicos que não haviam sido previamente consultados.[148] Outro problema foi o uso do logotipo dos hospitais grandes onde trabalhavam os especialistas. Nessa mesma época, Yamaguchi foi suspensa de suas atividades no Hospital Israelita Albert Einstein – onde trabalhou por mais de trinta anos como médica credenciada, não parte do corpo clínico – por ter feito uma declaração antissemita. Em entrevista ao SBT, afirmou ser vítima de um complô.[149] "Acreditam que a minha fala em prol da hidroxicloroquina não tem fundo científico e denigre o hospital, porque todo mundo relaciona a minha presença à imagem do hospital. Sempre tenho colocado que não falo pelo hospital. Faço a defesa da hidroxicloroquina porque tenho certeza que ela cura nas fases iniciais." Yamaguchi seguiria usando a fama adquirida na longa carreira para atuar como uma das promotoras mais notórias do tratamento precoce e uma das cabeças do gabinete paralelo ou "conselho científico" que aconselhava Bolsonaro. Em nota, Nise confirma os encontros ao mesmo tempo em que afirma que reuniões "secretas e inadequadas" com o presidente nunca aconteceram. "Cientistas foram convidados, apenas e tão somente, para, meramente, darem as suas opiniões. Ocasiões em que fui recebida com total respeito, simplicidade e ouvida com atenção."[150] Cabe pontuar que o elo entre Nise e Bolsonaro tem ares familiares. Sua irmã, a administradora Naomi Yamaguchi, participou de uma manifestação favorável a ele, integrou o gabinete da transição de governo em 2018 e tentou no mesmo ano ser eleita deputada federal pelo Partido Social Liberal (PSL), considerado um dos mais fiéis a Bolsonaro.

Em matéria do *UOL* que explorava a celeuma do *Covid Tem Tratamento Sim*, parte dos médicos assumiu haver um movimento organizado - mas ninguém sabia informar quem seria o responsável pelo site.[151] Mais tarde, revelou-se que foi o empresário Wizard, o mesmo que disse ter recebido do ministro Eduardo Pazuello a missão de "forrar o Brasil com cloroquina", o responsável por financiar o projeto - inclusive tendo contratado uma agência de publicidade para promovê-lo.[152] Um vídeo do gabinete paralelo de 28 de julho de 2020, recuperado pelo *The Intercept*, reafirma o papel central de Wizard e dos médicos supracitados no enfrentamento à pandemia no Brasil. Na reunião, com mais de duas horas, Wizard organiza as falas, dá ordens e pede aos médicos que apareçam mais na imprensa. Estavam presentes ainda um representante do Ministério da Saúde, além dos médicos Nise Yamaguchi, Luciana Cruz, Guili Pech e

Roberto Zeballos.[153] Convocado à CPI para prestar contas sobre tudo isso e sobre seu período como "conselheiro voluntário" de Pazuello, Wizard respondeu 71 vezes que ficaria em silêncio.

Além de Yamaguchi, Wong, Zeballos e Azevedo, existiam outros grupos de médicos organizados e talvez menos conhecidos do grande público, que passaram praticamente incólumes à CPI e ao escrutínio da imprensa. Podemos citar aqui dois deles: "Brasil Vencendo a Covid-19" e "Médicos Pela Vida". "Se juntarmos os dois, devemos ter próximo de 10 mil médicos", declarou a anestesiologista paraense Luciana Cruz em entrevista à jornalista Leda Nagle,[154] repetindo o mesmo número mágico usado pelos outros membros da tropa.

O "Brasil Vencendo a Covid-19" não era um movimento formal, com diretoria identificável, mas sim o nome de uma série de perfis nas redes sociais e de um evento realizado no Palácio do Planalto em agosto, no qual discursaram os médicos Luciana Cruz, Luciano Dias Azevedo e Raíssa Soares, médica de família em Porto Seguro/BA. Há uma conta fechada no Instagram com cerca de 60 mil seguidores e, em 2020, existiam diversos perfis segmentados por estado: Bahia Vencendo a Covid-19, Goiás Vencendo a Covid-19 e por aí vai. Raíssa Soares ficou famosa depois de gravar um vídeo pedindo a Bolsonaro que enviasse "um carregamento de cloroquina" para sua cidade. Como registrou a revista *piauí*: "O presidente mandou 40 mil doses e gravou um vídeo de apoio. Evangélica, Soares é casada com Geraldo Márcio Melo Soares, um teólogo, escritor e radialista com quem criou a Fundação Aviva Brasil, de caráter religioso. No site da instituição, a médica é descrita como 'pregadora e profeta de Deus'. No evento realizado pelo governo federal, declarou: 'Não representamos nossos colegas na grande massa, mas representamos os médicos que optaram pela ousadia. Representamos os médicos que, independentemente das evidências lá de abril, ousaram ter lucidez. Ousaram aplicar algo que lá no início, em abril, era uma tentativa. E nós fomos açoitados, ridicularizados, nós fomos humilhados'".[155]

Luciana Cruz parecia ser uma das articuladoras dessa ação aparentemente descentralizada, sobre a qual não havia informações de investidores. Além disso, também atuaria como elo entre os "médicos da linha de frente" e o gabinete paralelo. "Eu, junto com uma amiga (médica) do Pará, tivemos a ideia de formar mais alguns grupos em outros estados, inicialmente com alguns amigos da faculdade. [...] Fomos formando no Maranhão, Tocantins, e acabamos encontrando outros grupos que já tinham se formado em outros Estados", afirmou Cruz, em entrevista publicada no YouTube destacada pela BBC.[156]

Ela também foi peça central na união inicial desses médicos, que parece ter começado a acontecer em Belém/PA, ao redor de sua figura. Como apontou o jornalista investigativo Victor Hugo Silva, de Goiânia, em entrevista concedida aos autores, a anestesiologista paraense criou, em maio de 2020, com a ajuda de Zeballos, um protocolo farmacológico para evitar hospitalizações em Belém, chamado de "protocolo colapso",[157] depois formalizado em um artigo* que lhe deu cara de estudo – mesmo que a pesquisa em si não existisse na verdade, já que não havia protocolo definido ou aprovação do Comitê Nacional de Ética em Pesquisa (Conep).[158] Em entrevista concedida à autora deste livro após sua participação no programa *Direto ao Ponto*, da Jovem Pan, no dia 10 de janeiro de 2022, Zeballos afirmou que não esteve pessoalmente na capital paraense, somente "deu ideias" sobre o uso precoce de corticoides. O médico disse ainda, durante a transmissão, que começou a ser procurado para resolver crises do tipo depois de curar seu primeiro paciente com covid-19 – "uma pessoa com muita influência nos três poderes".[159]

* O artigo *"Resolutive Results with Oral Corticosteroids for Patients with COVID-19 in Pulmonary Inflammatory Phase. Successful Outpatient Experience during the Collapse of Belem Do Para Health System—Brazil"* foi publicado no periódico de baixa qualidade *Health* e foca no uso precoce de corticoides, que é contraindicado pelas melhores diretrizes. A metodologia do trabalho impede que seus resultados sejam considerados válidos. Entre os problemas, a ausência de um grupo controle para comparação do tratamento.

Em matéria do *UOL*, o neurocirurgião Paulo Porto declarou que o colapso em Belém fez com que médicos do país todo começassem a conversar: "E, aí, a gente começou a tentar adaptar o que tinha de protocolo e montou um grupo, fez umas lives, umas reuniões no Zoom só pra médicos para contar a experiência que o pessoal teve lá e a coisa foi ganhando força".[160] A notoriedade de Luciana Cruz aumentou. Ela entrou no grupo de Wizard, chegou ao gabinete paralelo, foi integrante da comitiva de médicos enviados a Manaus em meio ao caos de janeiro de 2021, e não só. Ainda realizou lives com senadores e com o empresário bolsonarista Luciano Hang, em que explicou como funciona o aplicativo TrateCov.[161]

Como subproduto do Brasil Vencendo a Covid, é digno de nota também o grupo Entre Médicos, capitaneado por Luciana Cruz e pela médica Carine Petry. Trata-se de uma comunidade organizada por meio de grupos de WhatsApp (ao menos onze, o que leva a uma conta de cerca de 3 mil médicos, considerando o limite de membros permitido pelo aplicativo) e de um perfil fechado no Instagram com mais de 5 mil seguidores, no qual só se entra com CRM. Ali, os médicos conversavam livremente sobre suas experiências com o tratamento precoce e dicas sobre como e por que nebulizar a cloroquina, entre outros assuntos médicos relacionados à pandemia.[162] E agora usam o espaço para disseminar o pensamento antivacina. Luciana não foi ouvida na CPI e não consta no relatório final da comissão.

Depois, surgiria a Associação Médicos pela Vida, grupo de origem pernambucana apadrinhado pelo médico e deputado federal Osmar Terra (MDB-RS) e presidido pelo oftalmologista Antonio Jordão. Em setembro de 2020, a entidade, por iniciativa própria, organizou uma reunião com Bolsonaro, Nise Yamaguchi e o biólogo Paolo Zanotto.[163] Esse encontro ficou famoso porque foi nele que Zanotto usou o termo "shadow cabinet" [*gabinete das sombras*] para identificar o conselho científico em atividade há meses. Na reunião, cujos registros ainda estão disponíveis na página do Facebook do presidente, o pneumologista pernambucano Blancard Torres, um dos coordenadores do grupo, pede apoio a Bolsonaro: "Como posso fazer vídeo instruindo o povo se não tenho o presidente dizendo que não pode me atacar? Porque se me atacar, ataca o senhor. *Eu sou o seu soldado, você é meu capitão.* O senhor tem que estar ao meu lado".[164]

A Associação Médicos pela Vida era mais estruturada do que os grupos capitaneados por Luciana Cruz, com site oficial, assessoria de imprensa e coordenadores conhecidos. Em 23 de fevereiro de 2021, um dia antes de o Brasil atingir 250 mil mortes por covid-19, quando diversas cidades viviam a dramática situação de ter que escolher quem merecia um leito que vagou na UTI, oito dos maiores jornais do país chegaram às bancas com um manifesto de meia página do Médicos pela Vida propondo uma solução. No texto, o grupo defendia a "combinação correta" de medicamentos para evitar o agravamento da infecção, com base nos dados questionáveis e um forte apelo emocional. Na iminência de um colapso da saúde, seria melhor ficar de braços cruzados ou lançar mão do que está disponível para trazer esperança aos pacientes com coronavírus? Mais tarde seria revelado que o movimento não era apenas orgânico, mas sim uma iniciativa montada e, em parte, financiada por uma indústria farmacêutica. Quem mordeu a isca foi o já mencionado jornalista independente Victor Hugo Silva, de Goiânia.

Mergulhado no submundo do tratamento precoce e da extrema direita sanitária desde o início da pandemia, primeiro Silva notou uma imagem/propaganda da ivermectina nas redes sociais com um logo conhecido por ele. "Já tinha visto essa marca numa propaganda da Vitamedic", relatou na entrevista aos autores. A Vitamedic é uma farmacêutica goiana que produz ivermectina e faz parte de um grande conglomerado empresarial que pertence a José Alves, bolsonarista ferrenho, dono ainda da universidade Unialfa. Desde março de 2021, o

Médicos pela Vida era tido como o principal grupo médico a promover o tratamento precoce no Brasil e passou a fazer "super lives multidisciplinares" entre março e junho e cursos para transmitir o protocolo.[165] "Na programação de um desses eventos, dizia-se que empresários apoiavam a iniciativa e estariam presentes para falar. No fim desse curso, apareceu o Carlos Trindade, diretor de tecnologia do grupo José Alves, contando que eles tinham feito a plataforma do Médicos pela Vida", comenta Silva. A plataforma era acessada por meio de um cadastro; nela os médicos poderiam assistir a palestras, assinar manifestos e figurar em um sistema de consulta para pacientes em busca de profissionais que prescrevessem o tratamento precoce.*

O elo foi confirmado no jornal *O Estado de S. Paulo*[166] e reforçado graças à CPI da Pandemia, que descobriu que a Vitamedic ainda pagou R$ 717 mil pelos anúncios defendendo o kit veiculados nos principais jornais (*Folha de S.Paulo, Zero Hora, O Globo, Jornal do Commercio, O Estado de Minas, Correio Braziliense, Correio* e *O Povo*). Na CPI, surgiu ainda a denúncia de que os próprios médicos receberam diretamente dinheiro da empresa para promover o medicamento.[167] A ligação configura conflito de interesses, quebra do código de ética médica, além de possível propaganda enganosa e abusiva. Por isso, Vitamedic e Médicos pela Vida estão sendo processados pelo Ministério Público Federal, que pede R$ 55 milhões em multas como indenização.[168] Fazer propaganda de remédios sem eficácia demonstrada pode ser enquadrado como violação do artigo 283 do Código Penal, que trata do charlatanismo. E também vai contra o artigo 113 do Código de Ética Médica do CFM,[169] que diz "ser proibido divulgar, fora do meio científico, processo de tratamento ou descoberta cujo valor ainda não esteja expressamente reconhecido cientificamente por órgão competente".

* A partir de 2022, alguns dos médicos cadastrados no sistema passaram a oferecer entre seus serviços atestado para quem não deseja se vacinar e "detox vacinal".

Ao site *Repórter Brasil*, o Médicos pela Vida afirmou em nota que "nunca fez propaganda de medicamentos, e que apenas informa a população sobre a 'existência de tratamentos' para covid-19".[170]

O apoio dos médicos foi sem dúvida lucrativo para a Vitamedic. Conforme dados apresentados à CPI da Pandemia, o faturamento com vendas de ivermectina e suplementos de vitamina C, D e zinco (também figurinhas carimbadas no kit covid) passou de R$ 16 milhões em 2019 para mais de R$ 474 milhões em 2020. Nos primeiros cinco meses de 2021, já estava em R$ 265 milhões *[saiba mais no capítulo 8]*.[171]

Apesar de aparecerem sob os nomes de grupos diferentes, essa massa médica atua em conjunto, gerando uma quantidade de conteúdo considerável, com vários vídeos ultrapassando a casa de um milhão de visualizações no YouTube. Quando preciso, um protege o outro. Depois que Nise Yamaguchi depôs na CPI, o Médicos Pela Vida e o CFM emitiram notas para repudiar o modo como ela foi tratada pelos parlamentares. E, mesmo com o avanço da vacinação, parecem encontrar um jeito de se manterem influentes. "Agora prescrevem ivermectina para as sequelas da covid e emitem atestados para quem não quer se vacinar", apontou Silva, ainda na entrevista. Em dezembro de 2021, a Associação Médicos Pela Vida realizou o primeiro Congresso Internacional sobre o Tratamento Integral pela covid-19, reunindo em Brasília boa parte das figuras aqui mencionadas.[172] Uma das presenças mais curiosas nos movimentos da associação é a de Maria Emilia Gadelha Serra, fundadora da Sociedade Brasileira de Ozonioterapia Médica (Sobom).

O uso de ozônio para fins terapêuticos é considerado experimental no país, mas é defendido por Serra para o tratamento da covid-19 e de outras doenças, além de meio de "descontaminação" da vacina contra o HPV – Serra é figurinha carimbada em audiências públicas para falar sobre os "perigos" da vacinação em adolescentes.[173] Uma das signatárias do manifesto do Médicos pela Vida, Serra voltou sua artilharia às vacinas contra a covid-19. E foi também uma das médicas que trataram Anthony Wong no Hospital Sancta Maggiori, da Prevent Senior, quando ele contraiu covid-19, submetendo-o a mais de vinte sessões de ozonioterapia pelo reto. Em janeiro, o médico, um dos mais ferrenhos defensores do tratamento precoce e articulador do gabinete paralelo, morreu depois de mais de dois meses internado e de tomar muita cloroquina, azitromicina e ivermectina – e ozônio, claro.[174] Seu atestado de óbito foi modificado para que a covid-19 não constasse como causa da morte.[175] Falando na Prevent Senior, outro signatário do manifesto publicado pelo Médicos Pela Vida foi Pedro Benedito Batista Jr., então diretor executivo do convênio médico.[176]

POR QUE OS MÉDICOS PRESCREVEM CLOROQUINA?

Como parte de sua incursão no submundo do tratamento precoce, Victor Silva passou meses infiltrado em grupos de médicos que discutiam o tema no WhatsApp. Sua experiência lhe rendeu uma matéria no caderno Ilustríssima da *Folha de S.Paulo*[177] e uma visão única, profunda, sobre como a classe se organizou em prol do tratamento precoce, com direito a congressos próprios e muita troca de figurinhas sobre as chamadas evidências "de mundo real". Como vimos, a influência de grupos como o Entre Médicos, Brasil Vencendo a Covid, Médicos pela Vida, além do próprio gabinete paralelo, foi determinante para que tantos médicos da linha de frente acreditassem no tratamento precoce. Ora, se para alguns poucos as motivações para a prescrição são o ganho de capital político, para muitos outros há uma vantagem financeira e social inerente, ao serem detentores de uma cura que mais ninguém tinha. "Era uma resposta que eles tinham para o problema, e os discursos eram sempre parecidos: 'a covid tem cura, e se a gente tratar as pessoas com esses remédios, que são baratos, poderemos evitar um colapso", analisou Silva, na entrevista aos autores.

De suas navegações nos grupos do Entre Médicos, Silva pescou queixas constantes sobre como a prática da medicina estava sendo subvalorizada enquanto os estudos eram supervalorizados, e vivenciou uma realidade alternativa dos fatos, com trocas de experiência, dosagens de medicamentos e repercussões do que diziam figuras como Paolo Zanotto, Didier Raoult, Francisco Cardoso, entre outros. Para a matéria da Ilustríssima, Silva ouviu de uma das integrantes do grupo, professora de uma universidade federal: "Se você estiver à beira de um precipício, segurando-se pelas pontas dos dedos e prestes a cair, e alguém lhe oferece um braço a que você possa se agarrar e subir de volta à superfície, você deixará de se agarrar a esse braço com medo de perder seu ombro?". Desnecessário dizer que estávamos falando de um braço falso, mas o argumento, de 2021, ilustra a crença de que os remédios "podem ser" uma saída.

Independentemente do pregador ou da religião, quando a crença se propaga é difícil removê-la [*assunto no qual vamos mergulhar no capítulo 4*]. Em abril de 2020, o médico cardiologista Luís Correia, professor de medicina baseada em evidências (MBE) na Escola Bahiana de Medicina, distribuiu um questionário a médicos filiados a dois CRMs, Goiás e Alagoas (teve seu pedido de ajuda negado por outras sucursais); descobriu que 87% deles prescreveriam cloroquina a pacientes graves. "Já era uma medicina baseada em crença, pois não havia evidências suficientes para indicar o uso", relembrou Correia, em entrevista aos autores.[178] Em junho de 2021, quando o tratamento precoce já havia deixado de ser pauta levada a sério pela ciência, um levantamento da Associação Médica Brasileira (AMB) com 3,8 mil médicos revelou que 34,7% viam eficácia na cloroquina e 41,4% na ivermectina.[179]

Correia destacou que esse não é um problema específico da pandemia. "No momento em que nos deparamos com situações difíceis, onde nos vemos sob risco, a mente humana apela para a crença. Além disso, existem diversos exemplos na medicina de práticas não embasadas por estudos que são utilizadas pelo simples apego em acreditar. O tratamento precoce é apenas uma caricatura da nossa realidade", complementou.

Para citar um exemplo, outra "cloroquina" da medicina são as intervenções para doença coronariana (a formação de placas de gordura nas artérias do coração) ainda assintomáticas. Até agora não há provas contundentes de que dar medicamentos antes que a doença cause problemas diminua o risco de morrer por um infarto. Mesmo assim, basta a placa aparecer num check-up para o paciente sair com uma receita de medicamentos a fim de baixar o colesterol.

O infectologista Alexandre Zavascki, professor da Universidade Federal do Rio Grande do Sul (UFRGS), apontou ainda, em entrevista aos autores, para um raciocínio mecanicista, enraizado no ensino médico, baseado na simples lógica. "Por exemplo, se a substância A aumenta no sangue do doente, e existe a substância B que inibe a A, então pronto, é só dar isso e o problema está resolvido. Ou ainda, que se algo deu certo em testes com animais ou células isoladas, vai dar certo em humanos", explicou.[180] Só que na natureza não funciona assim.

Pode ser que a dose necessária para obter tal efeito seja tóxica, que outra substância do corpo iniba o princípio ativo, que ocorram reações metabólicas, e tantas outras variáveis. "Não se aplica a lógica formal ao raciocínio médico, por isso os estudos que testam medicamentos e intervenções foram pensados para considerar todas essas possibilidades e coibir vieses. Só que esse é um conteúdo ensinado precariamente nas faculdades de medicina", pontuou Zavascki. "O médico não é formado para saber como se gera o conhecimento, ele aprende o conhecimento pronto. O que não é nenhum demérito, porque a medicina exige muitos outros saberes, mas é preciso que o médico entenda essa limitação em sua formação."

Tal constatação nos leva a outro ponto importante: a queda de braço explorada por CFM e outros grupos entre o "médico da linha de frente" e o "médico cientista". Durante séculos, as decisões tomadas por médicos foram baseadas em grande parte na observação ao "pé do leito" e nas trocas de experiências pessoais. A metodologia científica dos estudos que comprovam o funcionamento de determinado tratamento é algo relativamente novo na História - começou a se desenhar há cerca de 200 anos e se aprimorou mesmo a partir dos anos 1950. O surgimento do conceito de medicina baseada em evidências, ainda mais recente, dos anos 1980, aprofundou tal divisão.

"Esses conceitos afastaram o médico que acha que 'nem tudo é ciência' e trouxeram um certo elitismo a essa forma de pensar", resumiu Correia. Claro, o médico não precisa virar pesquisador ou ler todos os estudos. Seria impossível. Existem centenas de milhares de artigos científicos já publicados sobre covid-19. "Um médico demoraria 35 anos para ler só o que saiu até agora *[setembro de 2021]* na nossa plataforma, fora o que seria publicado nesse tempo", calculou em matéria da *Veja Saúde* a especialista Laís Junqueira, gerente de Qualidade, Segurança do Paciente e Inovação da Elsevier, empresa de informação analítica.[181] É para isso que servem as sociedades médicas e o CFM.

Fora que há muitas pegadinhas entre os estudos que podem enganar os médicos. As meta-análises sobre ivermectina e cloroquina que surgiram na pandemia são bons exemplos disso. Meta-análise é o nome que se dá a uma revisão de literatura científica que usa técnicas estatísticas para agregar resultados de diversos estudos clínicos. Elas sempre estiveram no topo da pirâmide de evidências científicas - nessa pirâmide, o relato de caso é a prova mais fraca de um fato, e a revisão sistemática e a meta-análise são as mais robustas. No entanto, é possível subverter esta lógica ao incluir na revisão estudos suspeitos, com falhas metodológicas ou com baixo poder estatístico. Uma meta-análise, explica o médico

José Alencar à revista *Questão de Ciência*, é como uma lupa. "Se você usar a lupa para olhar evidências ruins, só vai amplificá-las".[182] É por isso que existem meta-análises dizendo que a cloroquina funciona e tantas outras, publicadas em periódicos sérios como a *Nature*, que foram usadas pela OMS e por outras entidades, dizendo que ela não funciona. Ou seja, não é uma questão apenas de saber ler estudos, mas de pensar criticamente, tendo a noção de que estudos científicos podem ser falhos e, por isso mesmo, o conjunto é mais forte do que peças isoladas – em especial as peças que fazem alegações extraordinárias, que não podem ser provadas por outras pessoas.

Essa queda de braço entre "ciência" e "vida real" levou a uma inversão de valores em que se exigem provas de que os medicamentos não funcionam para interromper o uso, e nenhuma evidência é boa o suficiente para isso. Quando, na verdade, deveríamos ter provas de que eles funcionam antes de usar. E, mesmo quando essa prova chega, ainda é uma possibilidade de benefício, e não uma certeza. "Você pode prescrever o melhor tratamento contra uma doença para vinte pessoas e só uma delas vai se beneficiar. Mas temos essa impressão de que: 'deu o remédio, salvou'", explicou Correia na entrevista.

Sabendo que todo medicamento tem riscos, e que o benefício é provável, mas não certo, qualquer remédio, mesmo com a eficácia atestada por estudos, deveria ser parte de um arsenal de possíveis soluções, e não uma bala de prata. "Existe um processo de tomada de decisão do médico em que a incerteza deveria ser valorizada, tendo sempre como base o ceticismo. O certo é começar duvidando, e não querendo acreditar, como ocorre geralmente", aponta Correia. Se estamos falando do uso *off label*, o risco e as ponderações são ainda maiores, pois o remédio não foi testado naquele cenário.

Mas o processo de tomada de decisão no cotidiano não costuma ser tão complexo assim, levando em conta probabilidades e evidências. E isso inclui as decisões na medicina. "Nossa mente não evoluiu, de maneira biológica mesmo, para pensar duas vezes antes de fazer uma escolha; somos guiados pelo pensamento intuitivo", explicou Correia. Então, se diversos médicos conhecidos prescreveram a cloroquina e nenhum teve problemas com isso, inclusive na maioria dos casos o paciente se recupera (o que aconteceria com ou sem o remédio), por que não seguir o exemplo?

À revista *piauí*, o médico Carlos Eduardo Pompilio, professor da USP, descreveu o processo de tomada de decisão na medicina como um mecanismo "gerador de certezas": "Muitos médicos tomam decisões baseadas em sua experiência individual, ou na experiência de colegas que admiram. As redes sociais são hoje o mais potente mecanismo gerador de certeza, mais potente que a ciência ou a conversa com outras pessoas", disse Pompilio.[183] "A ponto de sobrescrever o conhecimento que um médico suscetível tem e torná-lo um 'cloroquiner'." Existe ainda uma mentalidade do médico herói, ativo. "A gente se sente mal se não fizer nada, tem medo de ser omisso", complementou Correia. E não só o médico se sente mal, mas o paciente também acha estranho ir a uma consulta e sair sem uma receita para seu problema. Vivemos em um país onde o remédio é também o sistema de saúde [*sobre este tema, falamos mais no capítulo* 7].

Por fim, o *pensamento mágico*, a crença em relações de causa e efeito inexistentes, baseadas em conexões entre eventos que ocorreram próximos um ao outro, mas sem nexo causal, ocorre muito amiúde também na medicina, e é aceito por instituições de ensino.[184] Basta dizer que a homeopatia ainda é ensinada nas universidades[185] e reconhecida como especialidade médica pelo CFM, e que a ozonioterapia tem a própria sociedade médica e voz ativa inclusive na pandemia.[186] Outra prova da penetração da pseudociência e do pensamento mágico nas políticas de saúde pública e na medicina é a existência do Programa Nacional de Práticas Integrativas e Complementares do Sistema Único de Saúde (PNPIC-SUS)[187] que, com verbas públicas, oferece quase trinta terapias, a grande maioria não chancelada pela ciência: aromaterapia, constelação familiar, a própria ozonioterapia, imposição de mãos e florais.[188]

"Se formos ver o tipo de evidência usada para validar essas coisas, é bem parecido, são relatos de caso, evidências anedóticas, intuição, opinião dos colegas...", listou Pasternak em entrevista. "A institucionalização dessas práticas acostumou os médicos e outros profissionais desde a faculdade a pensar que sensação de bem-estar e opinião pessoal são prova de alguma coisa", apontou o jornalista Carlos Orsi, autor das obras *Livro dos Milagres* e, em coautoria com Pasternak, *Ciência no Cotidiano*.[189]

ALGO DE PODRE

Não é de hoje que médicos prometem milagres no Brasil. Famoso desde os anos 1990, quando seus livros de autoajuda começaram a fazer sucesso, prometendo transformar a vida das pessoas com o poder do pensamento, o médico Lair Ribeiro voltou aos holofotes em 2017, após a morte do jornalista Marcelo Rezende. Diagnosticado com um câncer avançado, Rezende largou um tratamento com quimioterapia que poderia ter lhe dado mais três anos de vida para morrer em quatro meses,[190] seguindo as orientações de Ribeiro, ao custo de mais de R$ 50 mil por semana.[191] Para o médico, que ainda tem registro no CRM de Minas Gerais e nunca foi incomodado pelas autoridades, câncer não se cura só com quimioterapia, mas sim com dieta cetogênica (sem carboidratos), uso de suplementos e "intervenções psicológicas". Outro milagre prometido por ele é o MMS, substância vendida em gotas que curaria de autismo a aids – um alvejante industrial, mero composto de dióxido de cloro, tóxico aos humanos.[192]

Quando a pandemia chegou, Ribeiro, um defensor do uso de ozônio para uma série de outros males, também entrou na onda do tratamento precoce.[193] Em um levantamento feito pelo site *Aos Fatos*, ele aparece em seis vídeos, que somam quase 2 milhões de visualizações, propagandeando o uso de diversos remédios contra a covid-19 - além do próprio ozônio, de vitamina D e hidroxicloroquina.[194] Nada mais natural que o homem antiestablishment, que ensina segredos que a indústria não quer que as pessoas saibam, oferecesse uma solução em um momento tão delicado. Tudo devidamente maquiado de ciência.

Como escreveu o jornalista João Filho no levantamento:

> *Lair Ribeiro sempre procura dar um verniz científico para os milagres que oferece. [...]*
> *O médico costuma apresentar pesquisas antigas, cujas teses já foram derrubadas por outras, para afirmar que o chazinho da vovó cura determinada doença, por exemplo. Essa é uma prática que Lair lança mão constantemente, sempre escolhendo pesquisas aleatórias que se encaixem na narrativa que pretende construir. No fundo, é justamente o fato de ser um opositor dos consensos científicos que torna sua figura polêmica e lhe confere um ar de guerreiro antissistema.*[195]

A propaganda de cura por meio secreto ou infalível é considerada charlatanismo - um crime previsto no Código Penal. A infração acontece quando alguém noticia ou vende curas não comprovadas, que possam causar danos seja diretamente ao estimular a ingestão de substâncias com efeito tóxico, ou indiretamente, por meio de comportamentos que exponham o cliente a um risco (como o de largar uma quimioterapia ou ir trabalhar achando que está imune a uma infecção, por exemplo).[196] Ganhar dinheiro promovendo falsas esperanças é bem diferente de ser um médico bem-intencionado, "na ponta", que pensa estar ajudando - o que de fato deve ser verdade em muitos casos.

O caso de Lair Ribeiro nos lembra desta faceta mais obscura da medicina, que ignora o princípio da não maleficência e tantas outras regras do código de ética da profissão. Se Ribeiro parecia uma criatura exótica, curandeiro ao estilo João de Deus (que inclusive era seu amigo), sempre um "outsider", sem vínculos com grandes instituições, com a pandemia descobrimos que há diversos outros médicos dispostos não apenas a vender milagres, mas a se envolver em experimentos antiéticos e apostar as próprias carreiras e posições privilegiadas para fazerem triunfar suas estratégias de cura.

É o caso do médico Didier Raoult, que foi processado pela Ordem dos Médicos da França e é investigado pelas universidades com as quais fundou o Instituto Hospitalar Universitário (IHU) Méditerranée Infection, em Marselha.[197] Raoult é um infectologista que sempre se considerou "do contra", mas também obteve feitos consideráveis, como a descoberta de cerca de quinhentas bactérias transmissíveis entre humanos (quase um quinto do total de bactérias desta categoria já identificadas). Concomitantemente ao estudo dos micro-organismos infecciosos, Raoult também estudou o reposicionamento de drogas já existentes para combatê-los. Ainda nos anos 1990, desenvolveu um protocolo de tratamento à base de hidroxicloroquina e antibióticos para uma doença conhecida como febre Q, transmitida por uma bactéria que, como os vírus, se alojava dentro das células humanas. Como o modo de ataque era semelhante ao dos vírus, logo imaginou que a combinação poderia também ser usada contra esse agente. Assim, conduziu testes com as bactérias causadoras da doença, sempre preliminares, *in vitro*, mas o suficiente para ele passar a afirmar, em março de 2020, que sabia como curar a nova doença *[falamos mais desses estudos no capítulo 5]*.[198]

A partir daí, anunciou que testaria e trataria com cloroquina quem tivesse interesse, gerando uma peregrinação ao IHU e a criação de uma espécie de culto a seu nome, com direito à venda de *souvenirs* com fotos suas. Em estudos conduzidos por ele, a cloroquina demonstrou reduzir a carga viral dos pacientes em 100% das vezes – verdadeiro milagre que não foi replicado por nenhuma pesquisa feita por outros grupos (preceito básico para dar credibilidade a um achado científico).

Depois os problemas começaram a aparecer: da exclusão do estudo de pacientes que morreram à seleção enviesada de participantes, passando por falsificação de números e mudança nos valores de referência dos testes RT-PCR, usados para medir a carga viral dos participantes.[199]

Essas suspeitas iniciais revelaram uma carreira construída sobre pequenas fraudes, iniciadas praticamente junto com sua admissão no IHU, ainda em 1979, além de denúncia de assédio moral e de coação para manipulação de dados, feitas por pesquisadores subordinados a ele.[200] Em setembro de 2020, Raoult foi denunciado pela Ordem dos Médicos da França por promoção indevida da cloroquina como cura contra a covid-19 e submetido a investigações internas em curso no IHU, que já programou sua saída. Raoult hoje é considerado uma vítima do próprio ego,[201] e, apesar de estar à beira do desemprego, ainda houve quem mobilizasse, em novembro de 2021, campanhas de defesa de sua imagem nas redes sociais, com a hashtag #TouchePasaRaoult (Não toque no Raoult).[202]

No Brasil, fora Nise Yamaguchi, Lucy Kerr, Francisco Cardoso e outros promotores do tratamento precoce, vale citar dois casos de médicos que foram além da propaganda e da prescrição indevida. Primeiro, o de Flávio Cadegiani e Ricardo Zimerman, responsáveis pelos estudos com a proxalutamida, bloqueador de hormônios masculinos, contra a covid-19. O composto, estudado contra câncer e não aprovado para nenhum uso no mundo, foi aventado pelos dois (e por Bolsonaro) como cura da covid-19 com taxa de sucesso superior a 90%. Tal número, porém, foi obtido de maneira suspeita, a partir de um experimento em Manaus iniciado antes do aval da Comissão Nacional de Ética em Pesquisa, onde mais de duzentas pessoas morreram. O estudo virou alvo de investigação pelo Ministério Público do Amazonas e suas violações podem ser enquadradas inclusive criminalmente.[203]

Por fim, a história da Prevent Senior, cujos diretores médicos pressionaram outros médicos a prescreverem a cloroquina, manipularam dados para registrar uma taxa de sucesso tão boa e improvável quanto a de Didier Raoult e orientaram que drogas fossem administradas sem o conhecimento de pacientes ou de seus familiares. A empresa foi alvo de investigações e assinou um Termo de Ajustamento de Conduta com o Ministério Público, mas não há notícias sobre processos sendo conduzidos entre os órgãos fiscalizadores da medicina para avaliar a participação dos diretores. Dedicamos o capítulo 6 deste livro à discussão destes casos mais escabrosos, que custaram a vida de centenas (quiçá milhares) de brasileiros.

O QUE GANHAM OS MÉDICOS

Para além dos que creem, há os que estão lucrando com isso. A droga mais defendida pela Médicos pela Vida era a ivermectina, que, apesar de não ter ficado tão famosa quanto a cloroquina, foi até mais utilizada. Segundo os dados do Conselho Federal de Farmácia, as vendas do medicamento cresceram 857% entre 2020 e 2021, chegando a 81 milhões de unidades, enquanto as de cloroquina subiram 119%, saltando de 1,1 para 2,5 milhões de unidades comercializadas.[*, 204] Se não há remédios para uma doença, o médico que oferece alguma coisa tem mais argumentos para atrair pacientes. “Havia profissionais cobrando até R$1.000 pela teleconsulta”, afirmou Victor Silva em entrevista.

A Médicos pela Vida dispõe inclusive de um catálogo on-line, em que é possível encontrar médicos favoráveis à prática.[205] Com uma chamada de vídeo, o paciente recebia a prescrição de uma delicada combinação de diversas drogas e pronto. Bem melhor do que ouvir que não havia nada a ser feito, exceto repousar, tomar remédios para dor e febre, e esperar.

---

* Os dados da consultoria IQVIA, que audita o mercado, dão conta de cifras muito superiores. Para saber mais, vá à página 281.

O poder político, contudo, talvez seja o maior apelo, almejado por muitos e até conquistado como classe – se formos pensar no acesso fácil do CFM a Bolsonaro –, mas conseguido por poucos no âmbito individual. Emmanuel Fortes, o conselheiro do CFM defensor público do tratamento precoce, tenta há três eleições ingressar na política, sem sucesso.[206] Reportagens da revista *Exame*[207] e do jornal *O Estado de S. Paulo*[208] discorrem sobre as pretensões políticas dos líderes desses movimentos. Raíssa Soares, que esteve em Brasília no evento Brasil Vencendo a Covid e palestrou no congresso do Médicos pela Vida, realizou campanha para um dos candidatos à prefeitura de Porto Seguro e, mais tarde, foi nomeada secretária da Saúde, tendo sido exonerada em novembro de 2021 para seguir carreira na política. Seu nome chegou a ser ventilado como candidata ao governo da Bahia em 2022, mas ela optou por se candidatar ao Senado.[209] Eduardo Leite, um dos coordenadores da Associação Médicos pela Vida, se candidatou em 2020 a vereador em Feira de Santana/BA, assim como Jandir Loureiro, outro coordenador, que concorreu em Rio Bonito/RJ. Ambos não foram eleitos. Já o ortopedista Pedro Melo, de Porto Ferreira/SP, teve mais sorte, e agora cumpre mandato como vereador. A reportagem da *Exame* revelou:

> *Em uma live transmitida em março no canal da Associação Médicos pela Vida, ele admitiu que suas contas criadas nas redes sociais para "orientar a população sobre o tratamento precoce" o ajudaram a se eleger. "Usei essa plataforma [...] para a minha eleição a vereador da cidade. Isso me trouxe logicamente uma visualização maior nas redes sociais e fui eleito em novembro passado", contou. Na mesma transmissão, Melo diz que atende os pacientes com covid pelo WhatsApp e faz de 20 a 30 receitas de tratamento precoce por dia.*[210]

Outro que se deu bem foi o ginecologista Raphael Câmara Medeiros Parente, também conselheiro do CFM e militante bolsonarista, nomeado em junho de 2020 como secretário de Atenção Primária à Saúde do Ministério da Saúde. Parente é ainda defensor de bandeiras como a abstinência sexual como política de saúde reprodutiva.[211] Mayra Pinheiro, a Capitã Cloroquina, anunciou que pretendia, em 2022, concorrer a deputada federal pelo PL, partido de Bolsonaro, e Nise Yamaguchi anunciou pré-candidatura ao Senado.

Nessa esteira, surgiram ainda dezenas de médicos influenciadores digitais, como Marcos Falcão, médico alagoano de menos de 30 anos, que conta com 61 mil seguidores no Twitter, mais 64 mil no Instagram e 255 mil inscritos em seu canal do YouTube. Flávio Cadegiani, o homem por trás da farsa da proxalutamida, acumula 85 mil seguidores no Instagram. A ultrassonografista Lucy Kerr, protagonista das recomendações sobre tratamento precoce, conta com 182 mil inscritos em seu canal do YouTube e é dona de um vídeo popular chamado "Covid-19 e ivermectina – Videoaula para médicos", que foi visto 1,1 milhão de vezes antes de ser retirado do ar pelo YouTube, em julho de 2020. Roberto Zeballos, figurinha frequente nas "notícias" que circulam nas redes de desinformação, conta com 332 mil seguidores só em seu Instagram. São tratados como deuses pelo fã-clube virtual. Esses figurões chegam a cobrar R$ 2 mil pela consulta via telemedicina. Para os médicos "menores", o valor é mais acessível, na casa dos R$ 300 ou R$ 500.

Eles ganham visibilidade não só em seus perfis, mas também impulsionados pela imprensa. Segundo o levantamento do site *Aos Fatos*, os médicos que propagam desinformação somavam mais de 30 milhões de visualizações no YouTube em fevereiro de 2021, metade do total oriundo de participações em veículos grandes como Jovem Pan, Record e CNN Brasil.[212] É provável que, desde então, alguns milhões tenham se somado à conta, se pensarmos que, depois de fevereiro de 2021, o Brasil ainda viveria seu pior momento da pandemia.

3. POR CAUSA DA DESINFORMAÇÃO

"Renunciar à diferença entre o que se quer ouvir e o que de fato é verdadeiro é uma maneira de se submeter à tirania. Essa recusa à realidade pode parecer natural e agradável, mas o resultado é o seu fim como indivíduo."

TIMOTHY SNYDER
em *Sobre a Tirania*[213]

Uma mulher loura, de óculos escuros e sorriso no rosto, sem máscara, segura um cartaz que imita uma caixa de ivermectina. As bandeiras do Brasil ao fundo dão a pista: ela está em uma manifestação pró-Bolsonaro (e, por consequência, pró-remédios ineficazes) durante a pandemia. Trata-se de uma versão física do culto ao tratamento precoce criado e mantido nas redes sociais, convertendo não apenas médicos, mas pacientes em potencial. É também a representação de um fato: nunca foi sobre os remédios ou sobre saúde, e sim sobre política. Mais lenha na fogueira da polarização, acentuada no Brasil a partir de 2014 e levada a seu ápice a partir de 2018, com a institucionalização da *desinformação*. O conceito abrange aquele conteúdo enganoso, errado ou tirado de contexto, produzido com a intenção de enganar alguém ou não, e tem sido altamente explorado como ferramenta política.

Pós-verdade, fatos alternativos e fake news não são exatamente novidades na área da saúde. Para o jornalista que cobre o setor, é comum ter que explicar que chá não emagrece nem cura diabetes, cafeína não queima gordura e inalar óleo essencial não cura câncer. Porém, na pandemia, as mentiras deslavadas se tornaram protagonistas do ecossistema político, em que o tratamento proposto vira mais um argumento a favor ou contra o governo. Se Bolsonaro é contra o isolamento social e a favor dos medicamentos ineficazes, tais bandeiras também devem ser defendidas por seus apoiadores.

Quando confiamos em alguém ou em um grupo, nosso primeiro impulso é acreditar, e só depois racionalizar a respeito. Graças ao *viés de confirmação* e ao *raciocínio motivado [ver capítulo 5]*, vamos buscando elementos para confirmar essa crença, e refutamos as evidências contrárias a seus postulados.

Na internet tal prática ficou fácil: somos alimentados com os conteúdos que mais curtimos no Instagram e no Facebook, por tudo o que recebemos de nossos amigos e de pessoas de confiança via WhatsApp, e pelas afirmações de gente que parece saber do que está falando no YouTube. Se todo mundo ao meu redor está dizendo uma coisa X, a coisa X só pode ser verdade. Caso uma coisa Y fure a minha bolha - como o conteúdo de uma agência de checagem -, será logo refutada e até usada como prova de que há uma conspiração contra a coisa X. Troque "coisa X" por "tratamento precoce" e está demonstrada a equação da desinformação na pandemia.

Entender como ela circula é tão esclarecedor quanto desanimador. Parece um beco sem saída, de onde é difícil puxar os crédulos - que, apesar de todas as evidências contrárias, ou talvez por causa disso mesmo, vão se tornando cada vez mais certos do que acreditam. É mais ou menos como um vírus altamente contagioso, transmitido pelo ar. Primeiro, você é exposto. Depois, num piscar de olhos (ou em um clique), contamina outras pessoas. Se seu sistema imunológico não der conta, você vai ficar mais e mais doente. E pode até morrer. Está cada vez mais claro que as mentiras matam ao incentivarem o abandono de medidas que realmente protegem da covid-19.

E matam até mesmo quem não acredita nelas. Porque, ao recusar vacinas ou não acreditar nas máscaras, colocamos outras pessoas em risco. Só que, no ar onde paira a informação e a desinformação, a doença não chega por obra do acaso – e sim por meio de conteúdos fabricados e espalhados deliberadamente para enganar. É cruel. Porque, para quem está na ponta, há a impressão de estar descobrindo a própria verdade, fora dos circuitos contaminados da imprensa. "É um modelo intuitivo, pois transmite a ideia de que a pessoa é quem vai aferir a verdade quando, na realidade, as instituições de confiança foram trocadas por outros atores", explicou em entrevista aos autores a antropóloga Letícia Cesarino, da UFSC.

O Brasil é especialmente vulnerável aos fatos alternativos. Em um levantamento de 2018 realizado pelo Instituto Ipsos, 68% dos brasileiros afirmaram já ter caído em alguma notícia falsa.[214] Foi o índice mais alto entre as nacionalidades, bem acima da média global, de 48%. É por isso que, embora a desinformação sobre possíveis curas não se restrinja ao país, foi por aqui que o discurso prosperou e virou política pública (paralela). De acordo com o banco de dados da International Fact Checking Network (IFCN), os nigerianos detectaram as primeiras fake news sobre cloroquina em fevereiro de 2020. Nesse mesmo mês, dois veículos chineses afirmaram que a cloroquina tinha "efeito comprovado no tratamento da covid".[215]

A partir de março, o boato se espalharia em mais onze países, sendo desmentido pela primeira vez no Brasil em 20 de março (um dia após a declaração de Trump e a live de Bolsonaro) – e em ao menos 105 reportagens subsequentes, número provavelmente subestimado. O relatório *Political Self Isolation*, que traz a análise da base de dados Coronavirus Fact-Check Alliance, rede internacional de agências de checagem, com mais de 8,6 mil registros, mostra Brasil, Estados Unidos e Índia como os locais onde mais se desmentiu desinformação sobre a pandemia. Nosso país se apresenta como um caso único para os autores. "Como nenhuma dessas drogas [*cloroquina, ivermectina e azitromicina*] provou ser efetiva, a discussão arrefeceu na maioria dos países. No Brasil, contudo, esses tópicos persistiram a ponto de se tornarem um ambiente completamente diferente do resto do mundo", escrevem os pesquisadores no relatório.[216]

Diferente pela persistência e pelo teor das mensagens. É consenso que somos o ponto fora da curva por culpa da politização do tema. Mais do que uma esperança fomentada na internet e difundida por charlatões, como ocorre com as curas falsas em saúde que circulam há anos, a cloroquina virou o argumento retórico do governo para justificar sua omissão em todo o resto. Ou seja, a mensagem mais importante a ser passada e reforçada. "Foi um grande instrumento do populismo sanitário, uma ferramenta para criar antagonismo na sociedade, o que reforça o apoio da base, e para evitar tomar as decisões difíceis e impopulares", aponta em entrevista aos autores o principal autor do relatório, o jurista e cientista Caio Machado, que estuda a desinformação como arma contra políticas públicas baseadas em evidências durante a pandemia no Brasil em seu doutorado na Universidade Oxford.

Machado destacou outras peculiaridades da desinformação *made in Brazil*. "Logo no início da pandemia, vimos grupos não especializados participando do debate como se fossem especialistas no assunto. Você via o Silas Malafaia, por exemplo, comentando notas da Sociedade Brasileira de Infectologia como se ele fosse um cientista, não um líder religioso", comentou Machado. A participação de políticos e autoridades não técnicas no debate público sobre os remédios não era por acaso. "A impressão que eu tenho é a de que houve dois governos paralelos: um tradicional, o do SUS, e outro que fugiu da institucionalidade. E isso foi feito principalmente usando as redes sociais para implementar essa outra política. Cada um destes atores teve sua parte em convencer o grande público de que esse era o caminho certo", pontua Caio Machado.[217]

Diversos estudiosos do tema compartilham dessa percepção. "A primeira coisa que nos chamou a atenção quando começamos a analisar a desinformação no contexto da pandemia é que, mesmo sendo uma informação sobre saúde, ela é usada como apoio político, usando as mesmas infovias que foram usadas na eleição de 2018", apontou em entrevista aos autores a jornalista e pesquisadora Raquel Recuero, da Universidade Federal de Pelotas (UFPel), autora de pesquisas e de um relatório sobre o tema.[218]

O termo *infovias* se refere ao caminho de difusão de informação, geralmente a partir de um ente misterioso ou personalidades influentes (em geral, políticos) até se diluir e alcançar as pessoas físicas. E a rota preferida do bolsonarismo e do tratamento precoce está mais para beco escuro do que para rodovia. "São os grupos fechados de Facebook, de WhatsApp e Telegram; há um interesse em espaços que não são abertos ao escrutínio público. Esse é um aspecto importante: a gente tem espaços enormes na internet onde não sabemos o que está acontecendo", afirmou Machado.

Os milhões de visualizações em vídeos sobre tratamento precoce no YouTube são assustadores, mas podemos estar vendo só a ponta do iceberg. "O lugar *[plataformas, grupos e redes sociais]* onde o discurso do tratamento precoce circula é muito semelhante ao do conteúdo bolsonarista, no que chamamos de públicos refratados, de caráter semiobscuro, que não estão na superfície e se colocam contra a mídia *mainstream*", resumiu Cesarino em entrevista. Claro, o barulho feito fora do submundo também importa. "Não podemos jogar a culpa só no WhatsApp; esse foi um erro cometido em 2018. Trata-se de um problema multiplataforma, as coisas pulam de uma rede para a outra", alertou Machado.

Embora a desinformação possa atingir a todos, ela está mais ligada à chamada "nova direita" que emerge no mundo. "É o método deles em vários países, porque são grupos políticos que não querem se submeter às regras da esfera pública, por isso precisam criar esse mundo paralelo – e a internet proporciona isso para eles", continuou Cesarino. De maneira semelhante, no relatório *Desinformação, Mídia Social e covid-19 no Brasil*, Recuero e sua equipe enquadraram a desinformação sobre covid como assunto político-partidário, estando a saúde pública em segundo plano: "Isso significa que as questões relacionadas à mitigação da pandemia, sua gravidade e mesmo as vacinas são debatidas como um assunto político, onde é preciso adotar 'um lado' e não como um assunto de saúde pública, onde todos precisam cooperar. Como consequência, as ações de controle são entendidas como ações ideológicas [...] Esse contexto também favorece que a desinformação sobre covid-19 circule nas redes políticas já estabelecidas nas mídias sociais, que são particularmente polarizadas".[219]

A questão da polarização pode dar a impressão de que há dois lados igualmente vocais nas redes sociais: pró e contra o tratamento precoce. Mas os estudos mostram que não é bem assim. "Vimos no nosso trabalho que a polarização é assimétrica. Há um polo extremamente radicalizado, ligado à extrema direita, e todo o resto", analisou em entrevista aos autores o pesquisador Felipe Bonow Soares,[220] que trabalha com Recuero. Isso não significa que só bolsonaristas acreditaram no tratamento precoce – mas sim que o engajamento deles funcionou como motor de propagação da estratégia. Outro achado importante do grupo gaúcho, corroborado por outras pesquisas, é o de que usuários que compartilham desinformação são mais ativos na rede. Como consequência, os conteúdos enganosos circulavam mais.

Veja um exemplo visual da polarização assimétrica:

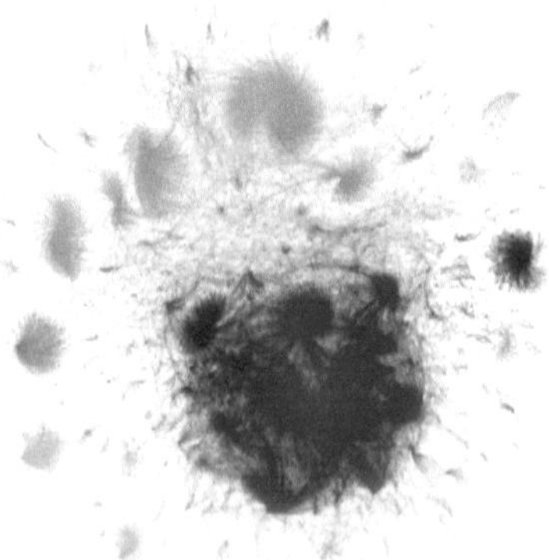

Discussões sobre "cura" da covid-19 no Twitter. Em cinza, o grupo que compartilhou informações verificadas. Em preto, o da desinformação, que não só ocupa o centro do debate, como é maior.[221]

Esses conteúdos enganosos eram diferentes entre si. Podemos explicar o assunto usando uma cebola. Na grande imprensa, a casca mais aparente, aparecem os argumentos científicos, as autoridades de renome, o discurso técnico vestido de jaleco. Na camada abaixo, os perfis públicos de autoridades nas redes sociais, em que o discurso é semelhante, mas é possível ser um pouco mais pessoal, lançar a sementinha da dúvida. Os influenciadores não políticos de Twitter, YouTube, Facebook e Instagram poderiam ser considerados uma camada intermediária, pois aqui as fake news circulavam mais livremente, só que há ao menos algum mecanismo para coibi-los, nem que seja a própria visibilidade e o medo de ser punido - depois da CPI das Fake News, diversos vídeos do YouTube foram retirados do ar, e os dois perfis do Instagram ligados aos médicos do tratamento precoce (Brasil Vencendo a Covid e Entre Médicos) hoje são fechados para seguidores.

Já o WhatsApp e o Telegram seriam camadas mais profundas, em que as mensagens são criptografadas e é difícil fazer mapeamentos para além dos grupos públicos. Uma terra de ninguém, onde as mensagens ganham ares mais conspiratórios e orgânicos. "Não é uma conta aleatória: é o meu amigo, o meu parente, uma pessoa que pensa como eu que está me dizendo, então se ela está dizendo deve ser verdade", diz Bonow.[222] No meio de tudo, uma polpa automatizada carnuda, que sobe hashtags, cria novas histórias e é comandada por atores escusos.

A forma das mensagens varia de acordo com essas camadas, plataformas e públicos-alvo. Nas redes públicas, podem ser imagens e textos sobrepostos sem origem definida, recortes de vídeos, postagens em sites hiperpartidários que imitam portais noticiosos (como o falecido *Terça Livre*, do blogueiro Allan dos Santos), vídeos de jornalistas como Leda Nagle, Alexandre Garcia e Ernesto Lacombe, que já não estão mais em veículos de comunicação, entrevistando médicos e políticos ligados ao tratamento precoce ou mesmo a própria imprensa tradicional. Enquanto o Twitter é mais utilizado para coordenar ataques, montar campanhas e subir hashtags, o YouTube tem um componente mais explicativo, um espaço de opinião, para formular teorias e apresentar "evidências".

"Eles vão passando de um ambiente para o outro e criando essa espécie de doutrina", disse Caio Machado. No WhatsApp, considerado por 57% dos brasileiros como uma fonte importante no acesso a informações políticas, podem surgir áudios falsos ou textos assinados por supostas autoridades e depoimentos em primeira pessoa.[223] Se o grupo é evangélico ou cristão, a mensagem tem referências à Bíblia; se o grupo é antivacina, o texto é mais conspiratório, cita o globalismo e grandes complôs; se o grupo é formado por interesses políticos, a associação é com o comunismo – e os emojis de bandeira do Brasil imperam.

E há muita gente, dos mais diversos grupos, para cair nessas falácias. Mais de 140 milhões de brasileiros estão em alguma rede social hoje.[224] Segundo pesquisa realizada pela *Reuters*, 67% se informam pelas redes, e só 51% afirmam confiar na imprensa tradicional. Boa parte sequer consegue ler o que está escrito na rede, já que 40% do acesso à internet ocorre por pacotes de dados do celular. Na internet móvel, o acesso a WhatsApp e Facebook não é cobrado, mas a sites sim. Para não consumir todos os dados, usuários tendem a evitar o navegador e passar mais tempo nas redes.[225]

O jornalismo também ofereceu munição. Manchetes declaratórias, frases retiradas de contexto ou chamadas muito animadas sobre coisas que ainda são incertas se transformaram em validação nos tais grupos refratados – e servem para atingir novos fiéis. "Estes grupos buscam a validação da imprensa como parte da estratégia midiática", apontou em entrevista aos autores a jornalista e pesquisadora Dayane Machado, da Universidade Estadual de Campinas (Unicamp).[226] É uma dicotomia no mínimo curiosa, pois os mesmos grupos que hostilizam a imprensa a utilizam depois para obter chancela.

Do mesmo modo, nas fake news que circulavam no WhatsApp frequentemente havia menções enganosas a entidades já atacadas em público por influenciadores desse movimento, como a Fiocruz. Além do argumento da autoridade, comumente há um caráter urgente e emocional, que impele o leitor a tomar uma atitude. O fator "pé na verdade" também importa. O caso do tratamento precoce mostra a distorção na prática. Enquanto a cloroquina era discutida pela ciência como possibilidade terapêutica, nas redes sociais já nascia como cura certa. "É uma articulação discursiva baseada numa fração de verdade, pois de fato estavam sendo feitos estudos com a droga - mas ela nunca chegou a ser considerada a cura", explicou Recuero.

A PERGUNTA DE UM MILHÃO DE DÓLARES

Pergunte a um pesquisador de desinformação quem está por trás das fake news sobre a pandemia no Brasil e provavelmente você vai escutar como resposta: "essa é a pergunta de um milhão de dólares". Esses conteúdos são espalhados por meio de campanhas de desinformação perpetradas por múltiplos atores, incluindo dos influenciadores aos robôs. "A gente sabe que existe uma rede orquestrada atuando desde 2018. Cheguei a fazer uma varredura nos IPs, que têm vários níveis de máscaras,* então você não consegue ver de onde está vindo. Teria que ter um trabalho da Polícia Federal, que foi o que se aventou na CPI das Fake News, mas ninguém fez isso, então esses dados se perderam, foram deletados. É o tipo de dado que deve ser colhido e analisado na hora", comentou Recuero na entrevista.

Considerando a forte ligação com o ecossistema de desinformação política, é possível elaborar teorias, como o envolvimento do "gabinete do ódio", grupo de assessores que, despachando do Palácio do Planalto,

* O IP é o endereço eletrônico de um site. Uma máscara de IP, a grosso modo, é uma maneira de esconder o endereço dentro de outro endereço, como se fosse uma caixa postal.

coordenaria uma rede de disseminação de fake news.[227] Seria a mesma milícia digital envolvida no disparo em massa de mensagens falsas antes da eleição presidencial, revelada pela jornalista Patrícia Campos Mello na *Folha de S.Paulo* e, depois, nos ataques ao Supremo Tribunal Federal (STF) que se intensificaram em 2020.*

Como escreveu Mello no jornal *The New York Times*, "com a disseminação do coronavírus, fake news e curas supostamente milagrosas começaram a proliferar nas redes sociais, muitas vezes compartilhadas por legisladores com centenas de milhares de seguidores. Bolsonaro tem sabotado as medidas de distanciamento social implementadas por governadores, e contas ligadas a assessores como Tércio Arnaud *[um dos suspeitos de envolvimento no gabinete do ódio]* divulgaram que a reação à covid-19 era exagerada e que a cloroquina, alardeada por Bolsonaro como uma cura para o coronavírus, consegue matar o vírus".[228]

Investigado pelo STF e já absolvido pelo Supremo Tribunal Eleitoral (STE), o gabinete do ódio não existe oficialmente e é negado por Bolsonaro, mesmo que diversos envolvidos, incluindo ex-aliados, tenham testemunhado sob juramento detalhando a operação.[229] Após a absolvição no TSE sobre o processo dos disparos em massa na campanha eleitoral, o ministro Alexandre de Moraes afirmou em julgamento que não tem dúvidas de que há um gabinete ligado ao Governo Federal trabalhando para espalhar desinformação desde 2018. "Podemos absolver por falta de provas... mas sabemos o que ocorreu e o que vem ocorrendo", afirmou o ministro.[230]

O relatório final da CPI da Pandemia chegou a uma conclusão semelhante, afirmando que o presidente e seus filhos comandam uma "organização oculta e complexa" de desinformação. Essa rede seria formada por quatro núcleos:

---

* A experiência fez Mello escrever o livro *A Máquina do Ódio* (Companhia das Letras, 2020), no qual discute sobre o uso político das redes sociais.

- O núcleo de comando central, formado pelo gabinete do ódio, que atuaria diretamente no Palácio do Planalto;
- O núcleo político, formado por políticos e autoridades públicas/religiosas, do qual fariam parte figuras como Carla Zambelli e Roberto Jefferson;
- O núcleo de produção e disseminação das fake news, composto dos influenciadores digitais e canais como *Terça Livre* e *Brasil Paralelo*, além dos robôs que fomentariam hashtags no Twitter;
- O núcleo do financiamento. Para a CPI, o sustento econômico vinha dos empresários Otávio Fakhoury e Luciano Hang.[231]

Como escreveu Joana Oliveira no site *El País*: "Para divulgar a narrativa negacionista liderada pelo presidente Bolsonaro, o relatório afirma que a organização utilizou uma profusão de canais, páginas e perfis em redes sociais e plataformas como o YouTube, para 'direcionar a opinião pública, não apenas em relação às medidas de combate à pandemia, mas também em relação a outros aspectos, a fim de fortalecer sua base de apoio político e auferir ganhos financeiros', diz o relatório".[232]

Ela prosseguiu: "Um exemplo desse *modus operandi* investigado pela CPI é o canal *Terça Livre* e seu dono, Allan dos Santos, que chegou a publicar o seguinte no Twitter: 'Omitir o uso de cloroquina é o mesmo que deixar judeus na dúvida entre chuveiro e câmara de gás'. Essa declaração recebeu quase 12 mil curtidas e mais de 2 mil compartilhamentos. A declaração foi repercutida no canal e em outros perfis do blogueiro, em um processo que a PF denomina 'dupla sustentação': ao repercutir as desinformações, os canais recebem uma remuneração cada vez maior pelas visualizações geradas e, ao mesmo tempo, a narrativa falsa se fortalece à medida que é repetida e compartilhada por outros usuários e influenciadores".[233]

Mesmo sem comprovação de que as campanhas digitais a favor do tratamento precoce foram formalmente organizadas pelo governo, seu papel no convencimento da população por meio de boatos foi inegável. Diferentemente do que ocorreu em 2018, quando não se podia identificar a origem dos ataques sofridos pelos adversários políticos de Bolsonaro e foi preciso rastrear IPs até chegar ao Planalto, a mobilização aqui ocorreu às claras. "A partir do momento que você tem um presidente que faz lives, propagandeia cloroquina, e passa impune, essa rede oculta, mas escusa, se torna uma questão secundária, porque o maior megafone do Brasil é o presidente", apontou o cientista político Caio Machado.[234] Com suas falas e opiniões não como presidente, mas como Jair, Bolsonaro influenciou o comportamento de milhões de pessoas.

Fora que, como mostrou a reportagem de Joana Oliveira, o modelo de remuneração das plataformas favorece por si só a disseminação das fake news. De modo que, mesmo que não haja uma organização voltada ao tratamento precoce, é certo que há muita gente ganhando dinheiro com o sucesso que faz on-line. "Ela pode ser lucrativa tanto para quem produz quanto para quem realiza a distribuição, no caso das plataformas", apontou Machado. "Só deixando de combater a desinformação antivacina a indústria das redes sociais lucra U$ 1 bilhão ao ano em anúncios.[235] Esses influenciadores ainda podem lucrar com vendas de produtos, cursos, campanhas de arrecadação e pedidos de doação", exemplificou o pesquisador.

A pedido da CPI da Pandemia, o Google enviou dados que revelam que influenciadores brasileiros ganharam dinheiro disseminando notícias falsas no YouTube. A empresa listou 385 vídeos removidos ou deletados pelos usuários depois de serem denunciados por conteúdo enganoso. Só Alexandre Garcia, ex-comentarista da *Globo* e da *CNN*, recebeu quase R$ 70 mil por audiência e publicidade em 126 vídeos. Ao todo, suas contas lucraram R$ 230 mil. Isso sem contar os vídeos não retirados do ar – que passam invisíveis às plataformas graças a artimanhas simples como trocar uma letra das palavras-chave.[236]

Este é um ponto de interesse do jornalismo e de movimentos sociais como o *Sleeping Giants*, que busca alertar empresas que, sem saber, financiam sites maliciosos ao investirem em anúncios digitais. Seguir o dinheiro ainda é, contudo, um caminho bem nebuloso, que esbarra nas muitas maneiras de camuflar uma identidade ou receber pagamentos na internet.

COMO E POR QUE SE ESPALHA A DESINFORMAÇÃO

Boatos têm origens distintas, mas campanhas orquestradas de desinformação seguem caminhos parecidos. No Twitter, contas automatizadas com um ator humano por trás começam a postar sem parar a hashtag. Trata-se de perfis mantidos por softwares automáticos, que costumam ter poucos seguidores e são altamente ativos, em nível inumano. "Sabemos que são robôs porque postam milhares de vezes por dia em uma ação orquestrada: centenas de contas postando o mesmo conteúdo na mesma hora", contou Recuero.

"Por exemplo, eu usava um slide nas minhas apresentações com a história de um homem de 67 anos que foi internado e se curou com cloroquina. Essa história foi reproduzida via postagens com textos que usavam palavras praticamente iguais por trezentas contas ao mesmo tempo", relembrou a jornalista e pesquisadora.[237] Nas outras redes, especialistas em produção de conteúdo, sejam páginas hiperpartidárias que emulam sites jornalísticos ou pessoas físicas, montam as imagens, áudios ou trechos de vídeo. Para que não seja possível rastrear a fonte original, a notícia pode passar por centrais que disfarçam os IPs originais, como visto anteriormente.

Em um segundo momento, pessoas de verdade que se identificam com o discurso aderem à mensagem. A desinformação passa a sofrer uma espécie de "lavagem", que inclui também os influenciadores e a difusão em ecossistemas mais "invisíveis" aos olhos populares, como os grupos fechados e canais de YouTube. Esses conteúdos têm tom apelativo de urgência, e pedem para as pessoas repassarem o alerta ou a dica aos familiares e parentes. Assim, passam do submundo à esfera pública, e da esfera pública de volta para a privada, no WhatsApp ou no Telegram.

Em tal ambiente, é comum ainda o uso de palavras de ordem para que o leitor "busque a própria verdade". É um solo fértil para o conteúdo conspiratório florescer, pois os algoritmos das plataformas são programados para dar ao usuário exatamente o que ele quer ver. Ou seja, quem navega por conteúdos conspiratórios tende a receber mais e mais conteúdos do tipo.[238] Enquanto algumas pessoas se radicalizarão, outras novas serão captadas. "Podemos pensar nesse sistema como uma cascata. As pessoas que já fazem parte dos grupos e que repassam essas mensagens estão no primeiro nível, e fazem a mensagem descer pela correnteza, atingindo outros usuários que compram uma ideia talvez não tão radical, mas que de alguma maneira faça sentido para ele, como alguém que tem dúvidas sobre a vacina, por exemplo", apontou Bonow.

Além do tom urgente e da exposição ininterrupta, outros fatores nos colocam na posição irresistível de passar adiante uma mensagem falsa. A falta de treinamento, por exemplo, já que ninguém foi ensinado a avaliar conteúdos em redes sociais, muito menos a discernir informações científicas de pseudocientíficas. Também há uma clara recompensa no prazer de ter razão, ao se deparar com um conteúdo que supostamente confirma aquilo que você já vinha dizendo há meses. É o tal *viés de confirmação*, que nos faz acreditar na mensagem desde que ela seja simpática à nossa causa.

O aspecto social é fundamental para entender o triunfo da desinformação sobre a verdade. Ora, compartilhar uma notícia é também uma maneira de interagir e buscar reconhecimento. Grupos que compartilham desinformação estão conectados a pessoas com posturas semelhantes.

Por fim, de onde vem a desinformação importa muito. E aqui é necessário falar de novo de Bolsonaro e do aparelhamento de canais de comunicação oficiais do governo. Como escreveu Recuero:

No Instagram, oito mensagens de Bolsonaro com conteúdo favorável ao uso de hidroxicloroquina ou cloroquina como tratamento ou profilaxia para covid-19 geraram mais de 3 milhões de interações, destas, apenas uma não continha desinformação (Soares, Bonoto et al., 2020). No Facebook, duas publicações de Bolsonaro sobre o mesmo tema estão entre as mais compartilhadas em páginas e grupos públicos (Soares, Viegas et al., 2020). Estas publicações foram compartilhadas quase 90 mil vezes e geraram mais de 600 mil interações (como curtidas, reactions, comentários e compartilhamentos). Outros atores políticos também possuem um papel importante neste processo. No Instagram, por exemplo, publicações pró-hidroxicloroquina de outros políticos geraram mais de 2 milhões de interações. Publicações de mídias hiperpartidárias e páginas de política com desinformação sobre o tema geraram mais de 500 mil interações, enquanto o perfil institucional do Ministério da Saúde gerou mais de 25 mil interações em uma única publicação que continha desinformação.[239]

MATANDO A VERDADE

Assistimos estarrecidos ao fato de as mentiras sobre a cloroquina e as vacinas sobreviverem. Aos olhos dos negacionistas, no entanto, foram as agências de checagem, a imprensa, os outros governos do mundo – em suma, todas as vozes discordantes – os verdadeiros promotores de desinformação. Convencionou-se chamar esse período tão peculiar, em que a verdade importa menos do que os sentimentos e percepções a respeito dela, de *pós-verdade*. Um tempo de erosão da verdade verificável e de crise de confiança é ideal para quem tem ganas de poder e algo a esconder, nem que seja a própria incompetência. Eis um terreno explorado com sucesso por Bolsonaro. O uso constante do versículo 8, capítulo 32 do livro de João no Novo Testamento bíblico, "Conhecerei a verdade e a verdade vos libertará", é um exemplo claro.[240] Detentor da "maior" verdade, oculta aos "ignorantes", enquanto os outros têm "outras verdades" indignas de confiança, Bolsonaro torna o que diz infalível. E não está sozinho nessa.

Em 2016, Donald Trump foi eleito dizendo mais mentiras do que verdades. Segundo uma pesquisa, 78% de suas declarações que envolviam fatos eram falsas.[241] Seus discursos, apelativos e patriotas, viravam vídeos, memes e eram peça-chave em um esquema maior de desinformação – que envolve ainda outras personalidades apoiadoras influentes, o disparo massivo de conteúdo pelas redes sociais, e a ação multimídia, da TV ao YouTube, passando necessariamente pelos aplicativos de mensagem.

Podemos afirmar que a eleição de Trump foi a primeira consequência em larga escala da era da pós-verdade. Sua experiência serviu de base para Bolsonaro, que recebeu conselhos do mesmo estrategista estadunidense, o assessor político Steve Bannon, adotou a mesma estratégia em 2018 (quem não lembra da mamadeira de piroca?) e nela dobrou sua aposta para esconder as más escolhas feitas na pandemia. Em 1073 dias de governo, Bolsonaro fez 4543 declarações falsas ou distorcidas, 3836 delas (84%) durante a pandemia, como revelou um excelente projeto da agência de checagem *Aos Fatos*.[242]

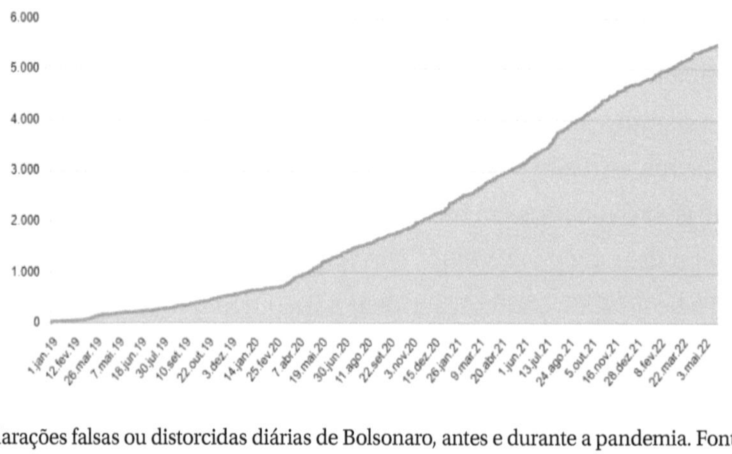

Declarações falsas ou distorcidas diárias de Bolsonaro, antes e durante a pandemia. Fonte: *Aos Fatos*. Disponível em: https://www.aosfatos.org/todas-as-declarações-de-bolsonaro/. Acesso em: 24 jan. 2022.

Parece algo típico da nossa era. Mas manipular a verdade não é tática nova. Só ganhou um aspecto mais sufocante e perigoso com as redes sociais. Uma das perguntas básicas a se fazer aqui por um defensor de Bolsonaro é: por que um governante espalharia mentiras? Não seria, nem de longe, a primeira vez que isso acontece na História. Há muitas evidências de que distorcer a verdade é uma ferramenta de poder, intimamente ligada a governos autoritários, conforme explica o historiador estadunidense Timothy Snyder.

Assombrado com a eleição de Trump, Snyder reuniu rapidamente aprendizados da experiência com regimes autoritários como o fascismo italiano e o nazismo alemão, e os publicou no Facebook. O texto fez sucesso, foi aprofundado e se tornou o livro *Sobre a Tirania*. A tese número 10 é "Acredite na verdade", uma inimiga natural dos regimes totalitários. Para Snyder, a pós-verdade é o pré-fascismo.

> *Os fascistas desprezavam as pequenas verdades da experiência cotidiana, amavam palavras de ordem que ressoavam como uma nova religião e preferiam mitos de criação à história ou ao jornalismo. Usavam os novos meios de comunicação, representados na época pelo rádio, para criar uma propaganda que apelasse aos sentimentos antes que as pessoas tivessem tempo para pensar. E hoje, como naquela época, muitas pessoas confundiram a fé num líder cheio de enormes defeitos com a verdade sobre o mundo em que todos vivemos.*[243]

Para mostrar como a desinformação é peça-chave em regimes autoritários, o estadunidense relembra a história do filólogo Victor Klemperer, judeu alemão demitido de seu emprego na Universidade de Dresden com a chegada de Hitler ao poder. Klemperer descreveu quatro jeitos de matar a verdade, analisados na obra de Snyder:

- **Hostilidade aberta à realidade verificável**
  É a estratégia de apresentar mentiras como se fossem verdades. A negação constante dos fatos leva a criação de um "antimundo ficcional", nas palavras de Snyder.

- **Encantamento xamânico**
  Repetição constante das supostas "verdades" até que elas substituam a realidade.

- **Pensamento mágico* ou adoção aberta da contradição**
  Envolve promessas milagrosas e por vezes contraditórias, como o de cortar impostos e ao mesmo tempo aumentar gastos.

- **Exploração indevida da fé**
  Transfere a crença em uma divindade para um humano por meio de afirmações que "divinizam" a pessoa. Coisas como: "só eu posso resolver esse problema" ou "estamos agindo em nome de Deus". Neste terreno, a fé se torna o recurso para discernir o que é ou não verdade. Snyder escreve:

  > *O que aterrorizava Klemperer era a maneira como essa transição parecia definitiva.* Depois que a verdade se tornava oracular, em vez de factual, as evidências eram irrelevantes. *No fim da guerra, um trabalhador declarou a Klemperer que "compreender é inútil, é preciso ter fé. Eu acredito no Führer".*[244]

Ocorre que, com a internet, os fatos "paralelos" podem mais facilmente se sobrepor aos oficiais e tecer uma nova realidade. Vivendo nas chamadas bolhas, vamos reforçando aquilo em que acreditamos e, com a

* O conceito de pensamento mágico será discutido com mais profundidade no capítulo 4.

pandemia, as chances de escutar opiniões diferentes caíram ainda mais – afinal, passamos a viver muito mais tempo on-line. Sem o lastro físico do mundo concreto, o perigo é esquecermos o que é a *realidade objetiva*.

Nessa linha de raciocínio, o escritor estadunidense Seth Abramson chamou a era Trump de "Primeira Guerra de Realidades".[245] Ele comparou a experiência de viver uma teoria da conspiração extrema como o QAnon a um jogo de realidade alternativa (ou ARG – Alternative Reality Game). Nessa modalidade de jogo, realidade e ficção se confundem para oferecer uma experiência interativa, em que cada jogador tem um papel a desempenhar. Os adeptos da teoria da conspiração podem se tornar, então, jogadores que ganham recompensas sociais ao compartilhar uma notícia, interagir com os pares e seguir buscando pistas em sua investigação sobre o que está por trás do *mainstream*.

Isso fica mais claro no caso do QAnon. Mas a gamificação – uso de mecânicas lúdicas para engajar pessoas, induzir comportamentos e transmitir mensagens – da realidade expandiu-se para além dos circuitos mais radicais. Notícias, neste contexto, não são fatos relevantes, mas sim uma oportunidade de marcar mais pontos para seu time. Bem antes da invasão do Capitólio,* Abramson escreveu: "Trump e seus agentes estão expandindo esse conceito, agora transformando a busca por evidências de uma fraude nas eleições em um jogo de transrealidade com sua própria mitologia".[246] Para ele, o ecossistema digital da extrema direita não deve ser considerado um espaço de desinformação, e sim essa arena onde as pessoas vivem, fazem escolhas e vão, assim, somando pontos.

"Quando focamos apenas nas notícias falsas, aceitamos falsamente a noção de que trumpistas estão interessados em notícias. Não estão.

* A invasão do Capitólio, centro legislativo dos Estados Unidos, ocorreu em 6 de janeiro de 2021, após Trump perder as eleições presidenciais. Aos milhares, seus apoiadores se reuniram para protestar contra a posse de Biden e invadiram o histórico prédio. A leniência da polícia chamou a atenção e o resultado foi a morte de cinco pessoas, entre manifestantes e um policial.

Eles estão interessados em escapismo sob medida, e em redefinir a realidade como um local suportável para eles", explicou Abramson. Até a mídia participa do jogo. Parte dessa crise se deve a alas tradicionais da mídia que abriram mão de seus padrões de jornalismo para ser um mecanismo de reforço de identidade.[247]

HÁ SAÍDA DESSE BURACO?

Algumas coisas são tão grandes e complexas que não somos capazes de compreendê-las ou experimentá-las em sua totalidade. Existe um nome para isso: *hiperobjeto*, conceito cunhado pelo filósofo contemporâneo Timothy Morton.[248] É o caso das mudanças climáticas, por exemplo. O trabalho para dimensionar algo desse tamanho desafia nossa visão de mundo, nosso raciocínio e, frequentemente, não é levado a cabo pelo cérebro. Morton desenvolveu essa ideia em artigo disponível on-line.[249]

> *É como estar dentro da minhoca alienígena gigante em* O Império Contra-ataca. *Por um tempo, você pode agir como se não estivesse dentro da barriga de uma minhoca alienígena gigante, até que ela comece a digerir você. Como ela ocupa todo seu campo de visão, você não consegue dizer a diferença entre ela e a superfície do asteroide onde acha que aterrissou.*

A desinformação que levou um quarto da população brasileira a tomar ivermectina ou outro medicamento ineficaz expôs milhões a um vírus mortal, e ainda hoje faz com que tantas pessoas recusem as vacinas é só um sintoma mais doloroso de uma grande crise democrática (que em si é também um hiperobjeto). Por sua complexidade, deve ser analisada multidisciplinarmente, considerando seus aspectos econômicos, sociais, políticos, jurídicos, educacionais e psicológicos.

Do ponto de vista político, é possível criar legislações que regulamentem as plataformas, para que cumpram melhor seus próprios termos de uso: há uma lacuna significativa entre o que dizem as regras da comunidade e o que de fato é feito com quem espalha desinformação. Outra possibilidade é regular as falas de figuras públicas e autoridades em seus perfis pessoais. "Não penso que Bolsonaro deveria, como presidente, dar opinião sobre um tratamento médico em seus canais. Essa mudança do público para o privado quando conveniente permitiu que políticos como Osmar Terra, Carla Zambelli, Bia Kicis e tantos outros dessem alavanca para a desinformação", comentou Caio Machado.[250]

Estes pontos são trabalhados pelo Projeto de Lei n. 2.630/2020, conhecido como o PL das Fake News,[251] de autoria do senador Alessandro Vieira (Cidadania/SE). Em tramitação até o fechamento deste livro, o texto é polêmico e recebeu muitas críticas quando foi lançado por erros conceituais, mas foi ajustado com envolvimento da sociedade civil - e, talvez, possa jogar alguma luz sobre as sombras da pós-verdade. Legislar sobre o tema é um trabalho inglório: quem decide o que é verdade? Que tipo de mentira é passível de punição? Quem é o responsável pelo que escreve um usuário suspeito?

Cabe ao governo fiscalizar as plataformas, mas elas mesmas têm suas responsabilidades. Por exemplo, há punições previstas para quem espalha conteúdos falsos no Facebook, YouTube e Instagram - mas quase nunca regras são aplicadas e multas são cobradas. Às vezes, é preciso meses para que uma conta seja retirada do ar; a grande maioria sequer é derrubada. Em janeiro de 2022, o perfil *Te Atualizei*, notório por espalhar desinformação no Twitter, ganhou o selo de "verificado", gerando uma onda de reclamações dos usuários sobre a complacência da empresa sobre o tema. "Tivemos alguns ajustes nos termos de uso durante a pandemia, o YouTube anunciou várias mudanças, mas não é o suficiente. Os vídeos continuam lá sendo monetizados, os produtores de conteúdo continuam lá. O que o YouTube e outras plataformas costumam fazer é lidar com aquele conteúdo que viralizou, foi parar na imprensa e gerou muita indignação", explicou em entrevista aos autores a jornalista Dayane Machado, pesquisadora da Universidade Estadual de Campinas, que estuda a desinformação no contexto da saúde.[252]

A leniência se explica pelo interesse econômico das próprias plataformas, que são pouco transparentes e bloqueiam o acesso de pesquisadores aos seus dados.[253] Em entrevista à revista *Pesquisa Fapesp*, o cientista da computação Virgílio Almeida, da UFMG, sugeriu ainda que as plataformas devam ir além da denúncia e remoção de posts e que revejam seus algoritmos para que não estimulem o consumo de conteúdo enganoso. "As plataformas poderiam ser programadas para valorizar as fontes seguras de informação – como as instituições de pesquisa, que são referência na pandemia. Com isso, as postagens nas redes teriam mais visibilidade e poder de engajamento entre o público", comentou o pesquisador.[254] Outra possibilidade, que já se mostrou positiva em estudos, são os avisos de que tal conteúdo é provavelmente falso. Só que, assim como a indústria tabagista sabia que o cigarro causava dependência antes que as evidências fossem confirmadas pela ciência e isso ter que ser admitido publicamente, o jornalismo está revelando que as redes sociais sabem que seu problema é estrutural e fazem muito pouco a respeito. Reportagens recentes mostram que os executivos das grandes companhias estão cientes dos efeitos negativos do seu uso.

Uma peça do *The Wall Street Journal* baseada em documentos internos do Facebook revelou a existência de uma política "dois pesos, duas medidas" na companhia. Segundo a apuração, um grupo de cinco milhões de usuários não é submetido às mesmas regras dos demais em relação a conteúdos falsos ou violentos para não gerar publicidade negativa entre seguidores e na imprensa. Trata-se de uma grande porção de gente influente, cuja "censura" poderia gerar comoção popular. Assim, a rede abre exceções por meio de um programa interno conhecido com XCheck, que faria uma moderação mais leniente do conteúdo.

De acordo com a investigação do jornal, menos de 10% dos conteúdos marcados para revisão pelo XCheck foram revisados pelo Facebook. Trump e Neymar são exemplos de membros desta "lista branca".[255] E a conivência é visível nas redes de Bolsonaro, que não é citado na matéria, mas, sem ser incomodado, compartilha incessantemente conteúdos que afetam a integridade física das pessoas. O Facebook, agora rebatizado como Meta, dono também do Instagram e do WhatsApp, tem ainda a consciência de que o uso excessivo das redes pode ter efeitos negativos na saúde mental e física, no sono e no trabalho dos usuários.[256]

Por outro lado, não se pode colocar todo o crédito na criação e na manutenção da pós-verdade na conta das plataformas. Temos problemas sociais e políticos no Brasil que jamais serão resolvidos com a remoção de um tuíte. "É uma ruptura na sociedade que precisamos consertar, e não será nas redes sociais que faremos isso", apontou Caio Machado.[257] "A ascensão de políticos populistas, proporcionada pelas redes sociais, indica que as demandas da sociedade não estão sendo atendidas. As pessoas estão tão insatisfeitas que estão dispostas a romper com os acordos sociais preestabelecidos. Se queremos sair disso, temos que pensar melhor em como vamos estabelecer a confiança de novo na sociedade", continuou o cientista.

Punir os agentes públicos, em especial políticos que mentem perigosamente, é um aspecto fundamental do combate à desinformação. Outro é educar a população a consumir informação de maneira crítica, colocando o assunto em pauta desde o ensino fundamental. Uma tática que tem funcionado no Brasil e em outros países é "vacinar" as pessoas contra os fatos alternativos. Se as fake news se espalham como um vírus, o caminho para superá-las também pode ser a prevenção por meio da inoculação de pequenas doses de mentiras, dissecando a arquitetura da desinformação aos incautos.

É um campo promissor da ciência, chamado de *prebunking* - um novo termo que significa *desmentir a mentira antes de ela sequer aparecer*. Pode ser feito com medidas simples. No Brasil, uma equipe do curso de matemática da USP ofereceu cursos on-line em que idosos aprendiam a reconhecer fake news e até produziam suas próprias mentiras. Nos EUA, cientistas criaram um jogo chamado *Go Viral!*, que coloca o jogador na pele de um criador de fake news.[258] A meta é criar e espalhar uma mentira – quanto maior seu alcance, maior a pontuação. O jogo se mostrou tão eficiente que cinco minutos no aplicativo foram capazes de reduzir a adesão à desinformação por até três meses.

E há ainda medidas individuais: a pressão social nas plataformas, o engajamento no debate público e as iniciativas para furar a bolha com mais empatia. "Por exemplo, ao conversar com um parente que acredita na cloroquina, o ideal é não dizer 'ah, isso é coisa do Bolsonaro', porque assim vamos reforçar a polarização. Precisamos encontrar nossos pontos de convergência, em vez de ressaltar os pontos de afastamento. Claro, falar é fácil; mas precisamos buscar estratégias urgentes para reduzir os danos já feitos", recomendou o jornalista e pesquisador Felipe Bonow Soares, doutor pela Universidade Federal do Rio Grande do Sul (UFRGS).[259]

Assim como a força dos grupos pode ser subvertida em favor de objetivos maliciosos, também pode ser usada para restaurar a confiança entre nós. Se estamos todos dentro da mesma minhoca alienígena gigante, precisamos contar uns com os outros para sair dela. Ainda pensando na adesão ao tratamento precoce como um jogo de realidade alternativa, o escritor estadunidense Seth Abramson aconselhou em seu Twitter:

> *Você pode ter membros da sua família com os quais não consegue mais falar porque, mesmo quando estão na sua frente, permanecem jogando esse jogo. Meu conselho para quem ainda quer interagir com eles: encontre maneiras de tirar essa pessoa do jogo por um tempo – o que é difícil, porque Trump e seu time estão todos os dias expandindo o tabuleiro para fazer com que o jogo tenha "o tamanho da realidade". O que podemos fazer agora? Colocar essas pessoas em espaços não envolvidos no jogo, para ter interações com*

pessoas fora dele, e tentar fazer esses espaços e interações tão interessantes que o jogo se torne desnecessário.[260]

PASSOS PARA IDENTIFICAR UM CONTEÚDO FALSO SOBRE SAÚDE

1. Exercer o senso crítico

Por mais urgente que o conteúdo pareça, recue por alguns segundos para pensar sobre o que está lendo. Será que isso merece mesmo ser passado adiante? Estudos indicam que colocar alertas para a possibilidade de um conteúdo ser falso já é o suficiente para que o usuário compartilhe menos desinformação.

2. Checar a fonte e a informação

Vamos supor que você receba a seguinte mensagem no WhatsApp: *Dr. Drauzio Varella comenta artigo no* The Lancet *com resultados de estudo mostrando que a cloroquina funciona*. É possível tanto buscar no site oficial do especialista, instituição ou periódico supostamente envolvidos na declaração quanto nas agências de checagem. Outra ideia é digitar trechos da mensagem nos buscadores para ver o que há a respeito em diferentes sites.

3. Desconfiar de tons apelativos

Mensagens contendo desinformação têm 70% a mais de chances de serem compartilhadas porque são mais sedutoras. Vamos pensar. Qual das duas frases soa mais importante?

A. "Fase 3 dos estudos com a vacina XX mostra eficácia de 60%"
B. "ATENÇÃO, criador das vacinas revela a verdade sobre reações adversas perigosas"

As palavras, a pontuação e outros recursos tentam tornar o texto mais urgente, e são um dos principais indicadores de que a mensagem é suspeita.

4. Saber que frases podem ser retiradas do contexto

Algumas coisas parecem absurdas e de fato podem ter sido ditas por um adversário político. Ou parecem muito boas e foram ditas por líderes que admiramos. Mas, às vezes, temos essa percepção porque elas foram retiradas de seu contexto original. Podem ser antigas ou se referirem a outro assunto. É como na CPI da Pandemia. As mentiras ditas pela bancada governista foram cortadas e seus trechos usados para vender uma ideia de "vitória" e "exposição da verdade". Mesmo que, na prática, tenham sido desmentidas segundos depois, em diversas ocasiões.

5. Distinguir a imprensa do que parece imprensa

Entre março e junho de 2020, a 12ª imagem mais compartilhada do WhatsApp vinha do site bolsonarista Senso Incomum, e trazia uma "notícia" incrível: quatro pessoas haviam sido curadas com a hidroxicloroquina.

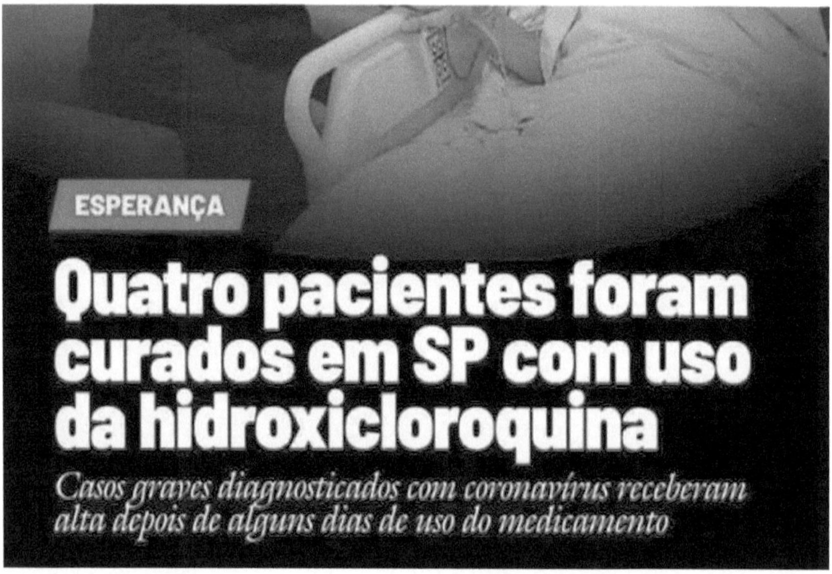
ESPERANÇA
Quatro pacientes foram curados em SP com uso da hidroxicloroquina
Casos graves diagnosticados com coronavírus receberam alta depois de alguns dias de uso do medicamento

Imagem que circulou no WhatsApp em 2020, obtida pela *Agência Pública*.[261]

Esse tipo de site, chamado de "apócrifo", imita sites jornalísticos, mas não produz conteúdo sob a mesma lógica da imprensa. Com todas as críticas que o jornalismo merece, ainda é o melhor que temos para averiguar se uma notícia é real ou não. Tanto que os espalhadores de desinformação se disfarçam de imprensa para transmitir credibilidade aos seus conteúdos, seja com um layout ou nome parecido. Verifique se outros veículos repercutiram o fato.

6. Denunciar conteúdos falsos

No YouTube, no Facebook e no Instagram, é possível marcar posts como falsos, embora nem sempre eles sejam removidos. No WhatsApp, só é possível denunciar o contato e grupos com conteúdo suspeito. Quanto mais pessoas fazem isso com uma mesma mensagem suspeita, maiores as chances de ela ser removida por violar os termos da comunidade.

7. Entender que nem tudo que reluz nas redes sociais é ouro

Seus algoritmos são criados de uma maneira que favorece a disseminação de desinformação. Portanto, não as tome como única fonte de notícias. O selinho aumenta a credibilidade, mas ainda pede cautela. E isso vale para os dois lados. Os bons divulgadores de ciência compartilham conteúdos informativos nas redes sociais, mas colocam fontes confiáveis para eles.

8. Conhecer as técnicas que usam para enganar

Uma das maneiras de se blindar da desinformação é o entendimento de técnicas utilizadas pelos seus disseminadores. Cinco das principais usadas pelos negacionistas da ciência estão reunidas sob o acrônimo FFEST.[262]

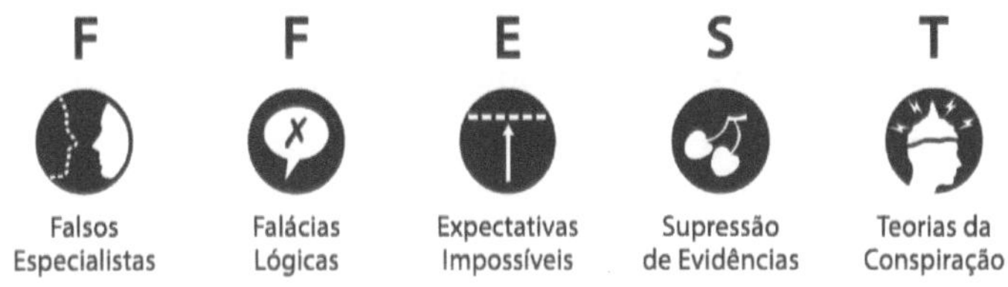

- Falsos especialistas: Pessoas que se apresentam como tendo conhecimento relevante em um tema, mas não têm. É como os oftalmologistas ou anestesiologistas que estão receitando tratamento precoce.

- Falácias lógicas: Apelo ao natural, falsa causalidade, falso equilíbrio (dois lados com opiniões diferentes que são equivalentes, como ouvir um médico a favor e um contra os medicamentos), distorção de argumentos, uso de anedotas para representar o todo. São muitas as chamadas falácias lógicas que podem interferir no nosso raciocínio.[263]
- Expectativas impossíveis: Exigir da ciência 100% de certeza e perfeição, o oposto da proposta do método científico, que parte do pressuposto de que é impossível estar 100% certo de algo, daí a importância de obter o melhor conhecimento disponível e colocá-lo à prova o tempo todo. Por exemplo: "As vacinas são 100% seguras? Não, porque podem causar reações adversas em 0,001% das pessoas, então devem ser descartadas".
- Supressão de evidências: Selecionar apenas os dados que confirmam o que você acredita e descartar todo o resto que diz o contrário. É comum em pseudociências: há um ou dois estudos pequenos com resultados positivos, em geral publicados em periódicos duvidosos, e isso é o suficiente para ignorar os grandes trabalhos que falseiam a teoria.
- Teorias da conspiração: Negacionistas e disseminadores de desinformação frequentemente usam teorias da conspiração para levantar a dúvida sobre um fato. Nelas, há interesses maiores envolvidos, verdades ocultas e narrativas com um quê religioso e fantasioso.

9. Variar sua dieta de conteúdos

Os estudos recentes mostram que temos utilizado as redes sociais como principal fonte de informação. Mas especialistas defendem que, assim como uma alimentação saudável é aquela diversificada, nosso consumo de mídia também deve incluir diferentes plataformas.[264]

4. PORQUE SOMOS CRÉDULOS

"Um homem com convicção é um homem difícil de mudar. Diga a ele que você discorda e ele dá as costas. Mostre a ele fatos ou imagens e ele questiona suas fontes. Apele à lógica e ele não entende seu ponto. [...] Supondo que sejam apresentadas a ele evidências inequívocas e inegáveis de que sua crença está errada: o que acontecerá? O indivíduo frequentemente fica não balançado, mas ainda mais convencido da verdade de suas crenças do que antes".

LEON FESTINGER, HENRY RIECKEN e STANLEY SCHACTER, em *When Prophecy Fails*[265]

No livro *Sapiens*, Yuval Harari destacou a capacidade de acreditar em ordens imaginadas como uma das principais características que distingue o ser humano dos demais animais. Sistemas políticos, empresas, liberdade, justiça, religião e igualdade são mitos, ficções, conceitos que só existem porque acreditamos neles; estão gravados na consciência humana.[266] E é graças a tal característica que conseguimos nos organizar como sociedade, construir impérios, fazer fortunas e promover guerras. Parte fundamental do nosso jeito de nos organizar, contudo, envolve nos convencer de que nossos sistemas de crenças não são somente fruto da imaginação, e sim parte natural da vida: uma ordem divina, uma verdade imutável. Podemos dizer, então, que somos crentes há ao menos uns 70 mil anos – quando nossa espécie começou a se espalhar pela Terra e viveu, ainda como caçadora-coletora, o que Harari chamou de Revolução Cognitiva. Buscar, endossar e transmitir sistemas de crenças é um movimento instintivo da humanidade.

Para que fenômenos químicos e biológicos aconteçam, contudo, não é necessária uma ordem imaginada ou um sistema de crença – as coisas se dão a despeito do que pensamos sobre elas. O dia termina, a noite começa, as marés sobem e a Terra não é o centro do Universo. Alguns fenômenos são ainda mais complexos, dificilmente ocorrerão da mesma maneira sempre ou são invisíveis a olho nu. Mesmo assim, ainda podem ser aferidos com estudos e testes. Tomemos como exemplos o efeito de um medicamento ou o estrago provocado pelo coronavírus no organismo. É possível comparar o que aconteceu com pessoas que tomaram o remédio em questão e um placebo, seguindo critérios que diminuam o risco de vieses, e repetir tal prova muitas vezes, com cientistas de diferentes locais. Na segunda situação, basta analisar no microscópio os órgãos de alguém que morreu de covid-19 e contabilizar o número de mortes e internações que ocorreram pela doença.

No Brasil, 650 mil mortes – entre 120 e 400 mil delas evitáveis, segundo estimativas apresentadas na CPI da Pandemia, calculadas em estudo conduzido pelo epidemiologista Pedro Hallal e pela cientista política Jurema Werneck, da Anistia Internacional – aconteceram a despeito de termos tomado mais de 80 milhões de comprimidos de ivermectina.[267] Todos os estudos sérios feitos com ela, cloroquina e outras drogas provaram que não existia (até o advento dos antivirais*) um tratamento precoce simples e barato contra a covid-19. Falta de cloroquina e ivermectina não foi nosso problema, é fato. Por isso, chega a ser

* Os antivirais molnupiravir (MSD) e paxlovid (Pfizer) se mostraram eficazes em impedir o agravamento da doença e começaram a ser utilizados entre o final de 2021 e o começo de 2022. Antes, havia os anticorpos monoclonais, que são uma categoria moderna, porém cara e praticamente inacessível.

estranho ouvir (e fazer) tanto a pergunta: *você acredita no tratamento precoce?* Esta não deveria ser uma questão de crença - mas é.

ACREDITAR É SOBREVIVER

Uma das principais características do método científico que valida uma hipótese, como a ação de um medicamento, é a *falseabilidade* - o fato de que há instrumentos para testar e desmentir tal hipótese. Por exemplo: você está conversando com uma mulher que afirma ser visitada por um ET todo dia às três da tarde, enquanto está sozinha em casa. Você pede para ver, mas ela conta que o ET só aparece quando não há mais ninguém. Você pede para que ela filme, mas ouve que só ela pode enxergar o ET. Você pede para que ela grave sua voz, mas ela afirma conversar com o ser por telepatia. Ou seja, o tal ET é infalseável: sua existência não pode ser aferida com testes. Mesmo assim, ela pode convencer outras pessoas de que o alienígena está, sim, falando com ela, e apresentar provas travestidas de ciência como comprovação: uma carta ditada por ele, uma marca no corpo, um desenho estranho na parede da cozinha.

Para comprovar sua existência segundo o método científico real, porém, as coisas são mais complicadas. É preciso obter não somente um *indício* da presença do ET, mas vários, que possam ser verificáveis e obtidos por outras pessoas; depois, investigar se a aparição pode ter outras causas; se tal fato aconteceu em outros lugares do mundo; convocar colegas para discutir tais achados sob outras perspectivas e, mesmo após todo esse trabalho, há o risco de chegar alguém meses ou anos lá na frente e afirmar: "Você estava errado". Até por isso, o intuito do método científico não é comprovar uma hipótese, uma vez que ela nunca pode ser 100% comprovada, mas sim desmenti-la.

Como escreveu Ronaldo Pilati em *Ciência e Pseudociência*: "A ciência deve ser vista como uma comunidade que emprega um conjunto de procedimentos para colocar à prova suas concepções de mundo"[268] [*sobre o tópico, leia mais no capítulo 5*]. É um terreno em que a *dúvida* funciona como adubo. É graças a ela que se colhe o conhecimento. Entre cientistas, a incerteza é valorizada, enquanto o conceito de certeza absoluta tende a gerar desconforto: os cientistas sabem que, a qualquer momento, um dado novo pode brotar para fazê-los questionar o consenso atual e sua visão de mundo.

Não basta, contudo, lançar uma dúvida sobre um consenso, como se faz hoje em dia nas campanhas de desinformação negacionistas: é preciso submeter o questionamento ao rigor do método científico. Se a dúvida é o motor do carro da ciência, os rituais que reduzem vieses podem ser vistos como os freios que impedem acidentes fatais. A cloroquina é um exemplo concreto deste mecanismo cognitivo: foi uma possibilidade, então se tornou uma dúvida, em seguida uma hipótese; contudo, falhou em todos os testes – o que fez com que as autoridades médicas do mundo todo descartassem essa possibilidade e partissem para outras.

Ocorre que esse é um processo antinatural para nós. Do ponto de vista evolutivo, conhecer a verdade não é tão importante quanto acreditar em algo. A valorização da incerteza e o caráter transitório do conhecimento vão contra a maneira como nosso cérebro evoluiu ao longo dos milênios e foi treinado para funcionar desde o berço. Apreender esses conceitos é conviver diariamente com a possibilidade de estar errado, enquanto, por outro lado, precisamos ter certezas para poder sobreviver. Quando éramos caçadores-coletores, era necessário ter certeza de que uma planta não era venenosa antes de comê-la; saber pelas marcas no terreno que animais passaram por ali; se uma tempestade estava a caminho ou que tipo de predador poderia estar à espreita julgando somente pelo som. O reconhecimento de padrões aumentou nossas chances frente a um inóspito mundo e tornou o cérebro, este órgão tão complexo e incrível, dependente de estabilidade para seguir funcionando, de preferência em um modo intuitivo: *algo que parece estar certo só pode estar certo*. Se nossos antepassados nas savanas africanas ouviram um rugido, é melhor sair correndo antes de confirmar se se trata mesmo de um leão.

Só que essa programação cerebral afeta nossa capacidade de julgamento, pois: 1) queremos estar certos; 2) temos mecanismos pré-programados para pensarmos que estamos certos; 3) tendemos a enxergar padrões em dados que podem ou não ser relevantes (como ocorre na astrologia).

A acurácia necessária para sobreviver no tempo das cavernas torna sedutoras crenças infalíveis como religiões, pseudociência e sistemas político-econômicos, porque elas satisfazem nossa necessidade de compreender os fatos e ordenar rapidamente um mundo caótico. O distanciamento da incerteza nos traz ainda conforto psicológico - afinal, exige do nosso cérebro menos esforço. É mais fácil para o cérebro traçar ligações já pré-configuradas do que buscar novas e instáveis associações.

O contexto é um prato cheio para o *pensamento mágico*. Há definições diferentes para este termo. Na psicanálise, o pensamento mágico é um comportamento típico da infância, quando acreditamos que certas ideações podem afetar o rumo dos eventos, para o bem ou para o mal. Seria como um mecanismo de defesa para lidar com as ansiedades, "uma forma de pensar que substitui uma realidade externa perturbadora por uma realidade psíquica inventada", segundo Thomas H. Ogden, docente do Instituto Psicanalítico do Norte da Califórnia.[269] O pensamento mágico não só persiste na vida adulta como nos faz acreditar em coisas como o Divino. É possível que tenha surgido praticamente junto com a Revolução Cognitiva, sendo assim uma parte intrínseca da consciência humana: "é a ideia de que crenças, emoções e gestos simbólicos podem afetar diretamente a realidade", resume Carlos Orsi na revista *Questão de Ciência*.[270] Para sustentar tal conceito, criamos correlações entre acontecimentos - algo bem diferente da relação de causa e efeito.

DIFERENÇA ENTRE ASSOCIAÇÃO X RELAÇÃO DE CAUSA E EFEITO	
ASSOCIAÇÃO	Trata-se da observação de dois fenômenos que ocorrem próximos um do outro, e podem ou não estar relacionados. Exemplo: um gráfico que compara a incidência de casos de diabetes e a venda de revistas em um período de tempo. Uma evolução parecida das duas curvas não indica que mais pessoas têm diabetes porque mais revistas são vendidas.
CAUSALIDADE	Para comprovar que uma coisa aconteceu por causa da outra, é preciso conduzir testes comparando dois grupos, um afetado pelo "causador", outro chamado controle. Nem sempre isso é possível, nesse caso é preciso fazer muitos estudos observacionais, que analisam o que aconteceu com populações expostas ao "causador". É o caso, por exemplo, dos estudos relacionando cigarro com câncer de pulmão, que foram conclusivos antes de verificar com precisão o mecanismo biológico envolvido no surgimento da doença.

Apesar de assistirmos hoje aos efeitos negativos do estímulo ao pensamento mágico em um mundo mais complexo do que aquele em que viviam nossos antepassados, é certo que esse modo de pensar teve papel decisivo no desenvolvimento da nossa espécie. Como escreveu Reinaldo Dias Lopes em artigo na revista *Superinteressante*:

> *O mais importante para o futuro da humanidade, contudo, talvez tenha sido a mania de atribuir intenções humanas à natureza. [...] Além de dar origem às primeiras mitologias, foi essa tendência que, segundo Mithen e Conard, levou o homem a se perguntar sobre a origem do mundo. A busca por explicações abriu as portas para que tanto a religião quanto a ciência se desenvolvessem. Sem o pensamento mágico, nem o embrião disso tudo teria sido possível.*[271]

O problema é que agora há muito mais a se pensar do que qual besta pré-histórica está à nossa espreita na savana. E essa confiança no infalível, facilitada pelo pensamento mágico, pode diminuir nossa capacidade de elaborar e compreender problemas, pois já disporíamos de soluções fáceis para eles. A atração pelas correlações facilita, por exemplo, a crença na fake news que afirma que Fulano teve um AVC supostamente porque tomou a vacina da covid-19. Como os fatos estão próximos, e aquela notícia confirma as anteriores que o sujeito já viu, a mentira só pode ser verdade. E se tanta gente pegou covid-19, tomou cloroquina e sobreviveu, então só pode ser pelo tratamento precoce - mesmo que mais de 90% dos casos se resolvam sozinhos. Em última instância, tal piloto automático de racionalização pode fazer com que nos engajemos em comportamentos prejudiciais - como abandonar um tratamento médico, não procurar o pronto-socorro ao sentir falta de ar ou querer ir a uma festa em meio a uma pandemia de um vírus que se transmite pelo ar.

O efeito manada, discutido mais adiante, também influencia nesse processo simplificado e têm origens pré-históricas. Quando alguém do grupo gritava que havia um predador, melhor acreditar e sair correndo do que pagar para ver. É verdade que não somos mais caçadores-coletores há milênios. Nossa mente, contudo, ainda se comporta como se fôssemos, porque a evolução genética é bem mais lenta que a cultural.

O psicólogo e escritor Michael Shermer, em *Cérebro e Crença* (JSN), afirmou que primeiro formamos as crenças para só depois pensar em como justificá-las com argumentos lógicos. Mais do que alimentadas por fatos, portanto, as crenças nascem por uma variedade de motivos subjetivos, emocionais e psicológicos, geralmente em ambientes sociais, sob influência de família, amigos, colegas, cultura e da sociedade em si.[272] Também em seu livro *Ciência e Pseudociência* (obra fundamental para entender como as crenças se estabelecem e se mantêm), Ronaldo Pilati complementou: "Antes de analisar uma crença, acreditamos ou desacreditamos nela de forma automática, só depois pensamos em meios para racionalizá-la".[273]

Ou seja, se o médico "tem a intuição" de que está certo sobre o tratamento precoce e se uma pessoa "acredita" na ivermectina, ambos contando com o reforço social constante dos seus pares, talvez seja impossível convencê-la do contrário, especialmente em um contexto tenebroso de pânico generalizado, quando a vida está em risco. Quanto mais grave o perigo, maior a força com que nos agarramos às crenças. Se algo der errado, o problema é sempre outro. Supondo que a pessoa tome o medicamento e adoeça gravemente ou morra, o que deu errado foi a dose insuficiente, o momento do início do tratamento, a hora em que o remédio foi tomado, a alimentação, o estado de saúde ou de espírito da própria pessoa. Por outro lado, se ela se recupera da covid-19, o que acontece na grande maioria das vezes, eis a "prova" que reforça a crença no padrão.

Conforme o tempo passa, mais justificativas criamos para nossas convicções. Pilati chamou este comportamento de *escala de comprometimento*.

> *Imagine um profissional que atendeu em seu consultório não sei quantas pessoas, vendo tudo sob uma perspectiva única de informações restritas às de sua própria experiência. Em todo esse tempo, ele construiu um conjunto de convicções para justificar seu comportamento, uma defesa que foi intensificada, e agora será mais difícil para ele abrir mão disso. Ele vai precisar de muito mais esforço para pensar: "Poxa, por que eu passei quinze meses fazendo isso?".*[274]

Esse trabalho de reforço é facilitado pela internet – onde é possível encontrarmos "evidências" para confirmar ou refutar qualquer alegação em que queremos ou não queremos acreditar. Para Pilati, "a ideia de reconhecer que podemos estar errados é o caminho para viver melhor em sociedade".[275] Mas quem quer admitir que está errado?

"Conseguimos fazer isso quando o erro não tem consequências; mas, nesse caso, estamos falando de um erro com consequências sérias – então é mais difícil. Antes, pensávamos mais em fragilidade cognitiva para justificar a prescrição do kit covid, mas agora acho que as pessoas não têm coragem de admitir que defenderam por tanto tempo uma coisa esdrúxula, com prejuízos para o país. Ou seja, quem acreditou não tem mais coragem de desacreditar", teorizou o médico Luís Correia, em entrevista aos autores.[276]

Melhor seria, então, *agir* antes de pisar no primeiro degrau da escada do comprometimento. Embora tome trabalho, é possível domar a máquina de crenças que é o cérebro. Do contrário, não teríamos feito tantos progressos tecnológicos e médicos. Uma das principais maneiras de domar nossa máquina é ensinar ceticismo e método científico nas escolas [*leia mais no próximo capítulo*]. Outra forma é pensarmos mais sobre *como* pensamos.

O psicólogo Daniel Kahneman, ganhador do Nobel de Economia, em seu livro *Rápido e Devagar*, discorreu sobre duas maneiras de pensar, identificadas em décadas de pesquisas anteriores: rápido (sistema 1) e devagar (sistema 2). No primeiro, decidimos intuitiva e emocionalmente. Já o sistema 2 é racional, lento, analisa as possibilidades e toma decisões depois de deliberar o bastante sobre elas - e também está sujeito a falhas. Para Kahneman, nunca pensaremos tão logicamente quanto gostaríamos. Em suas imperfeições, ambos os sistemas se complementam, afinal, alguns pensamentos devem mesmo ser automáticos. Mas graças às armadilhas evolutivas, o sistema mais simples acaba se sobrepondo ao irmão caxias em momentos que deveríamos pensar duas vezes antes de fazer alguma coisa ou de abraçar uma crença - o que inevitavelmente nos leva a enganos e a decisões equivocadas. "O melhor que podemos fazer é um acordo: aprender a reconhecer situações em que os enganos são prováveis e se esforçar mais para evitar enganos significativos quando há muita coisa em jogo", escreveu Kahneman.[277]

Ao investigar o *modus operandi* do pensamento, cientistas sociais como ele, Pilati e tantos outros estão buscando maneiras de aprimorar a tomada de decisões. Como afirmou Correia: "No século XX, a revolução científica foi tecnológica. No século XXI, cabe à ciência aprimorar o processo de decisão humana".[278] E é preciso que a mídia, os sistemas de educação e os governos também entrem nesse bonde. Entretanto, é difícil imaginar este aprimoramento acontecendo se hoje as crenças permanecem os pilares da nossa vida.

Lembrando Carl Sagan, em *O Mundo Assombrado pelos Demônios*:

> *Se ensinamos a todo mundo os hábitos do pensamento cético, as pessoas provavelmente não vão se restringir aos extraterrestres e aos comerciais de aspirina [...]. Talvez as pessoas comecem a fazer perguntas incômodas sobre as instituições econômicas, sociais, políticas ou religiosas.*[279]

O QUE FAZEMOS PARA FAZER CABER

Você pode estar se perguntando: o que o pensamento mágico - que nos leva a crer em coisas como signos, homeopatia e religião - tem a ver com tratamento precoce? Afinal, o kit covid seria, à primeira vista, uma estratégia farmacológica, vinda da indústria. Ou você pode se questionar: como um colega médico abre mão de tudo o que aprendeu na faculdade e se esquece de todas as vezes em que atendeu a pessoas com gripe para, certo de que está dando uma chance de ouro ao seu paciente, nebulizar cloroquina ou prescrever a aplicação de ozônio no reto? Ou pode ainda se indagar a questão mais paradoxal de todas: como é que os médicos que propagandeiam que a pandemia é uma farsa, e as vacinas perigosas, podem ser as mesmíssimas pessoas que vendem uma falsa cura urgente para salvar vidas?

Podemos usar tais contradições para explicar outro mecanismo importante da construção e manutenção das crenças: a *dissonância cognitiva* - a desconfortável capacidade do cérebro de equilibrar pensamentos *opostos*. Parte da população consegue simplesmente abolir os sistemas de crença falíveis e endossar somente os infalíveis. São os que aderem às teorias da conspiração, se destacam do bando e representam uma minoria das pessoas. É justo pensar que a maioria de nós, contudo, desenvolveu uma visão racional do mundo, que nos é exigida no trabalho, nos estudos e em outras situações. Portanto, convivemos com crenças contraditórias na própria cabeça. Um exemplo é parar de fumar: praticamente todo fumante sabe que o cigarro faz mal, entretanto, além da dependência química, também desenvolve mecanismos mentais para seguir fumando.[280] Outro exemplo são as Cruzadas: o soldado acreditava em um deus e no amor ao próximo, mas estava disposto a cometer os crimes mais horríveis por isso.

Em certo ponto, é normal, e até benéfico, termos crenças contraditórias. Como escreveu Harari em *Sapiens*:

> *A dissonância em nossos pensamentos, ideias e valores nos compele a pensar, reavaliar e criticar. [...] A dissonância cognitiva é, com frequência, vista como uma falha da psique humana. Na verdade, trata-se de uma qualidade vital. Se as pessoas não fossem capazes de ter crenças e valores contraditórios, provavelmente seria impossível manter qualquer cultura humana.*[281]

É possível - e não necessariamente danoso, inclusive - seguir compartimentalizando crenças aparentemente contraditórias, como ser um cientista religioso, por exemplo. As pesquisas mostram que há benefícios na espiritualidade e na fé, e o pensamento cético de fato não basta para explicar todos os aspectos da complicada experiência humana. Só que a dissonância pode ser bastante incômoda e levar a uma queda de braço. Assim, de tempos em tempos, o equilíbrio entre tantas crenças distintas é ameaçado. E se estamos falando de uma crença especialmente importante para sua visão de mundo ou sua posição social, tem início o que a psicologia chama de *raciocínio motivado* - nome técnico para o mecanismo de manutenção de crença.

"É um processo em que distorcemos elementos factuais contrários à nossa crença e usamos argumentos para mantê-las", explicou Pilati.[282] Em alguns casos, a possibilidade de ter a tábua de salvação ameaçada pode levar a pessoa a se segurar ainda mais forte nela, como uma maneira de reduzir o desconforto trazido pela dissonância. É como se o cérebro começasse a emitir um alerta soando ao fundo de que algo está errado naquele raciocínio – mas, em vez de pensar mais a respeito e encontrar novas soluções, apenas procurasse se afastar do som. Para isso, vamos adicionando camadas de complexidade à narrativa, e assim adaptamos a crença à realidade – pois é isso o que buscamos: precisão.

Sobre o assunto, Vera Iaconelli, doutora em psicologia pela USP, disse à *Folha de S.Paulo*: "A gente tende a achar que as pessoas se dobram aos fatos. Mas na verdade as pessoas usam os fatos conforme seus interesses".[283] Este raciocínio ajuda a entender por que Bolsonaro, Trump e médicos dobraram suas apostas no kit covid. No caso dos médicos, se passou a acrescentar mais drogas e tornar o protocolo cada vez mais complexo – a ponto de algumas receitas trazerem mais de quinze medicamentos não estudados ou com evidências negativas para o tratamento da covid-19, como mostram diversas reportagens *[abordaremos a fundo no capítulo 7]*.

O misto de crença infalível e sistemas sociais que a fortalecem pode resultar em atos extremados para validação da fé, e ainda mais apoio. Tomando como exemplo o tratamento precoce, podemos citar a nebulização de cloroquina – uma prática tão absurda que até o CFM se posicionou contra, depois de ter levado uma gestante à morte.[284] Ou ainda o "Ivermectina Day", evento promovido pela Associação Médicos pela Vida para celebrar "a unidade, o amor e a gratidão a esse precioso medicamento".[285] A jornalista Julia Beck, em matéria para o site *The Atlantic*, comparou o raciocínio motivado a construir um forte de travesseiros com as informações que são mais confortáveis:

> *Se a coisa sobre a qual você pode estar errado está muito ligada à sua identidade ou visão de mundo – como o guru que você segue é acusado de coisas terríveis ou o cigarro no qual você é viciado pode te matar – bem, então as pessoas se tornam como uma Simone Biles da lógica, fazendo toda uma ginástica mental para se convencerem de que estão certos.*[286]

E se engana quem pensa que os mais crentes são os menos estudados. "Temos evidências de que indivíduos com maior formação são mais hábeis em desenvolver raciocínios motivados para manter crenças com muitos elementos factuais contrários a elas", completou Pilati.[287]

A MENSAGEM, OS MENSAGEIROS E O MEIO DE COMUNICAÇÃO

Raciocínios motivados são processos comportamentais individuais, mas ocorrem como fenômenos coletivos. "A informação social trocada, sistematizada, repetida e, preferencialmente, de várias fontes diferentes, é fundamental para dar essa liga", explicou Pilati em entrevista.[288] Se as fontes de informação cessam, a tendência é que o grau de convicção da pessoa diminua com o tempo. Tal qual a crença, a influência social é outro aspecto intrínseco da experiência humana e um dos principais determinantes do nosso comportamento.

Eis um traço que não é exclusivo nosso – mas que por certo diverge da organização social dos animais, e do que animais devem fazer para seguir bem posicionados em seu grupo. No restante do reino animal, as relações sociais parecem ocorrer por meio de determinantes biológicos, e não influenciada pelas ordens imaginadas das quais fala Harari (embora haja controvérsia sobre a importância da cultura na dinâmica de outras espécies). Para nós, não basta desempenharmos bem nossas funções, como uma abelha operária: é preciso falar, opinar, fofocar – e, diante de tamanha polarização, vestir a camisa do grupo. Compartilhar uma notícia e ser aplaudido pelos pares é uma maneira de angariar mais reputação. Por outro lado, questionar uma crença pode colocar em risco sua posição no bando. Em mares nunca antes navegados, sobre os quais ainda estamos formando nossas crenças, o reforço social é decisivo. "Quanto mais ambígua a situação, mais importância damos à forma como nosso grupo entende os fatos", escreveu Pilati em seu livro.[289]

Outro fator que parte do campo individual para afetar o coletivo é a *experiência em primeira pessoa*. No âmbito da saúde, não só para o tratamento precoce, mas para uma série de outras coisas, a experiência do indivíduo às vezes conta muito mais para influenciar os outros do que dados de pesquisas ou material "oficial". Em especial se ainda há falta de evidências sobre um evento. Pilati desenvolveu esta ideia:

> *Colchões magnéticos, autoajuda, homeopatia... podemos colocar várias práticas nesse pacote em que a dinâmica do relato pessoal, do "algo foi bom para alguém". É um prato cheio para a elaboração de crenças, fazendo com que muita gente gaste dinheiro com isso - ainda que não exista nenhum sinal de funcionalidade.*[290]

De relato em relato, o indivíduo coleciona uma porção de evidências anedóticas, que, enquanto não forem submetidas à metodologia científica, não valem de praticamente nada. Mas, para ele, valem. "Você tem um conjunto de dados e relatos coletados de forma intensa nesses círculos, e esses casos serão fontes de informação para a qual damos um peso especial na hora de tomar decisões e pensar sobre coisas incertas", seguiu o psicólogo.[291] Não é preciso nem lembrar que, nos grupos que defendem o tratamento precoce, tanto por parte de médicos quanto de pacientes, sobram relatos do tipo "minha tia tomou e melhorou" ou "usei em quatrocentos pacientes e ninguém ficou mal".

Cabe dizer que escolher em quem acreditar também se tornou uma decisão mais difícil. Para alguns autores, estamos em uma época de corrosão da verdade verificável, sob o risco de aprofundar as ranhuras no pacto de confiança mútua que nos organiza como sociedade. Decisões difíceis, como vimos, costumam ser tomadas de maneira intuitiva, reforçando os padrões do jeito simples de pensar e do tribalismo. "Os grupos de desinformação estimulam a desconfiança em todos, de maneira que as pessoas só podem confiar em quem está passando aquela mensagem", comentou Dayane Machado, jornalista e pesquisadora da Universidade Estadual de Campinas (Unicamp), em entrevista concedida aos autores.[292]

É o que o cientista político Eric Uslaner, da Universidade de Maryland, define como *confiança individualizada*, que destrói a confiança generalizada e reforça nossa propensão a acreditar na nossa turma.[293] Acreditar no que "parece" certo - em última instância, aquilo que "soa" melhor para nossos pré-programados cérebros. Ainda mais porque a corrosão da verdade inclui, obviamente, a imprensa. "Atacar quem vai ser responsável por verificar os acontecimentos é uma tática de qualquer cartilha de desinformação", completou Machado.

Ainda ligado à nossa vida em sociedade está o papel que certas figuras desempenham tanto no nosso imaginário quanto na promoção do tratamento precoce. Em primeiro lugar, os médicos, categoria profissional em que os brasileiros mais confiam.[294] "A figura da autoridade como referência está no cerne da discussão. Já parou para pensar por que eles são chamados de 'Doutor'? Porque a profissão tem um significado social importante, que acrescenta um peso para a elaboração das justificativas de crença", afirmou Pilati.[295]

O fato de termos um Ministério da Saúde aparelhado para fomentar a desinformação, um Conselho Federal de Medicina (CFM) omisso, jornalistas reconhecidos dando espaço a médicos negacionistas, além do desastre patrocinado pelo próprio presidente Bolsonaro acrescenta mais camadas de credibilidade ao mito do tratamento precoce e outros. Tamanha bagunça colabora para uma disputa sobre quem é o *establishment* detentor do consenso.

"É aquilo: o CFM diz que está em aberto, outras sociedades dizem que não funciona. Então quem é o *establishment* dos médicos nessa disputa? Em quem os médicos devem acreditar?", perguntou o jornalista Carlos Orsi, em entrevista aos autores.[296] "O fato de existirem tantas instituições com argumentos contraditórios colabora para com a relativização da verdade. Então, eu escolho a verdade que eu quero, a verdade que vem de quem eu gosto", exemplificou Orsi. A dúvida, nesse caso, deixa de ser benéfica para se tornar um motivo para reforçar sua crença. "Você cria uma impressão de que existe uma dúvida legítima, e então, em vez de empregar processos para aferir a verdade, estimula este pensamento: 'Já que existe dúvida, posso acreditar na verdade que eu quiser'", explicou o jornalista.

Esse mecanismo de desinformação travestida de ciência ou consenso técnico não é novo. Acontece graças às táticas adotadas desde os anos 1960 pela indústria tabagista para negar os malefícios do cigarro. O assunto foi explorado no livro *Merchants of Doubt*, dos historiadores Erik Conway e Naomi Oreskes. Desde aquela década, os fabricantes de cigarro sabiam que vendiam um produto viciante, fato que só foi cravado por cientistas autônomos nos anos 1980. Mesmo assim, seguiram negando a evidência até meados dos anos 2000. Durante essas quatro décadas, usaram estratégias argumentativas para tirar o foco do cigarro, apontando para outros fatores de risco para câncer ou minimizando a dependência causada pela nicotina.

Nesse trabalho de contrainformação, a indústria tabagista gastou mais de 100 milhões de dólares em estudos, com a participação de institutos de pesquisa e cientistas de alto escalão que muitas vezes sequer eram especialistas no assunto. A produção científica foi utilizada para manipular a imprensa, com o apoio da publicidade, contratos de patrocínio em eventos esportivos e do ataque a pesquisadores que apontavam danos do tabagismo. A tática da cortina de fumaça deu certo por décadas – foi tão bem-sucedida que, paulatinamente, vem sendo adotada pela indústria do petróleo no negacionismo climático e, agora, pelos governantes no negacionismo pandêmico.* Aqui, a mesma dúvida que abastece o progresso científico tem o efeito oposto ao da produtividade: empaca a construção do conhecimento. O motor do discurso conspiracionista é apenas lançar a sombra da dúvida, mas não avançar para fora da névoa de desconfiança.

Para que tal discórdia seja semeada com sucesso, é preciso que a mensagem seja tão sedutora quanto os mensageiros. Vamos dissecar uma delas, que circulou na internet a partir de uma entrevista de Paolo Zannoto ao site Brasil Sem Medo:

MENSAGEM	ANÁLISE
Paulo Zanotto, virologista e professor de microbiologia da USP	Argumento de autoridade, mesmo que a autoria não seja comprovada (embora nesse caso Zanotto de fato poderia ter escrito o texto a seguir)
Covid-19 não é uma simples pneumonia. Ela é muito mais complexa e devastadora do que uma pneumonia. Há um comprometimento violentíssimo do pulmão.	Apelo para o perigo iminente com palavras como "devastadora" e "violentíssimo".
O que nós sabemos, com base nas observações das últimas três semanas? A pessoa é infectada e até o 4º dia de aparecimento dos sintomas - o que chamamos de "fase de expansão viral" -, o pulmão vai acumulando lesões. Os primeiros sintomas são febre, coriza, um estado gripal muito leve. No período que vai do 2º ao 4º dia, é preciso dar o remédio à pessoa - e esse remédio é a hidroxicloroquina. Se você não der o remédio, no 7º dia o paciente já estará com o pulmão completamente comprometido. Quando surgir a tosse seca e dificuldade respiratória, será muito difícil tratar a doença.	Raciocínio aparentemente lógico de progressão da doença, um argumento que faz sentido para justificar o uso precoce da cloroquina. "Se algo é assim, então só pode acontecer isso."

* Sobre o assunto, recomendamos o episódio "Cigarro: o pai do negacionismo moderno", do podcast *Ciência Suja*.

A rede Prevent descobriu que, iniciando o tratamento do 2º ao 4º dia, e usando hidroxicloroquina em associação com azitromicina, você salva a pessoa. Ela nem vai ser hospitalizada. A Prevent cuida de 25% da população de São Paulo e tem milhares de pacientes na cidade.	Apelo de autoridade e de feito milagroso, o que torna a notícia mais sedutora. Se você descobre que há uma cura para algo que pode matar sua família, não gostaria de passar adiante?
Eles fizeram um protocolo, baseado em telemedicina: se o número de respirações por minuto está acima de 22, eles enviam o medicamento à casa da pessoa. Com isso, o paciente é curado em casa, sem sequer utilizar o sistema hospitalar. As pessoas que manifestam esse quadro devem receber o medicamento na própria casa, o que desafogaria as redes hospitalares e o sistema de saúde como um todo. Segundo Zanotto, não faz sentido dar o remédio apenas para pacientes que se encontram na fase avançada da doença, como vem defendendo o Ministério da Saúde. "Mandetta está errado", diz Zanotto.	Oferece um "fato" anedótico, uma experiência quase que pessoal, que serve para corroborar uma crença que já estava instalada e uma solução para o iminente colapso do sistema de saúde.
A eficácia da hidroxicloroquina (em associação com a azitromicina) está sendo comprovada por diversos estudos clínicos internacionais, mas estranhamente continua ignorada pela grande mídia, os governos e parte da comunidade científica. Zanotto afirma que existem razões político-ideológicas para essa atitude, mas alerta: a cloroquina não é o "remédio do Bolsonaro", nem o "remédio de Trump" – é o "remédio da vida".	Oferece mais fatos, desta vez com verniz científico, e com um argumento para apaziguar a dissonância cognitiva: não estou falando isso por causa de política, mas porque tenho um interesse genuíno em proteger a vida humana.

Somam-se a isso as dezenas de milhares de notícias falsas com textos similares, vídeos com médicos, entrevistas na grande imprensa e estudos fraudulentos. Como vimos no capítulo anterior, um ecossistema é construído, onde diversos atores, do seu governante ao seu vizinho, dizem a mesma coisa. É uma máquina montada para repetir a mentira mil vezes – até ela se tornar verdade. Isso mesmo: o *modus operandi* nazista.

SOBRE NEOPENTECOSTAIS, NEW AGE, BOLSONARO E QANON

Fora os médicos, existem as demais figuras de autoridade que podem influenciar nossa cognição nesse caos informacional, por estarem sensivelmente ligadas às nossas crenças ou aos nossos círculos sociais. Em primeiro lugar, Jair Bolsonaro, por ser a maior autoridade do país. Apoiando-o desde o início em suas críticas ao distanciamento social, estava outra força considerável: grandes líderes midiáticos de igrejas neopentecostais.[297] Silas Malafaia compartilhou diversos conteúdos sobre a cloroquina ser uma "cura milagrosa" para a covid-19.[298] Quando o bispo Edir Macedo – que apontou o coronavírus como coisa de Satanás para provocar medo nas pessoas – foi internado por conta da covid, a Igreja Universal do Reino de Deus comemorou sua alta informando que ele havia tomado hidroxicloroquina.[299]

Além do movimento de apoio a Bolsonaro, que provocou um racha entre os evangélicos, os neopentecostais bagunçaram ainda mais a cabeça das pessoas ao oferecer curas mágicas, atuando de maneira messiânica, tal como o presidente. O famigerado Valdomiro Santiago, da Igreja Mundial do Poder de Deus, vendia sementes de "feijão mágico" por até R$ 1.000 para curar o coronavírus – e cabe pontuar que, até o fechamento deste livro, essa baita fake news não foi desmentida pelo Ministério da Saúde, nem mesmo após determinação da Justiça.[300]

As crenças que compartilhamos entre nossas tribos, em especial frente ao apelo espiritual e "holístico", também podem perturbar o delicado equilíbrio das dissonâncias cognitivas a ponto de distorcer a noção de realidade, abrindo caminho inclusive para a radicalização de maneiras nunca antes imaginadas. É o caso da aproximação entre adeptos da extrema direita e de seus antípodas progressistas das correntes new age (em cristais, em energias, em curas quânticas, extraterrestres etc.), por meio do compartilhamento de crenças em comum sobre a pandemia. O que as curas mágicas vendidas pelos evangélicos, as gotinhas inócuas da homeopatia,[301] as terapias alternativas, a realidade paralela onde a pandemia não existe e as promessas de Bolsonaro têm em comum? O fato de promoverem a paz de espírito e se apoiarem na sensação de bem-estar descrita em relatos individuais para seguirem se espalhando.

A aproximação entre espectros sociais tão antagônicos tem sido notada, inclusive, por antropólogos – eles observam como as duas pontas do antiestablishment vão tão longe que acabam se encontrando. "É algo que alguns estudiosos chamam de *metáfora da ferradura*: quando dois extremos vão tão longe que se dobram e se encontram. Não é exatamente uma convergência ideológica, mas uma *ressonância*", analisou a antropóloga Letícia Cesarino para o *The Intercept*.[302]

Basta lembrar que o movimento antivacina, hoje abraçado pela extrema direita, nasceu dentro da bolha hippie anarquista. Crenças em gurus e pensamento mágico são pontos de "overlap" entre o fascismo que promove a desinformação, as teorias da conspiração e o pensamento "zen". Há até um termo para isso: *conspirituality* – quando o conspiracionismo encontra a espiritualidade.[303] O conceito vem sendo empregado para explicar o QAnon, movimento conspiracionista que propõe Trump como salvador do mundo dos pedófilos e dos planos de assassinato em massa orquestrados por Bill Gates.

Falar em teorias da conspiração profundas para explicar a adesão a medicamentos parece estranho para quem não vive nesta quadra da história. É possível esmiuçar a confiança no tratamento precoce não só pela ótica do pensamento mágico, mas pelo pensamento conspiratório em si. Atente para os sete sinais desse tipo de raciocínio:

1. **Contradição**
   "Sou contra a indústria farmacêutica, mas as pessoas devem comprar ivermectina."

2. **Suspeita absoluta**
   "Globo, OMS e sociedades médicas não são confiáveis."

3. **Intenção nefasta**
   "*Eles* não querem que você se cure com os remédios, pois há um plano globalista de dominação mundial."

4. **Algo deve estar errado**
   "Não é estranho que se fale contra as curas mais baratas e populares enquanto tentam vender vacinas caras?"

5. **Vítima perseguida**
   "Nise Yamaguchi e outros médicos corajosos são vítimas de uma campanha de difamação, pois se posicionam contra o *mainstream.*"

6. **Imune a evidências**
   "Todos esses estudos publicados em periódicos conceituados estão errados, pois não dizem o que quero ouvir."

7. **Reinterpretação da aleatoriedade**
   "Se a pessoa tomou cloroquina e se curou, foi por causa do remédio, e não porque isso teria acontecido na maioria das vezes de qualquer maneira."[304]

5. PORQUE PARECE CIÊNCIA

Tente dizer a um cloroquiner que o kit covid não funciona e a primeira resposta provavelmente será: mas há provas de sua eficácia! Ele pode dizer, ainda, que você é um negacionista da ciência, porque ignora pesquisas que dizem "o que a mídia e a indústria não querem ouvir". E, em seguida, enviar mensagens como esta: "A ivermectina é efetiva para a Covid. 47 estudos globais mostram melhora de 85% em seu uso como tratamento precoce".*

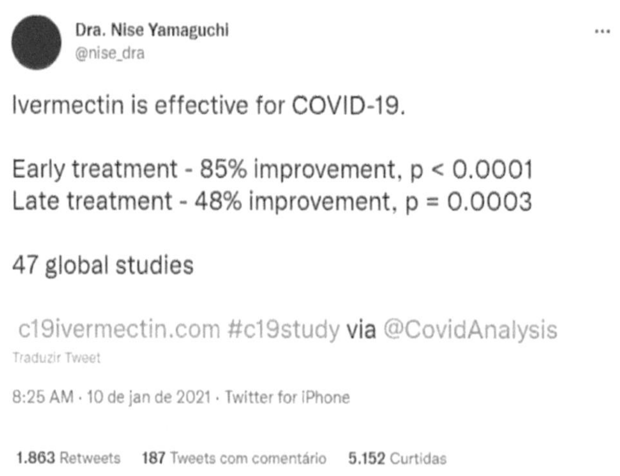

Dra. Nise Yamaguchi
@nise_dra

Ivermectin is effective for COVID-19.

Early treatment - 85% improvement, $p < 0.0001$
Late treatment - 48% improvement, $p = 0.0003$

47 global studies

c19ivermectin.com #c19study via @CovidAnalysis
Traduzir Tweet

8:25 AM · 10 de jan de 2021 · Twitter for iPhone

1.863 Retweets 187 Tweets com comentário 5.152 Curtidas

---

* Tuíte da médica Nise Yamaguchi em 10 jan. 2021, destacando supostos resultados positivos de estudos com a ivermectina.

Apesar do aparente desconhecimento ou até mesmo desprezo ao método científico* e de atitudes anticientíficas, como a falta de abertura para o debate e a dificuldade em assumir que sua hipótese** estava errada, os defensores do tratamento precoce se escondem sob a *fantasia* de ciência. Mesmo com falhas éticas e metodológicas graves em estudos (são muitas, e algumas serão detalhadas neste capítulo), é graças a essa fantasia que eles obtêm influência política e manipulam a opinião pública. É preciso um alto grau de familiaridade com a metodologia científica para distinguir o joio do trigo - e ainda para os profissionais altamente técnicos essa distinção pode ser difícil e influenciada pelos sistemas de crença.

Os argumentos colam porque a ciência, apesar de pouco compreendida, é admirada e transmite um verniz de autoridade aos fatos. É o esperado: ao tratar um conhecimento como científico, assumimos que ele foi submetido a uma série de testes e provas atestando sua credibilidade. É tentador crer na narrativa de que vivemos uma era de desprezo pela ciência. No entanto, estudos apontam o contrário: os brasileiros confiam nos cientistas.[305] O problema é que pessoas mal-intencionadas se utilizam do termo ciência sem se submeter às suas regras. Os criadores e defensores do tratamento precoce tentam enquadrá-lo como uma ciência "alternativa", que desafia o consenso atual e constrói seu próprio conhecimento, igualmente válido, sem se submeter às regras do jogo. A dúvida sobre o *status quo* e a construção da ciência alternativa fazem parte de uma estratégia conhecida, que já foi adotada na indústria do

---

* Consideramos como método científico o conjunto de regras que norteia a construção de conhecimento. Ele começa com uma pergunta, que se desdobra em uma hipótese, em seguida submetida a experimentos, de onde serão extraídos resultados, que motivarão novas perguntas.

** Hipótese é o argumento utilizado, sem confirmação testada, para justificar um determinado evento ou fenômeno. Teoria (teoria científica) é a explicação natural para um dado fenômeno, amplamente aceita pela comunidade científica, e suportada pelos dados.

tabaco e no negacionismo climático.[306] O cientista político Guilherme Casarões também usa o termo, mas de diferente modo, ressaltando a apropriação política da pauta:

> "[Como resposta à pandemia]. *Gente que divulga alegações científicas em uma encruzilhada entre evidências parciais, pseudociência e teoria da conspiração. São diversos grupos: cientistas dissidentes, doadores ricos, pessoas que acreditam que a terra é plana, movimento antivacina, negacionistas do clima... todos unidos pela desconfiança em governos e na ciência mainstream."*[307]*, nós a definimos como um movimento solto de supostos buscadores da verdade.*[308]

Colocando-se como *outsiders* desprovidos de interesses comerciais e *vítimas* de conspirações da indústria farmacêutica, os defensores do tratamento precoce criticam a arbitrariedade da ciência, sua lentidão e a dificuldade do *establishment* científico em aceitar ideias novas. São críticas com seu fundo de razão. Porém, quando a descoberta científica é real, a própria estrutura do método científico e seus mecanismos de contenção (como a revisão feita por pares*) garantem que o novo conhecimento venha à tona. Como apontou o físico, filósofo e historiador estadunidense Thomas Kuhn em *A Estrutura das Revoluções Científicas*:[309]

> *Grande parte do sucesso do empreendimento* [científico] *deriva da disposição da comunidade para defender esse pressuposto – com custos consideráveis, se necessário. A ciência normal com frequência suprime novidades*

---

* Revisão por pares é uma das etapas do processo editorial de publicações. Quando autores enviam seus trabalhos para serem publicados como artigos científicos em revistas especializadas, após análise inicial por editores, o trabalho é encaminhado para avaliação por especialistas da área daquele estudo, que tecerão comentários, farão sugestões e indicarão se o texto é adequado ou não para publicação. Com base na análise o editor decidirá se o trabalho será ou não publicado.

fundamentais, pois estas subvertem necessariamente seus compromissos básicos. No entanto, na medida em que tais compromissos têm um elemento de arbitrariedade, a própria natureza da pesquisa normal assegura que a novidade não será suprimida por muito tempo.

Em nosso caso específico, estávamos desde março de 2020 esperando por provas minimamente animadoras do uso de substâncias como cloroquina, azitromicina, ivermectina etc. Nenhuma sobreviveu ao menor exame cético, desprovido da vontade de *querer acreditar*. E, no caso de ivermectina e cloroquina, pelo longo tempo passado desde o hype, já havia diversas provas contundentes de ineficácia, de modo que chegava a ser desperdício de dinheiro ainda pensar em testá-las contra a covid-19. Por outro lado, os "buscadores da verdade", no conceito de Casarões, seguiram utilizando um método supostamente científico, apoiando-se na autoridade de algum "doutor" para dar peso às suas opiniões, mesmo que suas teorias tenham sido massivamente desmentidas. Havia, segundo os buscadores, "outra ciência" que devia ser escutada.

Justamente por isso, para Ronaldo Pilati, autor de *Ciência e Pseudociência no Dia a Dia*, é temerário usar a expressão *ciência alternativa*. "Normalizar este termo traz a ideia de que existem duas ciências. Algo como: 'Se essa não prova o que eu quero ouvir, vou inventar meu próprio método'. Esse não é o caminho", advertiu o psicólogo social em entrevista aos autores. Pilati propõe as seguintes divisões para teorias que se vendem como científicas sem de fato o serem:[310]

- *Protociência*: uma hipótese que ainda não foi testada a ponto de ser confirmada ou refutada seguindo os protocolos de pesquisa. É o que era a cloroquina no início da pandemia ou a fosfoetanolamina antes que os estudos sobre ela fossem conduzidos.
- *Ciência picareta*: apresentada como ciência, é deliberadamente produzida para obter algum tipo de vantagem. É o caso do médico

Andrew Wakefield, que publicou um estudo nos anos 1990 afirmando que a vacina contra o sarampo causava autismo - mais tarde, descobriu-se que se tratava de um conluio para obter lucro por meio de indenizações. Além disso, ele trabalhava em uma versão alternativa da vacina que pretendia vender depois.

- *Pseudociência*: conjunto de crenças que se afirma verdadeiro e científico. Mas foge do aspecto fundamental do conhecimento científico: poder ser *verificado* por outros pares, por outros cientistas, com os métodos de pesquisa. É como a homeopatia: só quem acredita nela consegue "demonstrar" sua eficácia em estudos pequenos, revisados por outras pessoas que acreditam, publicados em periódicos corporativistas. Fora desse circuito, a realidade é diferente.

É difícil cravar se o culto médico ao tratamento precoce se encaixa como pseudociência. Pilati o enxerga como um fenômeno que flutua entre diferentes classificações. "No início, foi um protoconhecimento científico, que seguiu uma tradição terapêutica antiga de reposicionamento de fármacos [*leia mais no capítulo 7*]. Mas, quando foi testado, descobriu-se que não funcionava. A partir do momento em que as pessoas continuam mesmo com evidências contrárias, dando uma roupagem científica e explicações racionais, começamos a pensar em conhecimento pseudocientífico", disse.[311]

O pesquisador ponderou ainda sobre a temporalidade do fenômeno, uma vez que o termo pseudociência geralmente é empregado para teorias antigas, que por anos sobrevivem às provas contrárias. Caso da homeopatia, que há mais de duzentos anos prospera pelo mundo e é reconhecida como especialidade pelo Conselho Federal de Medicina. Como já estávamos há dois anos tentando dizer que não existe kit covid, e ele seguiu existindo mesmo assim, é justo dizer que uma nova pseudociência se estabeleceu no país. A mesma lógica estava inclusive se embrenhando para outros terrenos, como o pós-covid e a recusa vacinal, pois já existe um tratamento "mais confiável" do que as vacinas "experimentais". Falta saber quantos adeptos essa pseudociência de fato reúne, e quanto tempo ela há de durar.

O jornalista e escritor Carlos Orsi prefere a expressão *ciência zumbi* para explicar nossa situação:

> *A ciência zumbi recebe dados, aplica protocolos e gera publicações, mas sem nenhuma apreciação real a respeito do que está fazendo - se a técnica estatística usada é adequada, se o resultado faz sentido, se existe uma questão bem formulada a ser respondida, se há mesmo algo relevante a dizer.*[312]

Trata-se de formatar uma hipótese de maneira técnica, para que pareça verdade, sem a intenção de falseá-la, que é o objetivo do método.

Profissionais de saúde e políticos aderindo às práticas pseudocientíficas ou zumbis não são novidade no Brasil. Para Natalia Pasternak, presidente do Instituto Questão de Ciência, é antiga a preocupação com a penetração da pseudociência nas políticas públicas. "Enquanto no mundo essas práticas são marginalizadas, no Brasil existe espaço institucional para que elas embasem políticas públicas", criticou Pasternak.[313]

"Um caso emblemático é o da fosfoetanolamina, terapia sem plausibilidade biológica que foi parar até no Supremo Tribunal Federal, que teve que decidir o que era ciência ou não *[ler capítulo 1]*. Este fato deveria ter acendido um alerta máximo de que havia algo errado na sociedade brasileira em relação à compreensão da ciência. A grande coroação do problema foi a cloroquina", aponta a cientista.[314]

No fim das contas, tanto faz em qual desses espectros se encaixa o tratamento precoce ou se sua lógica respeita os fundamentos da filosofia da ciência. Isso porque, mais importante do que ser ciência, é *parecer ciência*. Estamos entrando em terreno espinhoso, pois figuras notórias, defensoras do kit covid, consideram-se cientistas, e definir o que é ciência ou não é uma briga antiga. Quem traça essa linha? A ciência é uma comunidade, um esporte com regras, uma religião? Não há uma legislação ou código universalmente aceito sobre o tema. É o que dizem os grandes jornais ou periódicos científicos? Sabemos que os veículos também podem ser corrompidos ou cometer erros de julgamento. É o que sugerem as bancadas dos laboratórios de universidades? Também sabemos que de lá saiu a fosfoetanolamina, com pouco ou nada de científica. E se algo está nos periódicos, é afirmado por médicos e usado na prática, como ainda assim poderá ser pseudociência, uma teoria que se finge científica sem evidências concretas?

Há ótimos livros que explicam o que é ciência e como distingui-la da pseudociência de um jeito descomplicado: o já mencionado *Ciência e Pseudociência no Dia a Dia*, de Ronaldo Pilati, *O Mundo Assombrado pelos Demônios*, de Carl Sagan, *Ciência no Cotidiano*, de Natalia Pasternak e Carlos Orsi, entre outros. Emprestamos partes deles para abordar o assunto, porque, embora complexo e cheio de polêmicas, conhecer a arena onde se dá o embate entre ciência e pseudociência é importante para entender por que esse fenômeno é tão pernicioso.

Uma definição simples entende a ciência como *a busca por conhecimento validada por pesquisas*. Nas palavras do Conselho Britânico de Ciência: "A ciência é a busca por conhecimento e compreensão do mundo social e natural por meio de uma metodologia sistemática baseada em evidências".[315]

Embora o ser humano estivesse evoluindo tecnologicamente há milhares de anos, e no Oriente já existissem matemáticos e engenheiros habilidosos, foi a partir da Grécia Antiga, no século VI a.C., que começou a se consolidar um esforço em compreender os fenômenos da Terra e sistematizar o aprendizado. No século XVII, época de grandes cientistas como Galileu Galilei e Isaac Newton e de pensadores como Francis Bacon, ganhou força a ideia de que o conhecimento científico deveria ser derivado da obtenção de dados empíricos, ou seja, resultantes de experimentos e observações. Foi a chamada Revolução Científica, que iniciou uma era em que as teorias passam a ser subjugadas aos dados, as hipóteses devem ser comprovadas com experimentos, os testes devem ser repetidos muitas vezes, por pesquisadores diferentes - e a verdade confirmando uma tese deve sair dos mesmos resultados replicados em diferentes laboratórios.

No século XVIII, filósofos como David Hume começaram a questionar o princípio indutivo que levava à produção de conhecimento científico. O método indutivo propõe que observações particulares explicam uma verdade universal. Exemplo famoso: se todos os cisnes que vejo são brancos, logo todos os cisnes são brancos. Apesar de funcionar em diversas ocasiões, em várias outras se descobre uma nova evidência - pois cisnes negros existem -, o que leva a teoria a ser considerada incorreta e exigir sua reformulação. A partir daí, os filósofos começaram a desenvolver métodos melhores para distinguir o que era e o que não era conhecimento científico.

No início do século XX, o Círculo de Viena, grupo de filósofos que buscava resolver problemas fundamentais da pesquisa científica, reforçou a ideia da "verificabilidade" - em que somente um objeto ou evento observado diretamente poderia ser considerado ciência - como complemento ao método indutivo. Outros problemas surgiram, pois, por esta lógica, os objetos e eventos a serem investigados para comprovar uma suposta tese seriam *selecionados*. Deste modo, a verificação poderia ser realizada com uma intenção preestabelecida de confirmar o que se busca - ou seja, a mera *edição* aumentaria o risco de vieses e de falsos positivos.

Para desatar esse nó, no início do século XX, o filósofo Karl Popper introduziu o conceito de *falseabilidade* - que não tenta provar que uma teoria é verdadeira, e sim que ela é falseável, isto é: uma teoria científica ou hipótese válida deve poder ser colocada à prova. Se a hipótese resistir a todos os processos de refutação possíveis, aí sim será considerada verdadeira... até que se prove o contrário. O conceito de falseabilidade representa uma mudança de atitude em relação às próprias crenças (e prova que muita gente parou no passado). Como explicou o filósofo da ciência Alan Francis Chalmers:[316]

> *O falsificacionista admite livremente que a observação é orientada pela teoria e a pressupõe.* Ele também abandona com alegria qualquer afirmação que faça supor que as teorias podem ser estabelecidas como verdadeiras ou provavelmente verdadeiras à luz da evidência observativa. *As teorias são interpretadas como conjecturas especulativas ou suposições criadas livremente pelo intelecto humano no sentido de superar problemas encontrados por teorias anteriores e dar uma explicação adequada do comportamento de alguns aspectos do mundo ou universo. Uma vez propostas, as teorias especulativas devem ser rigorosa e inexoravelmente testadas por observação e experimento. Teorias que não resistem a testes de observação e experimentais devem ser eliminadas e substituídas por conjecturas especulativas ulteriores. A ciência progride por tentativa e erro, por conjecturas e refutações. Apenas as teorias mais adaptadas sobrevivem.* Embora nunca se possa dizer legitimamente de uma teoria que ela é verdadeira, pode-se confiantemente dizer que ela é a melhor disponível, que é melhor do que qualquer coisa que veio antes.

Mesmo que a falseabilidade também não resolva todas as questões do método científico, a ideia de que o conhecimento vigente deve ser constantemente posto à prova e atualizado prosperou pelo século XX e pavimentou uma estrada para que a ciência colocasse o pé no acelerador, mas com regras de trânsito mais definidas, digamos. Mais que isso: construiu-se a postura de que o papel do cientista é buscar refutar suas próprias teorias para avançar, e ser adulto o suficiente para jogar uma ideia fora caso ela não sirva mais. A partir de então, a metodologia se aprimorou para reduzir a possibilidade de vieses e a força da opinião do cientista.

Nos últimos cem anos, houve um salto instrumental que tornou mais complexo o trabalho científico, com o fortalecimento de comunidades, a revisão por pares[317] e a criação de órgãos governamentais para regular a ética nas pesquisas.[318] Na área da saúde, pode-se destacar ainda o estabelecimento de protocolos claros para testar estratégias de prevenção e tratamento, que criaram uma hierarquia de evidências, hoje usada com sucesso para nortear a escolha do médico e aumentar as chances de um melhor desfecho para o paciente.[319]

Na base dessas estratégias, estão os estudos *in vitro*, realizados em células isoladas. Na ponta, os estudos considerados como de maior qualidade: os grandes ensaios clínicos randomizados controlados, feitos com pessoas, que comparam o medicamento ou a intervenção com outros semelhantes, ou ainda com um placebo. E considerando, já na análise, fatores que possam enviesar os resultados. Todos esses estudos passam por uma espécie de validação ao serem publicados em revistas científicas,* incluindo as meta-análises, um modelo estatístico que agrega os ensaios clínicos para trazer uma visão uniforme e precisa sobre uma mesma questão de pesquisa. Grosso modo, seria como uma revisão criteriosa que, por meios matemáticos, uniformiza dados e dá um parecer sobre o assunto. Para garantir a qualidade da produção dos trabalhos em todas essas etapas, dos testes *in vitro* à revisão sistemática, antes de publicados os estudos devem passar por revisão dos pares - outros pesquisadores da mesma área, não envolvidos na pesquisa. O processo é parte fundamental da análise para publicação em um periódico científico e pode levar meses: os colegas levantam dúvidas, apontam problemas, pedem revisões... Na

---

* Os tipos de publicações podem ser: artigos de pesquisa - mostrando os resultados de uma série de experimentos e suas conclusões; revisão - busca da literatura científica em torno de um tema (incluindo a revisão sistemática, feita de forma mais planejada para seleção de estudos relevantes); meta-análise - é o método estatístico utilizado na revisão sistemática para integrar os resultados dos trabalhos incorporados, visando aumentar o poder estatístico da análise.

pandemia, popularizou-se a prática de publicar pré-prints,* uma ideia boa – a de publicar artigos não revisados em plataformas on-line para facilitar a troca de conhecimento –, mas com o grande revés da falta de análise criteriosa e especializada para verificar a credibilidade das conclusões.

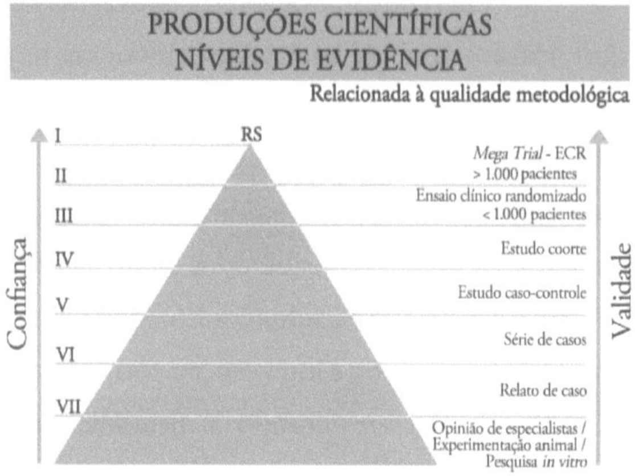

Relação entre confiança e modelos de estudo, de acordo com a qualidade metodológica.[320] Na base da pirâmide, considerada a evidência com menor grau de confiança, estão as pesquisas *in vitro*, com células isoladas, em animais e opiniões de especialistas. No topo, a evidência mais confiável, estão os ensaios clínicos randomizados controlados, quando um medicamento ou intervenção é comparado com um placebo.

- Opinião de especialistas/Experimentação animal/Pesquisa *in vitro*: são evidências consideradas preliminares. A pesquisa *in vitro* é aquela com células isoladas.
- Relato de caso: quando um ou mais médicos publicam um artigo científico em que descrevem a experiência de uma intervenção com um paciente.
- Série de casos: mesmo cenário do anterior, porém dessa vez com mais de um caso sendo descrito, sem estudar mecanismos ou causalidade.
- Estudo de coorte: análise de uma população sem interferência do pesquisador, limita-se a observar a relação entre fatores, como comportamento e prevalência de doenças.
- Ensaio clínico randomizado: é aquele em que a intervenção ou medicamento é comparado com um placebo. A evidência é mais forte quando o ensaio é duplo-cego (ninguém sabe quem toma o quê).
- *Mega trial*: ensaios clínicos randomizados que incluem mais de mil pacientes. Em geral, são os considerados durante o processo de aprovação de medicamentos.

Foi graças à evolução significativa dos filósofos do século XX e do estabelecimento desse método que as evidências – e não opiniões ou enunciados

* Pré-prints são versões preliminares de manuscritos científicos que ainda não foram certificados (revisados) por pares. Um servidor (repositório) de pré-prints bastante comum na pandemia foi o MedRxiv (medrxiv.org).

particulares - começaram a mudar paradigmas da medicina. "Um grande marco é o surgimento de dados epidemiológicos depois da pandemia de gripe de 1918, e, nos anos 1930, evidências apontando que o cigarro causava câncer de pulmão, algo que ninguém esperava, pois até os médicos fumavam. Hoje parece óbvio, mas só sabemos disso por conta da pesquisa científica", comentou em entrevista o médico Luís Correia, professor de medicina baseada em evidências da Escola Bahiana de Medicina.[321]

No entanto, mesmo essa configuração, que nos levou a muitos progressos, não tornou o conhecimento científico 100% à prova de fraudes e vieses. Ela também pode ser usada de maneira pseudocientífica para desacreditar, por exemplo, uma vacina ("essa vacina não foi testada o suficiente", "não passou tempo o bastante para conduzir os estudos necessários", "é uma vacina experimental"). Para que um imunizante seja aprovado, assim como um medicamento, deve se submeter a subdivisões de ensaios clínicos randomizados* e a uma burocrática análise e compartilhamento total de dados de segurança pré-aprovação. Sem ter a mínima noção da complexidade do processo, pode-se repetir um argumento furado como se as vacinas atuais não tivessem passado por todas essas etapas - e, sim, elas passaram.[322]

*TESTES NECESSÁRIOS PARA DESENVOLVER UMA VACINA OU MEDICAMENTO	
PRÉ-CLÍNICOS	Ensaios que avaliam o potencial terapêutico do remédio em células isoladas, modelos de computador e, depois, em animais.
FASE 1	Algumas dezenas de voluntários saudáveis recebem o composto para verificar sua segurança.
FASE 2	O número de voluntários aumenta para centenas. Os ensaios visam confirmar a segurança e começam a medir eficácia.
FASE 3	Hora de incluir milhares de participantes (dependendo da doença estudada; no caso das raras ou do câncer, por exemplo, não é possível incluir tanta gente) e verificar possíveis reações adversas mais incomuns e atestar a eficácia.
FASE 4	Ocorre depois da aprovação, para monitorar a segurança depois do uso em larga escala, benefícios secundários e outros efeitos de longo prazo.

No caso dos medicamentos, pode-se subverter cada uma dessas etapas por meio de diversas estratégias – seja o uso de um banco de dados suspeito, seja o descarte de resultados ruins até que se obtenha o desejado, a ocultação de informações num artigo ou a publicação em um periódico predatório (revista com baixo critério de seleção, interessada no retorno financeiro da publicação).

Veremos, a seguir, exemplos dos estratagemas usados para dar cara de ciência ao tratamento precoce.

A FALÁCIA DA CIÊNCIA DIVIDIDA E OS ESTUDOS FRAUDULENTOS

Desde o início, a insistência do governo federal no tratamento precoce driblava a gritante falta de evidências se apoiando sobre uma falsa dicotomia, que afirmava que a ciência estava dividida. "Eu disse: presidente, não dá pra transformar esse discurso em uma política pública, a gente não tem evidência (da eficácia dos medicamentos)", relembrou Denizar Vianna, ex-secretário de Ciência, Insumos e Tecnologia do Ministério da Saúde.[323] A frase foi proferida em uma reunião no Palácio do Planalto em abril de 2020, quando Vianna ouviu de Mauro Ribeiro, então presidente do Conselho Federal de Medicina (CFM), que iria recomendar a autonomia do médico para prescrição de medicamentos para covid-19.

Na reunião também estavam Jair Bolsonaro e Nelson Teich, então ministro da Saúde. A partir do pedido de demissão de Teich, motivado principalmente por esse embate,[324] o parecer do CFM e as recomendações do Ministério da Saúde[325] pavimentaram a mensagem institucional do tratamento precoce[326] – e abriram uma dicotomia abissal entre grupos com alto poder de alcance, com impactos consideráveis no comportamento da população.

Em uma via, a comunicação era embasada pelo conhecimento científico, mais focada nas medidas não farmacológicas, na prevenção e no distanciamento social. O outro caminho utilizava o mesmo tom científico, só que com um toque um pouco emocional, e pregando o uso de medicamentos ineficazes. Cada uma dessas vias era embasada por profissionais de saúde e contava com influenciadores diversos para a propagação da informação.

Entre tantas "opiniões", a universidade pública, os pesquisadores e cientistas foram sendo mais e mais questionados – movimento que trazia junto consigo a desvalorização institucional da ciência brasileira por meio de significativos cortes de verba e mudanças no Ministério da Educação. Casos emblemáticos, como os de ataques ao pesquisador Marcus Lacerda[327] e ao epidemiologista Pedro Hallal,[328] ajudaram a aumentar o embate entre a ciência oficial e a "paralela".

Muitas vezes esses discursos contraditórios surgiam dentro de uma única instituição. É o caso da Universidade de São Paulo (USP), maior universidade da América Latina – casa do médico toxicologista Anthony Wong e do biólogo Paolo Zanotto, virologista do Instituto de Ciências Biológicas (ICB), defensores do tratamento precoce –, mas também endereço de Paulo Lotufo, célebre médico epidemiologista que participou do combate de várias epidemias e pandemias, e de Sandra Farsky, presidente da Associação Brasileira de Ciências Farmacêuticas na gestão 2021-2022, que são cientistas absolutamente críticos ao uso do tratamento precoce. E vale lembrar que a fosfoetanolamina foi desenvolvida e defendida pelo professor Gilberto Chierice, do Instituto de Química de São Carlos da USP – e que o próprio IQSC depois teve que se posicionar contra seu servidor.

Assim, é nesse ambiente complexo que a disseminação concomitante de informação educativa e informação falsa/contraditória leva à formação de dois grupos na sociedade, que acabam se influenciando mutuamente. Um, o grupo receptor de informação educativa, capaz de usar as habilidades adquiridas para prevenir o contágio e a disseminação da doença. O outro, uma vez exposto ao conteúdo duvidoso, se torna mais suscetível aos riscos, por ter menor aderência às medidas preventivas e, consequentemente, influencia no risco dos dois grupos. O verniz científico colaborou para convencer o segundo grupo, mesmo que não viesse, necessariamente, de cientistas [*volte ao capítulo 3, sobre desinformação*].

Para não cansar o leitor, não desmentimos um a um os principais estudos de *ciência zumbi* usados pelos defensores do kit covid. Em vez disso, destrinchamos exemplos que se tornaram famosos tanto para o bem quanto para o mal referentes a três drogas: ivermectina, cloroquina e hidroxicloroquina.

A SAGA DA CLOROQUINA E DA HIDROXICLOROQUINA

No dia 4 de fevereiro de 2020, um consórcio de pesquisadores chineses do Instituto de Virologia de Wuhan e do Instituto de Farmacologia e Toxicologia de Pequim publicou uma carta* ao editor da revista *Cell Research*,[329] do Grupo Nature – que, mais tarde, se tornaria uma das publicações mais acessadas da história da revista. Na carta, os autores afirmam que a cloroquina tinha sido altamente eficaz em controlar a infecção causada pelo Sars-Cov-2 em testes *in vitro*. Além do antimalárico, outros fármacos que ficariam mais ou menos famosos durante a pandemia foram estudados pelos chineses. Estavam lá a nitazoxanida, mais conhecida pelo nome comercial Annita, e os antivirais favipiravir e remdesivir – este seria aprovado no Brasil em março de 2021.[330]

Os resultados com a cloroquina foram promissores. Ela parecia eficiente em bloquear a replicação do vírus em células infectadas sem afetar as células saudáveis, o que seria um primeiro requisito de segurança. Só que esses testes foram realizados *in vitro*, ou seja, sem utilizar um organismo vivo – é uma experiência feita na bancada do laboratório, com culturas de células isoladas. Eram apenas as primeiras etapas da

* Uma carta ao editor é um espaço do periódico onde os pesquisadores podem se corresponder com os outros leitores e dividir suas ideias. É um espaço que suscita o debate entre os pares, importante para estimular novas pesquisas.

busca por um antiviral contra o Sars-Cov-2. A cloroquina, que já havia sido estudada contra outros vírus, sem nunca ter sido aprovada para este fim, parecia uma opção viável. Foi exatamente o que os autores concluíram, sugerindo que o composto deveria ser testado nos pacientes.

EFEITO *IN VIVO* × *IN VITRO*	
IN VITRO	Ensaios realizados em células isoladas, na bancada do laboratório, colocando um composto para atuar sobre uma célula infectada ou doente. Nesse modelo experimental, é possível obter pistas para motivar novas pesquisas.
IN VIVO	Pesquisa feita com seres vivos, que pode ter resultados bem diferentes. O organismo é mais complexo que uma célula apenas, então o composto pode não ser absorvido corretamente, interagir com outras moléculas e até ser tóxico, a depender da dosagem usada *in vitro*.

Poucos dias depois, em 17 de fevereiro, o Conselho de Estado da China anunciou que a cloroquina havia mostrado eficácia e segurança como tratamento da pneumonia associada à covid-19 em ensaios clínicos rapidamente conduzidos.[331] No dia seguinte, o conselho incluiu o fármaco na sexta edição das suas diretrizes para diagnóstico e tratamento da doença do novo coronavírus.[332] Governos de todo mundo acompanhavam animados os relatos que vinham da China e começavam a mexer seus pauzinhos.

No entanto, as informações dos ensaios clínicos chineses eram pouco transparentes, e o que havia de disponível levantava suspeitas - como a velocidade com que os experimentos foram feitos em tantos hospitais diferentes, e em não mais do que cem pacientes, segundo informações disponibilizadas pelo próprio governo chinês.[333] Mesmo assim, não muito tempo depois, os testes com cloroquina se multiplicaram por todo o mundo.

Com esses primeiros resultados, apareceram os estudos com a hidroxicloroquina - substância análoga à cloroquina, ou seja, quimicamente parecida, porém menos tóxica, e por isso mais indicada para o tratamento de lúpus eritematoso sistêmico e artrite reumatoide, em função do uso crônico. Devido à semelhança, o mesmo grupo chinês que publicou os primeiros estudos *in vitro* com a cloroquina testou a hidroxicloroquina, também em células isoladas, e mais uma vez obteve um resultado positivo, ainda que menos potente do que o observado com a cloroquina.[334] Como era de se esperar, quase uma dezena de estudos clínicos já estavam em andamento no final de fevereiro.

É neste momento que surge Didier Raoult.

No dia 25 de fevereiro de 2020, Raoult, um médico e microbiologista francês tão produtivo quanto controverso, apareceu em um vídeo no YouTube cujo título era "Coronavirus: vers une sortie de crise?" *["Coronavírus: em direção ao fim da crise?", em tradução livre],*[335] em que anunciava as descobertas chinesas. Raoult, à frente de um importante centro de infectologia francês, em Marselha, tinha um longo histórico de pesquisa da ação da hidroxicloroquina em outras doenças virais, como a febre Q. Estava pronto para testar de novo sua hipótese de que ela poderia sim, um dia, passar de antiparasitário a antiviral.

Em 16 de março, milhares de pessoas em todo mundo acessaram e compartilharam um novo vídeo em que Raoult, com seus cabelos longos despenteados e um jaleco branco que lhe conferem um ar de cientista louco, apresentou os primeiros resultados de seu novo protocolo para tratamento de covid-19, utilizando hidroxicloroquina associada a azitromicina.[336] O vídeo resumia o artigo científico "*Hydroxychloroquine and azithromycin as a treatment of COVID-19: results of an open-label non-randomized clinical trial*" ["Hidroxicloroquina e azitromicina como tratamento para COVID-19: resultados de um ensaio clínico aberto e não randomizado", tradução livre], publicado pelo *International Journal of Antimicrobial Agents*, de alto impacto e reputação na comunidade científica.[337]

Enquanto os eufóricos Trump e Bolsonaro usavam esse anúncio em favor de seus governos, os cientistas do mundo já estavam céticos com os resultados obtidos pelo grupo francês.

Em primeiro lugar, há de se desconfiar de um manuscrito aceito apenas 24 horas depois da submissão aos editores. O texto foi enviado no dia 16 de março, aprovado no dia 17, e, no dia 20, já era possível ler o artigo no site da revista. Esse processo normalmente leva meses.

Como vimos no início do capítulo, quando uma revista científica recebe um artigo a ser publicado, seus editores convidam cientistas de todo o mundo (em geral, mais de um), sem vínculos com o estudo em questão, para darem seu parecer sobre o manuscrito. São os *pares* – pessoas com a mesma formação, porém independentes – que podem oferecer um julgamento mais neutro sobre a qualidade da pesquisa. Após a análise, os pareceres são encaminhados à revista, recebidos pelo editor, que enfim toma a decisão de aceitar ou não o trabalho para publicação. Pode ser ainda que os pares enviem dúvidas ou peçam correções aos autores. Ou seja, é um caminho longo e com pessoas demais para ser finalizado em um único dia.

Para completar a desconfiança sobre o processo editorial, o editor-chefe da revista que publicou o artigo, Jean Marc Rolain, também era pesquisador no Instituto Hospitalar Universitário Méditerranée Infection, o mesmo dirigido por Didier Raoult, e foi coautor do trabalho.

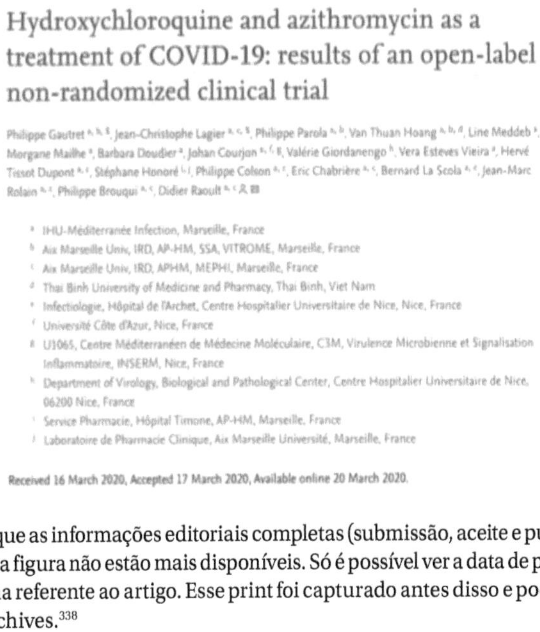

Hydroxychloroquine and azithromycin as a treatment of COVID-19: results of an open-label non-randomized clinical trial

Philippe Gautret [a, h, $], Jean-Christophe Lagier [a, c, $], Philippe Parola [a, b], Van Thuan Hoang [a, b, d], Line Meddeb [a], Morgane Mailhe [a], Barbara Doudier [a], Johan Courjon [e, f, g], Valérie Giordanengo [h], Vera Esteves Vieira [a], Hervé Tissot Dupont [a, c], Stéphane Honoré [i, j], Philippe Colson [a, c], Eric Chabrière [a, c], Bernard La Scola [a, c], Jean-Marc Rolain [a, c], Philippe Brouqui [a, c], Didier Raoult [a, c]

[a] IHU-Méditerranée Infection, Marseille, France
[b] Aix Marseille Univ, IRD, AP-HM, SSA, VITROME, Marseille, France
[c] Aix Marseille Univ, IRD, APHM, MEPHI, Marseille, France
[d] Thai Binh University of Medicine and Pharmacy, Thai Binh, Viet Nam
[e] Infectiologie, Hôpital de l'Archet, Centre Hospitalier Universitaire de Nice, Nice, France
[f] Université Côte d'Azur, Nice, France
[g] U1065, Centre Méditerranéen de Médecine Moléculaire, C3M, Virulence Microbienne et Signalisation Inflammatoire, INSERM, Nice, France
[h] Department of Virology, Biological and Pathological Center, Centre Hospitalier Universitaire de Nice, 06200 Nice, France
[i] Service Pharmacie, Hôpital Timone, AP-HM, Marseille, France
[j] Laboratoire de Pharmacie Clinique, Aix Marseille Université, Marseille, France

Received 16 March 2020, Accepted 17 March 2020, Available online 20 March 2020.

Curioso notar que as informações editoriais completas (submissão, aceite e publicação on-line) apresentadas na figura não estão mais disponíveis. Só é possível ver a data de publicação on-line (25/7) na página referente ao artigo. Esse print foi capturado antes disso e pode ser consultado no site Web Archives.[338]

Se esses dois fatos por si sós já não bastassem para derrubar a crença na cloroquina como panaceia mágica, quando o artigo começou a ser analisado criticamente, a coisa piorou. Descobriu-se que o estudo começou antes de sua aprovação formal pelo comitê de ética em pesquisa da França[339] – uma tática esperta que também viria a ser utilizada por alguns brasileiros nos meses subsequentes. O projeto havia sido autorizado pelo comitê no dia 5 de março, com um protocolo que incluía o acompanhamento de pacientes por catorze dias. Seus resultados, contudo, foram apresentados no dia 16 de março.

Mesmo que o recrutamento acontecesse em tempo recorde, doze horas, os resultados só estariam disponíveis no dia 19, e ainda precisariam ser analisados, redigidos e formatados em um artigo. Além disso, o comitê de ética aprovou o estudo para indivíduos maiores de 12 anos de idade, e duas crianças de 10 anos foram incluídas entre os pacientes avaliados. Como se não bastasse, o registro do estudo sequer previa que a azitromicina estaria em seu protocolo. Ou seja, o uso do antibiótico, que também pode trazer efeitos colaterais cardíacos, não havia sido liberado nesse projeto.[340]

Em segundo lugar, o experimento tinha um planejamento que não permitia fazer inferências concretas sobre o fármaco. Como vimos, é importante que os voluntários sejam divididos de maneira aleatória entre grupos recebendo ou não o tratamento – neste segundo, recebem o nome de “grupo controle”. A randomização na distribuição evita que se selecionem os indivíduos com maior chance de sucesso para receber o medicamento. Neste caso, havia os dois grupos, mas os participantes não foram randomizados. Portanto, os indivíduos com maior chance de responder ao tratamento podem ter recebido o remédio real, enquanto os mais debilitados tomavam o placebo. A pesquisa também não era duplo-cega, ou seja, tanto paciente quanto médico sabiam que estavam administrando um medicamento com potencial para mudar seu desfecho – o que aumenta a possibilidade de vieses. O grupo controle tinha pacientes distribuídos por vários centros de pesquisa no sul da França, sem uniformidade nos protocolos de cuidado e acompanhamento de cada um deles.

Um exemplo da desorganização: todos os participantes deveriam realizar um teste RT-PCR para avaliar a carga viral nos dias 1, 4, 7 e 14 do ensaio clínico. Entretanto, não foram apresentados os resultados do dia 7, sem nenhuma explicação. É considerado grave o fato de que, para alguns pacientes do grupo controle, não há nenhum dado sobre os testes de PCR, sugerindo a avaliação da presença do vírus por outros métodos ou a ocultação deliberada dos resultados.

Por fim, seis pacientes do grupo do tratamento foram excluídos durante o estudo, ou porque ficaram muito mal, ou por terem parado com a medicação. Um deles chegou a falecer. Ao excluir tais pacientes e manter somente os que haviam se saído bem, Raoult fez parecer que a cura era evidente. Nenhum dado sobre o estado dos voluntários no dia 14 foi apresentado, que demonstraria a real condição clínica do grupo após o término do tratamento. Ou seja: em teoria, até parecia ciência. Só que malfeita.

Quem desconfiava do otimismo desmedido em relação ao medicamento recebeu, sem muita surpresa, os resultados de um novo estudo um mês depois, publicado na *JAMA Network Open*, revista da Associação Médica Americana, em 24 de abril de 2020.[341] Um trabalho muito melhor, sob o ponto de vista do rigor metodológico, mas não menos envolto em controvérsia. E que fez seu autor ser ameaçado e ter que andar de carro blindado. O trabalho foi conduzido em Manaus por Marcus Vinícius de Lacerda, infectologista da Fiocruz que coordena o Instituto de Pesquisa Clínica Carlos Borborema. Ora, se teremos que conviver com o carma de ser o país do tratamento precoce, ao menos foi daqui que saiu também o estudo que começou a desmontar o mito da cloroquina.[342]

Assim como políticos e seus pares, o pesquisador estava empolgado com os resultados de Raoult. Lacerda contava com a experiência de uma carreira dedicada à malária – portanto, estava familiarizado com a cloroquina, pronto para entrar bem na corrida dos estudos clínicos com a droga contra o coronavírus. Foi o primeiro a receber autorização para testar o fármaco no país, tendo como principal objetivo estabelecer a segurança do uso em pacientes com covid-19, pois não havia essa informação na literatura até o momento.

Para Lacerda, que conhecia o histórico de risco cardíaco ligado à cloroquina, estudar o efeito tóxico era algo urgente. Afinal, além do uso já difundido em hospitais no mundo todo, circulava a perigosa ideia do uso preventivo desses medicamentos – e já se noticiavam casos de pessoas comprando e estocando cloroquina em casa. Mais que isso, era sabido que pacientes com a doença do novo coronavírus tinham alterações cardíacas, portanto a cloroquina poderia oferecer um risco adicional. Diferentemente do estudo francês, Lacerda traçou um protocolo de ensaio duplo-cego randomizado controlado e aguardou a aprovação do comitê de ética em pesquisa para iniciar o trabalho.[343, 344]

Foram incluídos 81 voluntários, recrutados rapidamente, pois o número de casos em Manaus começava a subir. Todos estavam hospitalizados com síndrome respiratória aguda grave, a complicação mais terrível da covid-19. Eles foram divididos aleatoriamente em dois grupos com opções de doses de cloroquina distintas, sem que o pesquisador ou o paciente soubessem o tratamento recebido (duplo-cego). O objetivo principal era avaliar a segurança da cloroquina nas doses utilizadas. Os grupos de pacientes foram chamados de "dose baixa" e "dose alta", pois receberam um total de 2,7 g e 12 g de cloroquina, respectivamente, ao final do período de dez dias. Além da segurança, Marcus e seu grupo acreditavam que a dose mais alta reduziria a taxa de letalidade da doença em comparação ao grupo "dose baixa".

Nas palavras de Marcus, em entrevista concedida aos autores deste livro:[345] "Nunca fiz o estudo para provar que a cloroquina não funcionava. A hipótese do nosso estudo, inclusive, era que uma dose maior funcionaria melhor. Até aquele momento, a gente não sabia, por exemplo, qual era a concentração de cloroquina no tecido pulmonar. Não adianta a cloroquina estar no sangue se ela não for para o pulmão, que é onde o vírus está, né? Então, a gente, inclusive, ao fazer essa dose mais alta, imaginava que, ao aumentar a dose, a cloroquina penetraria mais no pulmão e mataria mais vírus".

Para elevar com segurança a dose a quantidades superiores às do experimento *in vitro*, Lacerda e equipe se basearam no conhecimento histórico do uso terapêutico de cloroquina. Com isso, a dose ficou mais potente que a utilizada no protocolo chinês.[346] Um comprimido de 150 mg de cloroquina é equivalente a 242 mg do sal difosfato de cloroquina. Os chineses utilizaram doses de 500 mg de difosfato de cloroquina, duas vezes ao dia, por dez dias. Esse protocolo de tratamento daria um total de 10 g do sal, equivalente a 6,2 g de cloroquina, cerca da metade da dose utilizada no estudo de Manaus.[347] A título de curiosidade, a dosagem em geral usada no kit covid é de 400 mg de hidroxicloroquina, a droga análoga, uma vez ao dia.

Com o acompanhamento diário dos pacientes, foi possível perceber arritmias cardíacas importantes naqueles pacientes do grupo "dose alta". Imediatamente, o comitê de monitoramento de segurança, que seguia de perto a condução do estudo, recomendou que a comparação entre os dois grupos fosse interrompida, e que todos os pacientes migrassem para o grupo "dose baixa", que recebia apenas 2 g de cloroquina durante todo o tratamento - uma dosagem um terço menor que a da China, até o fim do período previsto no protocolo.

Entre as conclusões do trabalho, surgiu a comprovação de que *doses mais altas de cloroquina não são seguras para os pacientes - e que, portanto, certamente a cloroquina não deveria ser utilizada contra covid-19*. A hipótese inicial de Lacerda foi contrariada: o risco da dose alta era consideravelmente maior que o benefício. Era a falseabilidade proposta por Karl Popper, descrita no início do capítulo, em plena atividade, levando à produção de novo conhecimento científico e evoluções no tratamento.

Tanto que a publicação do artigo de Marcus Lacerda ajudou a mudar a prática clínica pelo mundo afora. Por outro lado, acabou servindo de munição para os defensores da cloroquina no Brasil. Tais figuras divulgavam que o medicamento havia sido testado em uma fase muito tardia do tratamento e coisas escabrosas como – pasme! – o fato das mortes ocorridas terem sido planejadas pelo cientista somente para comprovar a ineficácia e o perigo da cloroquina.[348]

Ao fim do estudo de Lacerda, 22 pacientes faleceram, sendo seis no grupo "dose baixa", e os demais dezesseis do grupo "dose alta".[349] Segundo os autores, a maior letalidade neste grupo teria a ver com o fato de a randomização ter incluído pacientes mais velhos e suscetíveis a complicações cardíacas, além do fato de estarem todos com covid-19 grave em uma época em que o tratamento da doença ainda estava sendo estudado, portanto com maiores chances de morrer.

Segundo o próprio Marcus: "O último ano (2020-2021) foi um ano muito triste, porque apesar do que a gente fez, a discussão no Brasil ainda não acabou. A pior coisa para um pesquisador é ele ter encontrado alguma coisa e aquilo não ter virado prática. O meu estudo mudou a prescrição de todos os médicos americanos, mas não mudou a prescrição da maioria dos médicos do meu próprio país. Isso é impensável".[350]

Dois meses depois da publicação do artigo, dois outros grandes estudos clínicos internacionais bateram o martelo contra cloroquina e hidroxicloroquina e tantos outros começaram a mostrar a ineficácia da cloroquina na prática. Em 5 de junho, o estudo RECOVERY, da Universidade de Oxford na Inglaterra, anunciou que a hidroxicloroquina não oferecia benefício algum contra a covid-19.[351] Segundo Peter Horby, chefe do estudo: "Nosso ensaio mostrou que a hidroxicloroquina não é um tratamento efetivo em pacientes hospitalizados. Embora seja decepcionante que este tratamento tenha se mostrado ineficiente, isso nos permite concentrar esforços e recursos para medicamentos mais promissores".

Ainda em junho, no dia 17, a plataforma de ensaios clínicos Solidarity, coordenada pela OMS, decidiu interromper os estudos com hidroxicloroquina[352] por não mostrarem nenhum benefício que valesse o risco, em nenhum estágio do tratamento.[353] Outro artigo, ligando a cloroquina a uma maior mortalidade em pessoas com covid-19, publicado no jornal científico *The Lancet*, acabou sendo retratado em junho - descobriu-se que provinha de uma fonte de dados suspeita, a Surgisphere, empresa estadunidense investigada por fraudes.[354] Quem denunciou o problema foi a própria comunidade científica, que já vinha falando mal da cloroquina, em mais um exemplo do que falamos sobre a ciência bem-feita. Se os dados são suspeitos, mesmo que reforcem o que pensamos ser verdade, devem ser desconsiderados.

A farsa da Surgisphere foi repetida à exaustão na CPI da Pandemia como "prova" de que a cloroquina funcionava e de que também era vítima da ciência malfeita. Só que aqui estamos falando de um único estudo ruim em meio a muitos bons. Além disso, a Surgisphere também forneceu dados falsos para outra pesquisa, que afirmava que a ivermectina melhorava o quadro dos infectados.

A despeito da produção rápida de boas evidências, o Brasil insistiu no estudo de Raoult e o utilizou para balizar suas políticas públicas.[355] Enquanto isso, Lacerda passou a ser alvo de sindicâncias, processos, ameaças e uma campanha de difamação promovida pela milícia digital bolsonarista. Seu estudo foi usado de forma enganosa pelos governistas na CPI da Pandemia.

"Foi duro, porque a gente estava no auge da atividade, com várias pesquisas em andamento. Houve ataques à minha família ameaçando me matar, diziam saber onde eu morava, que iam atrás de mim, da minha esposa, dos meus filhos... Ali, naquele primeiro mês, foi muito traumático, a gente não conseguia sair de casa. Tive que sair com escolta armada, minha esposa não queria que eu fosse pra rua... Foram os dias mais obscuros e terríveis que eu vivi. Passei de alguém que poderia salvar para uma pessoa que tinha matado de propósito", relembrou Lacerda.[356]

Mesmo diante de todas essas evidências, um ano depois de publicar o primeiro artigo Marcus foi coautor de outro estudo clínico, comprovando mais uma vez a ineficácia de cloroquina e hidroxicloroquina no tratamento de pacientes graves com covid-19.[357] Àquela altura, contudo, outro medicamento já havia roubado a cena.

IVERMECTINA: DOS PIOLHOS AO CORONAVÍRUS

Em maio de 2020, a ivermectina, medicamento antigo usado para tratar parasitoses como sarna e piolho, passou a ser adotada por diversos grupos políticos, científicos e até religiosos[358] de vários países como forma de prevenir a covid-19. Era um raciocínio semelhante ao da cloroquina: usar medicamentos que já funcionam contra parasitas para tentar matar um vírus.

Especialmente em países da América Latina, como Peru, Bolívia e Brasil, o uso começou a se difundir amplamente,[359] à sombra das discussões acirradas sobre cloroquina e hidroxicloroquina que ocorriam no *mainstream* da medicina e da mídia. As pessoas recebiam doses de ivermectina até em sua forma injetável, indicada somente para animais (bovinos, ovinos, suínos e outros animais), como se fosse uma vacina. Não demorou para que prefeituras de Norte a Sul do Brasil iniciassem campanhas e políticas de distribuição do vermífugo para a população, como cura ou prevenção para a doença.[360]

Depois do sucesso na América Latina,[361] em meados de agosto de 2021, a moda chegou aos Estados Unidos, onde o remédio é mais utilizado para tratar parasitas em animais. Por lá, a venda chegou a 90 mil unidades por semana, o que levou o Centro de Controle de Doenças a emitir um alerta de emergência para cidadãos e profissionais de saúde.[362] O órgão destacou casos emblemáticos, como o de um adulto que tomou ivermectina injetável para gado para prevenir covid-19 e foi admitido no hospital com confusão mental, alucinação visual, dificuldade para respirar e tremores. Teve que ficar internado por nove dias.

Apesar de cloroquina e hidroxicloroquina serem as drogas mais famosas, foi de longe a ivermectina a substância que mais prosperou no Brasil. Entre 2020 e 2021, foram vendidas nada mais, nada menos, do que 102.447.403 caixas de ivermectina nas drogarias, segundo a IQVIA, empresa internacional que audita o setor farmacêutico.[363] O ritmo de vendas se manteve estável durante a pandemia, com aumento na chegada de novas ondas. Em janeiro de 2022, foram 5,5 milhões de unidades vendidas com o avanço da variante Ômicron, contra 1,5 milhão em dezembro de 2021.[364] Mais do que isso, a ivermectina foi protagonista de campanhas de engajamento popular e objeto de adoração entre populares. Grupos de leigos trocavam entre si dicas de dosagem no WhatsApp para crianças, idosos, adultos saudáveis, que não necessariamente estavam infectados. O uso chegou a ser feito de maneira profilática, sempre com a ideia de que era um medicamento barato, um trunfo frente aos planos da indústria farmacêutica – raciocínio que os fabricantes nacionais de ivermectina adoraram, como detalhamos no capítulo 7.[365]

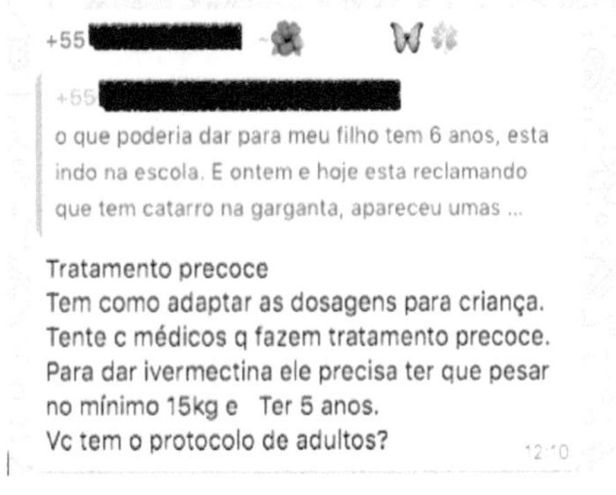

Imagem obtida em grupo de tratamento precoce no WhatsApp.[366]

Como ocorreu com a hidroxicloroquina e a cloroquina, o hype da ivermectina também começou com um lastro na realidade das pesquisas em laboratório. Em junho de 2020, um grupo da Universidade de Monash, na Austrália, divulgou os resultados de um estudo que avaliou a ação do composto em células infectadas pelo Sars-Cov-2.[367] Ao avaliar o efeito da dose única do fármaco após 48 horas, os australianos observaram uma redução de 5 mil vezes de material viral (RNA viral) nas células infectadas, sugerindo poder antiviral.

Os autores foram além. Com base nesses achados, sugeriram que a ivermectina fosse testada em pacientes para impedir o agravamento da doença. Fazia sentido, não fossem detalhes curiosos, como o fato da dose equivalente à utilizada no estudo ser dezenas de vezes maior do que a considerada segura para humanos e a grande dificuldade de traduzir o efeito de qualquer medicamento observado em estudos com células (*in vitro*) para animais *(in vivo)* e humanos. Isso foi particularmente difícil para a ivermectina.

Explicamos. Por ser um fármaco utilizado há tempos, seus dados de segurança e efeitos antiparasitários eram bem conhecidos, assim como suas propriedades farmacocinéticas,[368] que descrevem os caminhos e a quantidade do fármaco[369] no organismo, após o medicamento ser tomado pelo paciente.

FARMACOCINÉTICA X FARMACODINÂMICA	
FARMACOCINÉTICA	O estudo do caminho que o medicamento percorre no organismo, da absorção à sua excreção.
FARMACODINÂMICA	Estudo da interação do medicamento com seu local de ação proposto. É o que determina o efeito terapêutico.

Mesmo quando a ivermectina é administrada por via oral na dose mais elevada encontrada na literatura (1.700 microgramas/kg), sua concentração no sangue não passa de 0,28 microMolar, quase dezoito vezes menor do que a concentração que promovia a atividade antiviral nos estudos *in vitro* (5 micromolar) realizados pela Universidade de Monash.[370]

Para alcançar essa dose de 0,28 microMolar em um paciente de 70 kg, é necessário ingerir cerca de 20 comprimidos de ivermectina de 6 mg de uma vez. Ou seja: mesmo que a pessoa tomasse tudo isso, ainda estaria longe de atingir a concentração de ivermectina considerada "antiviral" no estudo. E não para por aí. Como a ivermectina tem muita dificuldade de alcançar os pulmões, de acordo com os estudos animais, as baixas concentrações nesse tecido dificultariam ainda mais qualquer efeito contra a covid-19.

Bastava olhar para esses dados e compará-los com as dosagens recomendadas de ivermectina para concluir a obviedade: a *ivermectina não tem potencial contra o coronavírus*. O que se viu a partir da publicação do grupo australiano, contudo, foi uma total desconsideração da questão farmacocinética, que levou a uma série de estudos alimentando a voracidade das facções apoiadoras do medicamento.

Uma das publicações mais citadas pelos defensores foi um estudo em pré-print* do grupo egípcio coordenado por Ahmed Elgazzar, da Universidade de Benha, divulgado em novembro de 2020. Esse trabalho chamou muita atenção por afirmar que a ivermectina reduzia a mortalidade por covid-19 em cerca de 90% em um ensaio clínico controlado e randomizado – que, como vimos no início do capítulo, é o tipo de pesquisa considerado mais confiável para testar a ação de um medicamento.

O burburinho em torno do pré-print, intitulado *"Efficacy and Safety of Ivermectin for Treatment and prophylaxis of COVID-19 Pandemic"* [Eficácia e segurança de Ivermectina no tratamento e profilaxia da

* Artigo científico que ainda não foi revisado por pares. É considerado menos confiável, como algo passível de confirmação. A publicação de pré-prints tem suas vantagens, como a possibilidade de corrigir dados e trocar opiniões com pesquisadores estudando o mesmo tema. Na pandemia, contudo, a necessidade de agilidade na pesquisa fez com que os pré-prints se popularizassem e fossem tidos, muitas vezes, como provas robustas.

pandemia de covid-19, em tradução livre],[371] pode ser medido pelo número de acessos ao site. A publicação foi visualizada quase 220 mil vezes. A título de curiosidade, o artigo de Raoult sobre hidroxicloroquina teve pouco mais de 4,8 mil acessos.

Na plataforma *Altmetric*, que compila informações de como trabalhos científicos estão repercutindo na sociedade, na forma de menções em portais de notícias, redes sociais, políticas públicas e citações, e calcula uma métrica (altmetrics) para determinar o grau de atenção recebido por aquela publicação em particular, o artigo não foi tão bem em comparação aos outros midiáticos. O trabalho egípcio alcançou um grau de atenção de 1.314 em janeiro de 2022.* Cabe aqui uma ressalva importante: trabalhos que atraem menos atenção da mídia acabam alcançando menor projeção na sociedade, apesar de serem altamente citados. Por exemplo, um artigo de brasileiros de 2020 dentre os mais citados (378 citações) por outros trabalhos segundo a plataforma Incites** – "*The Role of Short-Chain Fatty Acids From Gut Microbiota in Gut-Brain Communication*"[372] [O papel dos ácidos graxos de cadeia curta do microbioma intestinal na comunicação intestino-cérebro] tem um valor de altmetrics de 79,[373] o que ainda é considerado alto para a grande maioria das pesquisas básicas. Isso reforça o alcance que as informações tiveram na pandemia e o dano que trabalhos malfeitos como o do Elgazzar podem causar. Para se ter uma ideia, o índice alcançado pelo trabalho egípcio é cerca de metade do alcançado pela publicação de Marcus Lacerda descrevendo o estudo clínico com cloroquina (2.690)[374] e bem menor do que o de Didier Raoult (9.839)[375], que está entre os top 5% de todas as pesquisas no Altmetric. Esta é uma

* Em 31 de maio de 2022, a métrica baixou para 635, com a diminuição do interesse pelo assunto, conforme acessado em: https://researchsquare.altmetric.com/details/94263934.

** InCites é uma plataforma da empresa Clarivate para avaliação de informação baseada em citações de trabalhos. Disponível em: https://incites.clarivate.com.

informação adicional ao número de citações de artigos,* a métrica mais comumente indicada para avaliar o sucesso de um artigo, e que ajuda a indicar a qualidade e potencial de inovação de um trabalho científico.

Mesmo que, em termos de atenção midiática, o trabalho de Elgazzar não pareça tão impactante quando comparado aos outros dois sobre cloroquina e hidroxicloroquina, cabe ressaltar que esse pré-print foi citado 86 vezes em artigos até maio de 2022, segundo o *Google Acadêmico*,** aumentando a visibilidade de uma informação não revisada por pares – e que, depois, nunca foi confirmada.

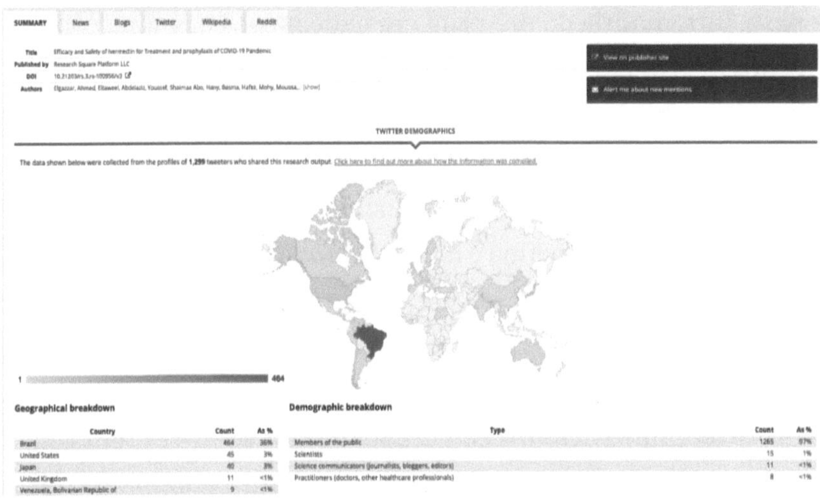

Mapa de atenção do pré-print "*Efficacy and Safety of Ivermectin for Treatment and prophylaxis of COVID-19 Pandemic*", em sua terceira versão do dia 28 de dezembro de 2020. O Brasil era o país com maior repercussão do trabalho à época, como mostrado no mapa. Imagem capturada no dia 22 de dezembro de 2021.

Tudo fica mais impressionante quando consideramos a vida útil dessa publicação. Após oito meses e quatro versões publicadas, no dia 14 de julho, a Plataforma *Research Square*, que hospedava o estudo egípcio, tirou do ar a última versão, indicando preocupação com as

* Artigos científicos que aparecem citados como referência de uma outra publicação.

** Google Acadêmico é uma base de dados de literatura científica, livre para pesquisa. Os dados de citações do artigo foram obtidos em 31 de maio de 2022.

informações ali contidas.[376] Mesmo sem qualquer divulgação por parte da *Research Square* dos resultados da sua investigação sobre o assunto, não demorou para que as preocupações relatadas viessem a público[377] e transformassem o trabalho de Elgazzar em uma boa referência para cursos de ética em pesquisa, como aula do que não fazer.

A pesquisa egípcia mostrou-se não só um verdadeiro estudo de caso de plágio, infrações à ética acadêmica e falta de transparência, mas também de ensaio clínico mal desenhado e conduzido.[378] A história começou a ser desvendada por um grupo de cientistas – após Jack Lawrence, estudante de medicina dos Estados Unidos, descobrir que a parte introdutória do pré-print era nada menos que uma cópia de trechos de diversos outros trabalhos ou materiais já publicados.[379] Além disso, havia falhas metodológicas e informações faltando no trabalho final.

Vejamos: o estudo clínico conduzido de Elgazzar foi planejado para comparar ivermectina e hidroxicloroquina em seis grupos distintos de cem indivíduos cada um. Em quatro deles os pacientes com covid-19 eram divididos por gravidade da doença (leve/moderada) e medicamento recebido (o tratamento padrão mais ivermectina ou hidroxicloroquina). Outros dois grupos de cuidadores e profissionais de saúde, em contato com pacientes com covid-19, foram divididos entre os que faziam ou não o uso preventivo de ivermectina. No fim das contas, os pesquisadores afirmaram que a ivermectina poderia ser usada como tratamento – pois seria capaz de reduzir a taxa de mortalidade e tempo de hospital, principalmente em pacientes graves – e como profilaxia, já que os cuidadores ou profissionais de saúde que fizeram uso do medicamento foram supostamente menos infectados.

Só que, estranhamente, os autores não compartilharam os dados originais da pesquisa, fundamentais para análise e compreensão dos resultados descritos na publicação. O que fizeram foi disponibilizar um link que direciona para uma base de transferência de arquivos, que cobrava 9 dólares para fazer o download de uma pasta contendo as informações sobre o tratamento e pacientes.[380] Em 23 de dezembro de 2021, os dados não estavam mais disponibilizados, mas poderiam ser encontrados no link: http://nickbrown.fr/blog/elgazzar.

Assim que Jack Lawrence e seus colegas pesquisadores colocaram as mãos nos dados originais,[381] perceberam discrepâncias graves com o descrito no pré-print, pois mostravam um resultado completamente diferente da conclusão dos autores e reforçaram a suspeita de condução antiética do estudo. O material revelou problemas no recrutamento e tratamento dos voluntários, que começaram antes da data descrita no artigo (8 de junho de 2020), trazendo dúvidas sobre o estudo também ter iniciado antes da aprovação do comitê de ética. Havia ainda contradições na randomização dos pacientes, que parece não ter sido realizada ou alcançada totalmente pelo grupo de pesquisadores, e no número e datas das mortes em cada grupo estudado.

Uma boa parcela das 26 mortes relatadas no texto final tinha ocorrido antes do início oficial do estudo. Além disso, parece ter havido fraude no número de pacientes recrutados com duplicação de informações e erros estatísticos. As análises indicam que pelo menos 79 participantes tiveram dados duplicados ("clonados") no estudo.[382] Com tudo isso, é impossível afirmar que as 26 mortes descritas no pré-print, vinte das quais no grupo com covid-19 que não recebeu ivermectina (grupo hidroxicloroquina e cuidado padrão), estavam de acordo com os resultados reais do estudo.

Como dizia Carl Sagan, alegações extraordinárias exigem evidências extraordinárias[383] – algo que tal estudo sobre a ivermectina estava longe de oferecer. Era preciso buscá-las, e esse pontapé inicial, mesmo que à base de infrações éticas e fraudes, acabou dando início a uma série de estudos clínicos mais amplos e rigorosos[384] – mas também impulsionou o uso irracional de ivermectina em todo o mundo, tanto como cura quanto como prevenção da covid-19.

Um aspecto digno de nota no caso da ivermectina é que as meta-análises foram um instrumento importante para validação do tratamento precoce. Contudo, ao retirar o estudo de Elgazzar de duas grandes meta-análises publicadas sobre a eficácia da ivermectina,[385] o resultado passa de muito eficaz para sem benefício algum na doença. O que acabou por alimentar a máxima: só porque se trata de uma meta-análise, um conjunto de dados ruins jamais vai gerar uma informação boa.[386]

Um novo trabalho, publicado na Colômbia, traria impactos ainda mais negativos sobre as meta-análises favoráveis ao uso do antiparasitário. Um grupo coordenado pelo médico infectologista Eduardo López-Medina, da Universidade do Vale, em Cali, realizou um estudo clínico controlado, randomizado e duplo cego comparando a ivermectina com um placebo em indivíduos com até sete dias de sintomas de covid-19.[387]

Com aprovação do comitê de ética colombiano e condução adequada, o tratamento precoce, que era considerado uma possibilidade pelo país, foi colocado à prova. A hipótese levantada por López-Medina, considerando os dados que vinham sendo publicados e debatidos, principalmente os corroborados pelas meta-análises, era de que o uso da ivermectina na covid leve, no início dos sintomas, aceleraria a recuperação dos voluntários.

O infectologista tinha um bom número de pessoas para incluir no estudo. Foram 476 participantes, divididos em dois grupos, dos quais 78 foram excluídos em uma análise prévia, devido a erros no código de randomização (75 participantes) ou por não atenderem aos critérios de elegibilidade do estudo após a randomização (três participantes). Um grupo de 198 pacientes recebeu placebo e outros duzentos tomaram ivermectina. Cada solução foi envasada em frascos iguais para garantir que ninguém soubesse o que estava sendo administrado (duplo-cego). Os voluntários receberam as doses durante cinco dias e foram acompanhados até os 21 dias de estudos, para observar o tempo para resolução dos sintomas.

No fim das contas, os pesquisadores concluíram que não havia diferenças entre os dois grupos, e que ivermectina não era melhor que o placebo no alívio da doença. Além do mesmo tempo de resolução, não houve nenhuma diferença no número de pessoas que evoluíram para formas mais graves. Contrariando a hipótese do pesquisador, *a ivermectina não poderia ser considerada como tratamento para covid-19, nem usada como tratamento precoce.*

Tal artigo científico repercutiu tanto que o grau de atenção altmetrics (12.569) chegou a superar o do trabalho de Didier Raoult. O trabalho foi citado pela OMS em seus guias para tratamento da covid-19, ressaltando a falta de evidência da eficácia de ivermectina para esta doença e os indícios de ineficácia.

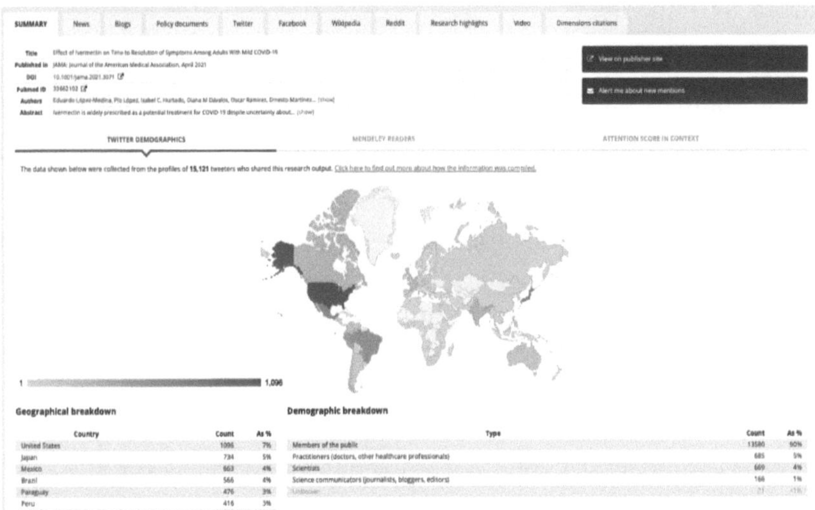

Mapa de atenção do artigo científico *"Effect of Ivermectin on Time to Resolution of Symptoms Among Adults With Mild COVID-19 A Randomized Clinical Trial"*, em dia 27 de dezembro de 2021.[388]

Diferentemente do pré-print de Elgazzar, este trabalho demonstra menos vieses, mas os dois têm algo em comum. Em suas hipóteses, desconsideram algo que discutimos anteriormente: a dose. Já era improvável que a ivermectina funcionasse, pois as doses utilizadas de ivermectina foram de 400 microgramas/kg (Elgazarr) e 300 microgramas/kg (López-Medina), respectivamente. Bem abaixo do necessário para alcançar o efeito antiviral, baseado nos resultados *in vitro* do grupo australiano da Universidade de Monash. A dose distribuída no Brasil no contexto da covid-19 era de 6 mg a cada 30 kg de peso corporal, por três ou mais dias. A prefeitura de Taquarussu (MS), em julho de 2020, passou a recomendar a dose supramencionada por quatro dias.[389] A Prevent Senior e Unimed Rio (e de outros locais) também adotavam esquema semelhante.[390] Em sua forma "preventiva", a mesma dose a cada quinze dias, como apontam receitas disponíveis on-line em diversas reportagens. Em Itajaí (SC), cidade que investiu nos mais diversos tratamentos pseudocientíficos para a covid, a prefeitura chegou a fazer uma nota orientando a população a adotar o esquema preventivo e distribuindo de graça o remédio.[391]

Mesmo com o problema da dose posto, e em parte devido à insistência de políticos e da população com o tema, grandes estudos clínicos multinacionais continuaram sendo feitos. Foi o caso do conduzido pelo Together Trials – consórcio Brasil-Canadá que estuda o reposicionamento de drogas para o tratamento da covid-19 –, que descontinuou suas pesquisas com a ivermectina ao notar que ela não tinha capacidade de controlar o Sars-Cov-2.[392, 393]

Conclusão: muito recurso foi destinado para provar algo que poderia ser respondido rapidamente caso tivesse sido considerado o que já se conhecia antes de 2020 sobre a ivermectina: que a concentração necessária para a ação antiviral contra o Sars-Cov-2 nunca seria alcançada com as doses administradas.

A ALFABETIZAÇÃO CIENTÍFICA NÃO É O BASTANTE

O que seria possível fazer para evitar que desastres do tipo aconteçam de novo no país? A princípio, poderíamos apontar *a falta de alfabetização científica* como uma grande causa para a penetração da pseudociência e da ciência malfeita entre os grupos de médicos, políticos e tomadores de decisão. O mesmo poderia ser dito da maioria da população - que não apenas não tem familiaridade com a ciência como ainda passa por um ensino precário e repleto de dificuldades, o que, não raro, inviabiliza a conclusão dos estudos básicos.

No Brasil, 70 milhões de pessoas são analfabetos funcionais, termo "utilizado para designar a capacidade de utilizar a leitura e a escrita para fins pragmáticos, em contextos cotidianos, domésticos ou de trabalho, muitas vezes colocado em contraposição a uma concepção mais tradicional e acadêmica, fortemente referida a práticas de leitura com fins estéticos e à erudição".[394] Pensando nessa problemática, uma saída óbvia seria apostar em mais educação e alfabetização científica. Em *O Mundo Assombrado pelos Demônios*, Carl Sagan defende o ensino do método científico e do pensamento cético desde a educação básica. Para ele, a falta de investimento em educação e a pouca atenção dada ao assunto leva a uma disseminação da ignorância e uma fobia científica. Em uma de suas frases mais marcantes, que em grande parte inspirou este livro, diz:

> *Nós criamos uma civilização global em que os elementos mais cruciais - o transporte, as comunicações e todas as outras indústrias, a agricultura, a medicina, a educação, o entretenimento, a proteção ao meio ambiente e até a importante instituição democrática do voto - dependem profundamente da ciência e da tecnologia. Também criamos uma ordem em que quase ninguém compreende a ciência e a tecnologia. É uma receita para o desastre. Podemos escapar ilesos por algum tempo, porém mais cedo ou mais tarde essa mistura inflamável de ignorância e poder vai explodir na nossa cara.*[395]

O problema é que o combate à ignorância e a valorização da ciência não são apenas uma questão de educação. Durante décadas, as estratégias de comunicação científica partiam da premissa de que a população era analfabeta científica - mas essa própria postura, considerada elitista por alguns pensadores, ajuda a aumentar o abismo entre o conhecimento científico real e a população, tornando-a mais vulnerável à pseudociência e aos charlatões.

O caso do Brasil, aliás, é particular: apesar da baixa escolaridade geral da população,[396] há uma atitude positiva em relação à ciência, que independe do grau de instrução de cada um. O sociólogo Yurij Castelfranchi, pesquisador da Universidade Federal de Minas Gerais (UFMG), estuda a visão do brasileiro sobre a ciência e já verificou, por meio de pesquisas, que nossos conterrâneos no geral se interessam por ciência quase da mesma maneira do que por esportes. Em um artigo ele escreveu:[397]

> *Existe um grupo consistente de pessoas (cerca de 60% dos brasileiros) que declara um elevado interesse em temas de Ciência & Tecnologia, mas possui um conhecimento escasso sobre tais temas e acessa pouca informação científica. [...] A relação entre acesso à informação e atitudes precisa ser problematizada. Pessoas mais informadas (por exemplo, aquelas que conhecem instituições de pesquisa, nomes de cientistas, ou acessam a divulgação científica) não são, simplesmente, pessoas com atitudes positivas, por duas razões. Por um lado, as pessoas não informadas também possuem atitudes positivas para com C&T. Por outro, pessoas informadas e com níveis escolares elevados podem ter atitudes diferentes das dos públicos com menor acesso à informação, mas não necessariamente no sentido de atitudes "mais positivas". Ao contrário, os grupos caracterizados por elevada formação ou informação tendem a ser cautelosos ou críticos com respeito a alguns aspectos específicos da C&T.*

Para corroborar essa percepção, um estudo de 2015 sobre mudanças climáticas realizado por Dan Kahan, psicólogo da Universidade Yale, nos Estados Unidos, mostrou que, quanto mais alfabetizados cientificamente eram os voluntários, mais ferrenha era sua opinião sobre o assunto, seja confirmando ou negando o aquecimento global.[398] Em tempos de polarização, o conhecimento científico, seja ele de qualidade ou não, acaba sendo mais uma arma para reforçar crenças.

O que achados como esses nos mostram? Uma necessidade urgente de rever a maneira como o tema é tratado pelo jornalismo e pelos divulgadores científicos - algo que tem sido feito na pandemia, embora em movimentos tímidos, quando comparados à construção colossal de desinformação que ocorre "do outro lado", mais acolhedor, e valorizando a capacidade de cada leitor de "buscar a própria verdade" ou "apurar os fatos que estão escondidos". Trazendo novamente Castelfranchi:

> *Nesse modelo* [que assume o analfabetismo científico como problema], *que norteou e ainda norteia parte significativa das práticas do jornalismo científico e da popularização da Ciência & Tecnologia, a ciência é pensada em certa medida como externa e autônoma em relação ao resto da sociedade. De forma interessantemente similar ao que Paulo Freire já sinalizava e criticava, nesse modelo o público é visto como uma massa homogênea e passiva de pessoas caracterizadas por déficits cognitivos e informativos que devem ser preenchidos por uma espécie de transmissão do tipo "pastilhas do saber". O processo comunicativo é tratado como substancialmente unidirecional, linear, top-down: do complexo para o simples, de quem sabe para quem ignora, de quem produz conteúdos para quem é uma tábula rasa científica. Com isso, a comunicação de C&T para o "público leigo" é uma operação de simplificação em que, no caminho entre a ciência e a cabeça das pessoas, muita informação é sacrificada ou perdida, por causa da banalização operada pelo comunicador ou por uma incompreensão parcial, haja vista as falhas culturais do receptor.*[399]

Assim, evidencia-se a importância de campanhas de informação compreensíveis e participativas, colocando em cena os atores que produzem informação em ciência, e não deixando a responsabilidade nos ombros de quem vai receber essa informação. Além do pensamento crítico e do método científico, a educação em saúde pouco é discutida no país, tornando a população dependente das campanhas informativas do governo e da opinião dos médicos como autoridade máxima no assunto. Nesse sentido, cabe dizer que o governo usou parte de sua verba de comunicação durante a pandemia para criticar o lockdown e ainda desviou R$ 52 milhões do orçamento para promover ações institucionais em nada relacionadas com o coronavírus.[400]

Quando essas duas fontes são corrompidas, o resultado é o que vimos no Brasil. Para além da base sólida em educação e formação crítica, e da inclusão de educação em saúde nos currículos escolares, a produção de informação também deve ser baseada nos preceitos da ética e responsabilidade social. Governos, profissionais de saúde, instituições de ensino superior, cientistas e educadores poderiam, em conjunto com a sociedade civil, criar materiais e ferramentas que possibilitem a educação de profissionais, comunicadores e gestores, visando à universalização da qualidade da produção de informação, ao mesmo tempo em que tornam as pessoas familiarizadas com informações de saúde.

Pode até ser que, *se fôssemos mais alfabetizados cientificamente, o tratamento precoce não tivesse encontrado tanto terreno para crescer por aqui*. Só que o distanciamento entre população e método científico não é exclusividade do Brasil. No entanto, fomos o país onde a pseudociência do tratamento precoce mais fez estragos durante a pandemia.

"Não sei se um problema de formação apenas faria o fenômeno ganhar força como ganhou. A questão é que tivemos uma promoção institucional da pseudociência, tivemos desinformação promovida pelo governo federal, o que é grave porque a desinformação em saúde mata pessoas", comentou Natalia Pasternak.[401]

Não dá para saber se Bolsonaro usa ou é usado pela pseudociência. O fato é que a pseudociência encontra, há décadas, terreno fértil para adentrar na política e na gestão de saúde pública nacional. Com palavras difíceis, seu corpo técnico de apoiadores fortalece seus argumentos vazios. E isso não é apenas uma questão de falta de educação em saúde ou de descrença na ciência *mainstream*. Afinal, não dá para cobrar que qualquer pessoa não médica ou cientista da saúde entenda uma frase como essa, mesmo se tivéssemos uma educação melhor no país ou campanhas de educação em saúde institucionalizadas: "O grande problema: vacinas C19 estão danificando a resposta do nosso sistema imunológico (defesa) estimulando o crescimento desordenado das células que perdem o controle do tempo de vida da 'ampulheta' chamada telômero". Essa frase estava no perfil do Twitter, suspenso, de uma infectologista que se notabilizou pelo ataque às vacinas.

6. PORQUE FOMOS COBAIAS

"Em vez de recuar e ponderar a possibilidade de algum dia terem que responder por seus pecados, os responsáveis pelo campo pareciam surpreendentemente cegos em relação à mudança de sorte da Alemanha nos últimos tempos."

PATRICIA POSNER,
em *O Farmacêutico de Auschwitz*[402]

A mera menção ao nome Josef Mengele causa arrepios. Os monstruosos métodos do médico nazista, responsável por alguns dos experimentos mais terríveis já vistos na história da humanidade, hoje parecem dignos de um vilão caricato, geram indignação e repulsa. O mais assustador, porém, é que na época muita gente achou normal. "O que me aterroriza era sua naturalidade", declarou o escritor francês Olivier Guez ao *El País*.[403]

Foi por conta do regime totalitário alemão que médicos de todo o mundo começaram a discutir mecanismos legais para regular a ética em pesquisas com humanos. Regras que foram se aperfeiçoando pelo século XX – até serem totalmente desrespeitadas no Brasil pandêmico por candidatos a heróis abnegados, que vestiam uma perfeita capa de normalidade. Com direito a releases, matérias na imprensa, parcerias público-privadas, campanhas em redes sociais e amplo apoio do governo federal, médicos conduziram experimentos que, embora não compartilhassem da crueldade do nazismo, de modo semelhante desprezaram o objeto de estudo.

Testes em humanos são parte tão fundamental quanto sensível da pesquisa em saúde. Sem eles, chamados oficialmente de *ensaios clínicos*, não haveria novos antibióticos, analgésicos, anti-hipertensivos, antidepressivos... E centenas de milhares de crianças morreriam todo ano por conta de doenças evitáveis com vacinas (o conceito de "mortes evitáveis" refere-se a doenças que podem ser prevenidas com vacinas, como sarampo, ou com simples ações de prevenção).

Se o método científico é burocrático por si só [*leia capítulo 5*], tudo o que envolve voluntários é ainda mais criterioso e cheio de protocolos minuciosos. No caso dos medicamentos, é preciso realizar uma série de testes na bancada do laboratório, depois em animais, até chegar em humanos. No início, são poucos os voluntários recrutados, menos de uma dezena. Como contrapartida, eles ganham remuneração financeira (como acontece nos Estados Unidos, mas não é permitido no Brasil)* e a oportunidade de receber um tratamento ou contribuir para o progresso científico (no caso de voluntários saudáveis).

A escala aumenta para dezenas e centenas até chegar nas dezenas de milhares de participantes, o que só acontece quando a segurança das substâncias já foi comprovada; os resultados das fases anteriores, revisados; e houver liberação de comitês externos ligados a órgãos públicos, responsáveis por regular a ética em pesquisa. Antes de bater o martelo, é preciso submeter à aprovação desses comitês o protocolo da pesquisa, detalhando como, quando, onde e com que objetivos a pesquisa será feita. Depois dessa investigação, o efeito precisa ser

* A Resolução n. 466, de 2012, do Conselho Nacional de Saúde, preceitua: "A participação (em estudos clínicos) deve se dar de forma gratuita, ressalvadas as pesquisas clínicas de Fase I ou de bioequivalência;"; Estudos de Fase I, os preliminares, quase não são realizados no Brasil, enquanto estudos de bioequivalência são aqueles que avaliam se um medicamento equivale a outro na quantidade e velocidade de absorção, quando administrados na mesma dose (por exemplo, para aprovação de genéricos, em comparação ao de referência).

replicado em vários lugares diferentes, sob as mesmas condições, por outras pessoas. Se tudo deu certo e se o medicamento foi aprovado, ainda assim a avaliação prossegue – para verificar se há efeitos de longo prazo ou reações adversas extremamente raras, que só ocorrem após dezenas de milhões de pessoas tomarem o medicamento.

O sujeito participante não é uma cobaia – tal termo batiza uma espécie de roedor e, neste contexto, é pejorativo, pois se refere a um objeto de testes que não tem a prerrogativa de escolher. Os voluntários devem ser informados com clareza e transparência sobre os riscos e os benefícios da participação no estudo, assinam um termo de consentimento e têm garantias jurídicas para receber todo o suporte necessário – falaremos mais sobre isso.

Claro: há muitos outros requisitos para conduzir uma pesquisa com ética. Não cabe detalhar todos aqui, mas a história de como tais requisitos foram desenvolvidos é ilustrativa. Em 1947, foi criado o Código de Nuremberg,[404] uma tentativa de impedir novos crimes contra a humanidade depois das atrocidades praticadas pelos médicos nazistas na Segunda Guerra Mundial, período em que experimentos assustadores foram conduzidos com o apoio de grandes indústrias farmacêuticas e profissionais de saúde.[405] Sob a batuta de Mengele, mais tarde apelidado Anjo da Morte, o grupo testou de remédios a cirurgias e gases mortais em milhares de judeus e outras "raças inferiores" (como negros, ciganos e homossexuais). "Mengele tinha, assim como seus colegas médicos da SS, um suprimento virtualmente ilimitado de cobaias humanas",* escreveu a historiadora Patricia Posner em *O Farmacêutico de Auschwitz*.[406] O local onde conduzia seus experimentos no maior campo de concentração do regime era chamado pelos prisioneiros de "Zoológico de Mengele".

* Neste caso, o termo "cobaias humanas" é usado em sua correta acepção, por mencionar pessoas obrigadas a participar.

Posner, que em seu livro descreveu como profissionais de saúde e indústrias são capazes de abandonar princípios éticos em troca de ganhos financeiros, pessoais e políticos, afirmou que o alemão *"dava atenção a qualquer teoria médica que despertasse seu interesse, não importando a fragilidade da proposição científica ou a crueldade e a fatalidade envolvidas nos procedimentos"*.[407] Entre os experimentos de Mengele estavam a infecção proposital de cobaias humanas com bactérias como as do tifo, amputação de membros de pessoas saudáveis, injeção de solução química nos olhos, jogar ácido na pele de indivíduos, utilização de drogas sem necessidade e dissecação de pessoas anãs vivas. Muitas cobaias eram gestantes e crianças:

> *Zoe Polanska tinha apenas treze anos quando foi transferida, em 1941, de Odessa para Auschwitz. Durante seus três anos no campo, ela conheceu Capesius* [farmacêutico que atuava no campo de concentração] *muito bem. Na presença de outros médicos, e por vezes sozinho, ele mandava que Polanska se despisse e a amarrava em barras de ferro. Algumas vezes, líquidos intravenosos eram administrados. Outras, Capesius lhe dava pílulas de frascos cuja única identificação era uma etiqueta da Bayer. "Eles nunca pediam para você tomar os comprimidos, eles simplesmente os enfiavam pela sua garganta", recordou Polanska. "Nunca perguntei o que estavam me dando." Depois da guerra, ela descobriu que estava estéril e seus ovários não se desenvolveram.*[408]

Como primeiro grande mecanismo de defesa da humanidade, o Código de Nuremberg prescreve que participantes de pesquisas clínicas devem sempre dar seu consentimento, depois de informados sobre riscos e benefícios, e que estão livres para deixar o estudo a qualquer momento. Além disso, o cientista tem o dever de realizar pesquisas prévias para garantir a segurança e interromper o estudo assim que notar a possibilidade de danos iminentes ao participante.

Os princípios foram se aperfeiçoando com o advento de outros códigos internacionais e se ajustaram aos desafios impostos pelos avanços tecnológicos. Depois de Nuremberg, duas grandes normativas internacionais formaram a base da bioética moderna: a Declaração de Belmont,[409] de 1979, que elege como princípios norteadores das pesquisas em humanos o respeito pelas pessoas, a beneficência e a justiça; e a Declaração de Helsinque, de 2000,[410] que detalha os passos prévios necessários para conduzir estudos clínicos. Mesmo mecanismos rígidos como os expostos em tais declarações podem ser burlados e estão sujeitos a falhas humanas, por isso estão em constante aprimoramento e discussão. No entanto, quando não são utilizados, os resultados são desastrosos.

Um exemplo notório de infração ética ocorrido a despeito dos pactos feitos pela comunidade científica é o experimento de Tuskegee, realizado no Arizona.[411] Entre 1932 e 1972, seiscentos indivíduos de cor negra, 399 deles portadores de sífilis, foram acompanhados pelo governo estadunidense para estudar as consequências da doença e não foram tratados, mesmo com o advento do Código de Nuremberg e a descoberta da penicilina, medicamento que cura a doença. Os participantes do teste não sabiam que estavam infectados e não foram informados desse fato até a conclusão do estudo. Mais de cem pessoas morreram por consequência da doença, e só em 1997 o governo dos Estados Unidos fez um pedido de desculpas formal aos oito participantes que ainda estavam vivos.

Além desse famigerado teste, houve diversos eventos do tipo na história da medicina – poucos ou praticamente nenhum punido com severidade. Mesmo os experimentos de Mengele e de dezenas de profissionais de saúde nazistas foram punidos com "penas que deixariam feliz um ladrão de galinhas", segundo Posner.[412] E, infelizmente, parece que estamos diante de novos casos para acrescentar nessa infame lista.

PREVENT SENIOR E A IDEIA QUE IA "MUDAR A MEDICINA"

No fim de março de 2020, estavam lotados os prontos-socorros da Prevent Senior - convênio paulistano voltado a idosos, conhecido por oferecer valores mais baixos a um público que geralmente tem dificuldades para pagar o plano de saúde. Nas primeiras semanas de pandemia no país, a rede chegou a concentrar 58% das mortes no Estado de São Paulo, o que até era esperado, considerando-se a faixa etária atendida e o fato de a capital ter mais casos da nova doença.

"Imagina um hospital cheio de idosos doentes, acamados: um vírus desconhecido chega ali e faz tudo. A rede estava com uma bomba na mão", comentou o ex-ministro Luiz Henrique Mandetta[413] que, em seu período à frente da Saúde, confrontou publicamente a Prevent. A alta mortalidade começou a levantar suspeitas, corroboradas por denúncias de funcionários e pacientes de que a rede não estava cumprindo normas sanitárias básicas, como o uso de máscaras entre os profissionais de saúde e o isolamento de casos suspeitos logo na recepção.

Enquanto a Secretaria Municipal de Saúde de São Paulo começava a apurar as denúncias de irregularidade, Dulce *[nome fictício para preservar a identidade da entrevistada]*, 59 anos, chegou a um dos prontos-socorros da rede sentindo falta de ar e febre, e com a saturação de oxigênio em 86% *[o esperado é acima de 95%]*. Encontrou o lugar apinhado de gente, foi logo considerada um caso suspeito de covid e internada na ala de positivados. Nesse dia, 19 de março, reforçou aos médicos que era portadora de uma doença crônica, a sarcoidose, que pode transformar partes do pulmão, normalmente flexível, em um tecido rígido chamado de fibrose. A doença estava controlada há anos - até que surgiu uma pneumonia como efeito colateral dos medicamentos imunossupressores em janeiro, que foi piorando com o tempo e exigiu diversas idas ao pronto-socorro da Prevent.

No dia 20 de março de 2020, saiu o resultado de seu teste, apontando negativo para o Sars-Cov-2. Mesmo assim, Dulce foi medicada por três dias com hidroxicloroquina e azitromicina. Perguntou o que estava tomando e questionou o fato de não ter sido informada antes. "Me disseram que a ordem era prescrever isso nos casos de suspeita de covid-19 e que eu estava com pneumonia viral", contou.[414] Depois de uma contraprova, que novamente deu negativo, e da realização de outros exames, seu diagnóstico mudou para pneumonia bacteriana em 23 de março, dia em que tomou pela última vez o kit covid. A bactéria foi embora, mas Dulce não melhorou. Pelo contrário: sua capacidade de respirar foi piorando, mesmo com a alta e, meses depois, descobriu que sua doença de base ficou descontrolada depois da internação.

"Meus dois pulmões estão tomados de fibroses, depois de anos sem o avanço da doença. Hoje estou na lista de transplante e tomo um medicamento que me garante dois anos de vida a mais, além dos três que seriam minha expectativa com o quadro atual, ou seja, cinco anos no total", descreveu na entrevista que aconteceu em 20 de setembro de 2021. Dulce suspeitava que o coquetel medicamentoso possa ter acelerado a progressão do seu caso. Os médicos ouvidos na apuração deste livro afirmaram que este é um fato difícil de comprovar, porque a interação pode ser mais indireta. A questão é que muitos remédios diminuem a ação dos imunossupressores, que mantêm a sarcoidose sob controle, aumentando as fibroses. Além dessa dúvida, Dulce conviverá com outra: a de saber se foi uma das cobaias da Prevent Senior em um experimento realizado de modo irregular no final de março, com cerca de seiscentos pacientes. "Fico indignada, porque jogaram um monte de coisa em mim sem verificar direito o que eu tinha".

Pacientes como Dulce merecem atenção especial antes de tomar qualquer remédio. O estudo a que ela se referia é um exemplo de prática antiética dentro de uma série de outras adotadas pela operadora na tentativa de reverter a vertiginosa crise de imagem causada pelos óbitos em excesso. No dia 30 de março, a Secretaria Municipal de

Saúde solicitou uma intervenção em três unidades da rede e, no dia 31 de março, Mandetta criticou publicamente a Prevent. "Eles ficaram irritados comigo e começaram com essa história de cloroquina para tentar parar as notícias negativas que estavam saindo", contou o ex-ministro. A fala de Mandetta bate com a cronologia dos fatos. No dia 20 de março, a gerente médica Cláudia Lopes e o diretor executivo Rafael Souza aparecem animados em um vídeo, anunciando que naquele dia estavam começando um protocolo de estudos com cloroquina e azitromicina.[415] "Viemos dar uma ótima notícia", diziam. Não entraram em detalhes - mas hoje se sabe que, nessa época, pacientes internados como Dulce já tomavam o coquetel, e casos leves suspeitos recebiam o kit covid, em casa, via motoboy, mesmo sem a realização de teste de covid-19.

Vale recordar que, no início da pandemia, outros hospitais brasileiros que adotavam a cloroquina o faziam sob duas premissas: a do *uso compassivo*, quando não havia mais esperanças e o remédio não poderia causar mais danos do que possíveis benefícios, e a do *uso experimental*.[416]

A falha mais flagrante foi o trabalho ter começado antes de receber aval da Comissão Nacional de Ética em Pesquisa (Conep). A autorização ocorreu em 14 de abril e apenas três dias depois os resultados, comunicando um "estrondoso sucesso", foram publicados por meio de uma assessoria de imprensa. O "estudo" - entre aspas porque se tratava de um PDF imitando um artigo científico real - anunciava que o uso de cloroquina e azitromicina reduzia em quase três vezes a necessidade de internação.

Faltou dizer que 85% dos pacientes não haviam sido testados para a covid-19, portanto poderiam ter ou não a doença; e que o estudo estava sujeito a outros vieses e era prejudicado por um óbvio conflito de interesses: a empresa privada interessada em mostrar sua eficiência havia conduzido a pesquisa, revisado os dados e redigido o artigo. É a lógica da verticalização da saúde* – praticada pela própria Prevent, em que a mesma empresa fornece, paga e avalia o serviço – aplicada à ciência. Mais tarde, algo pior seria descoberto: que mortes ocorreram no grupo que tomou o medicamento e foram ocultadas. Um fato bem diferente do afirmado por Jair Bolsonaro a 18 de abril, comemorando a "descoberta" nas redes sociais.

> *"Segundo o CEO Fernando Parrillo, a Prevent Senior reduziu de 14 para 7 dias o tempo de uso de respiradores e divulgou hoje, às 1:40 da manhã, o complemento de um levantamento clínico feito:*
>
> - *De um grupo de 636 pacientes acompanhados pelos médicos, 224 NÃO fizeram uso da HIDROXICLOROQUINA. Destes, 12 foram hospitalizados e 5 faleceram.*
> - *Já dos 412 que optaram pelo medicamento, somente 8 foram internados e, além de não serem entubados, o número de óbitos foi ZERO.*
>
> *O estudo completo será publicado em breve!"*[417]

Nove mortes aconteceram, conforme apurou o repórter Guilherme Balza, da TV Globo, que teve acesso à planilha com os dados brutos do estudo.[418] Seis pessoas do grupo do kit covid, duas entre as que não tomaram os remédios e uma de um paciente sem informações sobre as drogas tomadas. A Prevent Senior, que alega que os dados foram alterados pelo grupo de médicos para difamar a empresa, é acusada ainda de ter manipulado os resultados de propósito, para atender a interesses políticos e econômicos.

No dia 19 de abril de 2020, Rodrigo Esper, médico coordenador da pesquisa, enviou a publicação de Bolsonaro ao grupo de WhatsApp

---

* Planos de saúde verticalizados são aqueles que oferecem a maior parte dos serviços em unidades próprias. É mais barato, mas tem como risco inerente a piora da qualidade do serviço, já que quem paga é a mesma pessoa que fornece o serviço.

dos pesquisadores, dizendo que os dados precisavam ser "assertivos e perfeitos" para não haver contestações externas, já que esse estudo iria "mudar o rumo da medicina". Acabou mudando, na verdade, o rumo da própria Prevent Senior. Em 20 de abril, o registro da pesquisa foi suspenso pela Conep por suspeita de fraudes e os resultados reais nunca foram divulgados. Em outubro de 2021, a Prevent Senior teve que assumir que não realizou de fato um estudo, e sim um "levantamento de dados estatísticos sem viés científico", e que não comprovou a eficácia de nenhum medicamento, depois de assinar um Termo de Ajustamento de Conduta (TAC) com o Ministério Público Federal (MPF-SP).[419]

Lá atrás, no início de 2020, assim como Bolsonaro se viu diante de uma encruzilhada e dobrou a aposta na cloroquina, a rede parece ter tomado a mesma decisão. A despeito dos problemas, o kit continuou a ser prescrito indiscriminadamente, como tentativa de evitar o excesso de internações. Na verdade, o *kit covid passou a ser obrigatório*. Até meados de setembro de 2021, médicos que não prescreviam os remédios – além da cloroquina e azitromicina, ivermectina e zinco – eram punidos até mesmo com demissão.[420]

Milhares de pacientes receberam as medicações, vários sem serem informados de que se tratava de algo para o qual não havia sinal de benefício (mesmo quando a resolução do CFM passou a recomendar a assinatura de um termo de consentimento livre e esclarecido). Não houve análise crítica sobre a necessidade e a segurança para cada paciente, lembrando que se tratavam de idosos, geralmente portadores de doenças crônicas, sobre quem uma combinação de remédios comprovadamente elevaria o risco cardíaco. "A regra era: espirrou, prescreveu", lembrou um dos médicos demitidos pela empresa.

Se no começo da pandemia havia a preocupação de dar alguma cara séria ao protocolo, com a explosão de casos entre dezembro de 2020 e 2021 a prescrição indiscriminada "virou uma zona", relembrou um dos médicos que ouvimos. Com os hospitais ainda mais lotados e o kit encarado como a saída para evitar a internação, os enfermeiros faziam às vezes de médicos. Explicamos: o modelo de acolhimento, em que enfermeiros checam sinais vitais, perguntam sobre sintomas e realizam a triagem do pronto-socorro, é comum e presente em vários hospitais. Mas na Prevent Senior funcionava diferente, contou Walter Correa, médico demitido pela empresa que depôs na CPI da Pandemia:[421] "Os enfermeiros ficavam nos consultórios dos médicos, logados no sistema com as credenciais dos médicos que deveriam estar atendendo e escrevendo no prontuário como se fossem os médicos, e o médico ia rodando de sala em sala passando o caso. Começou a ficar muito cheio, e esse modelo deles às vezes deixava um médico para três, quatro consultórios. O médico ficava maluco tentando dar conta. O enfermeiro já chegava, via que era sintoma leve, buscava o seu carimbo lá no outro consultório enquanto você tava atendendo, chegava com a prescrição pronta, assinava, carimbava e 'Já dispensei aquele lá! Já foi embora com o kit', e você nem via o paciente. Virou uma linha de série de distribuição de kit covid".

O esquema poderia até não fazer efeito nenhum, mas agradava a clientela, que saía com uma lista de medicamentos, algo valorizado pelo paciente,* e poderia voltar para casa acreditando estar protegido de um quadro mais grave. Foi isso que aconteceu com Sônia *[nome fictício para preservar a identidade da paciente a pedido da família]*, de 78 anos, que recebeu a receita da imagem:

* Uma discussão recorrente na medicina mundial é a sobremedicalização de condições e a crença de que "há remédio para tudo". Essa relação leva o paciente a achar estranho sair sem uma receita do consultório. Para saber mais, vá ao capítulo 7.

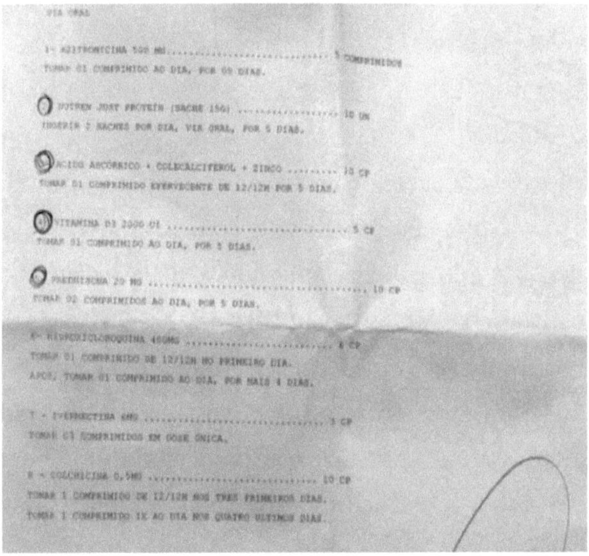

VIA ORAL

1- AZITROMICINA 500 MG .... 5 COMPRIMIDOS
TOMAR 01 COMPRIMIDO AO DIA, POR 05 DIAS.

[illegible] NUTREN JUST PROTEIN (SACHE 15G) .... 10 UN
INGERIR 2 SACHES POR DIA, VIA ORAL, POR 5 DIAS.

[illegible] ACIDO ASCÓRBICO + COLECALCIFEROL + ZINCO .... 10 CP
TOMAR 01 COMPRIMIDO EFERVESCENTE DE 12/12H POR 5 DIAS.

[illegible] VITAMINA D3 2000 UI .... 5 CP
TOMAR 01 COMPRIMIDO AO DIA, POR 5 DIAS.

[illegible] PREDNISONA 20 MG .... 10 CP
TOMAR 02 COMPRIMIDOS AO DIA, POR 5 DIAS.

6- HIDROXICLOROQUINA 400MG .... 6 CP
TOMAR 01 COMPRIMIDO DE 12/12H NO PRIMEIRO DIA.
APÓS, TOMAR 01 COMPRIMIDO AO DIA, POR MAIS 4 DIAS.

7 - IVERMECTINA 6MG .... 3 CP
TOMAR 03 COMPRIMIDOS EM DOSE ÚNICA.

8 - COLCHICINA 0,5MG .... 10 CP
TOMAR 1 COMPRIMIDO DE 12/12H NOS TRES PRIMEIROS DIAS.
TOMAR 1 COMPRIMIDO 1X AO DIA NOS QUATRO ULTIMOS DIAS.

Prescrição de medicamentos para "tratamento" de covid-19, recebido por Sônia, paciente da rede Prevent Senior.

A idosa foi dispensada duas vezes de um pronto-socorro da rede Prevent Senior, sempre com mais prescrições em mãos. Na terceira, voltou para ser entubada e morrer em poucos dias. Jamais se terá certeza de que o kit em si tenha agravado seu quadro. O problema principal é que o uso dos comprimidos atrasa o tratamento que funciona: uso de oxigênio e anti-inflamatórios na hora certa - além de um protocolo de monitoramento para identificar rapidamente as complicações do coronavírus. Segundo os familiares, Sônia acreditava na estratégia, em Nise Yamaguchi e em Bolsonaro.

"Ela sempre me procurava com dúvidas e não encaminhava as mensagens, só recebia. Eu desmentia, mas ela estava predisposta a acreditar em tudo que viesse dessas redes", disse seu sobrinho, que é médico. Sônia contraiu a covid-19 em fevereiro de 2021, de Clara *[nome fictício]*, sua filha. Clara, por sua vez, foi infectada durante uma viagem para participar de uma festa e se recuperou sem grandes complicações. Encontrou a mãe na volta. Sônia era diabética e hipertensa, mas ambas estavam despreocupadas com a "gripezinha". Sabiam que, caso se contaminassem, haveria um remédio capaz de salvá-las. "Enxergo as duas como vítimas de um golpe", resumiu o sobrinho.

A morte de Sônia poderia ter sido evitada. Claro que havia o risco de que a covid-19 vencesse seu corpo, mas, com o atendimento certo, os números são favoráveis. Tomemos como exemplo os hospitais paulistanos Sancta Maggiori, da Prevent, que se tornou centro das denúncias, e o Hospital Israelita Albert Einstein. No início da pandemia, os dois hospitais até tinham uma coisa em comum: ambos usaram cloroquina. Mas o Einstein usou o kit covid apenas em estudos, ou de maneira compassiva, por um curto período, passando a contraindicar oficialmente o uso a partir de junho de 2020, tão logo saíram estudos como o de Lacerda. Um levantamento feito pelo médico Paulo Saldiva, patologista e pesquisador do Instituto de Estudos Avançados da USP, calculou o risco de morrer ao ser admitido em uma unidade da Prevent Senior ou do Einstein entre janeiro de 2020 e novembro de 2021. O Sancta Maggiore apresentou índice de letalidade 38,6%, número maior do que os hospitais públicos de referência (32% no Hospital das Clínicas da USP), e bem acima da média do Einstein, 9%.[422, 423] Para os mais jovens, com menos de 60 anos, o risco de morte era treze vezes maior na Prevent. Nos bem idosos, com mais de 80, quando o problema é mais o organismo do paciente do que a estrutura ao seu redor, a diferença era menor, de quatro vezes.

Com o tempo, os médicos da rede começaram a observar na prática que a "garrafada"* não dava resultado. Porém, os que questionavam o *modus operandi* sofriam retaliações, como advertências verbais ou por escrito, perdas de plantões, além de uma espécie de exclusão social de um grupo coeso, unido pelo lema "lealdade e obediência". "Todos os médicos são apresentados a este lema e devem, desde o início, ser

* "Garrafada" é uma preparação que combina plantas medicinais e até minerais e produtos de origem animal, em aguardente ou até vinho, para fins da medicina popular.

leais à direção e defender a empresa", comentou Bruna Morato, advogada que assessora médicos e pacientes lesados pela Prevent Senior, em entrevista aos autores.[424]

Como diversas reportagens revelaram em 2021, a própria estrutura da Prevent Senior tem ares militares. Seu comitê de diretoria de gestão de crise era o Pentágono, e os líderes dos plantões eram os Guardiões. "Tinha uma hierarquia muito forte e uma coisa que parecia uma seita, você ia pra reunião e tinha o hino dos guardiões, todo mundo cantava de pé com a mão no peito", descreve Walter Correa.[425] Aos médicos, restava compactuar com a conduta - e, portanto, defender a "causa" da Prevent - ou se calar caso quisessem manter os empregos.

Até por isso, a advogada do caso demorou para acreditar nas coisas que ouvia a princípio. "Fiquei quase um ano ouvindo as histórias e achava que era exagero. Entendo quem não acredita, porque eu não acreditava nos relatos dos médicos. E tinha muito médico que batia o pé que a cloroquina funcionava, que aquilo era uma perseguição, uma forma de vender vacina", contou Morato. As primeiras ligações que recebeu, em março de 2020, eram de médicos contando que estavam sendo obrigados a usar um protocolo medicamentoso.

"Só que, quando eu conversava com outros médicos, eles confirmavam a existência do protocolo, mas diziam que o kit estava salvando vidas, que os números estavam ótimos e que as pessoas denunciando isso estavam loucas", relembrou. "Cheguei a falar para um médico, então diretor da empresa, que ele precisava procurar ajuda psiquiátrica por estar com sintomas de *burnout*." A chave virou em sua cabeça quando ela recebeu denúncias mais sinistras - que a levaram a investigar o assunto, reunir provas e ter um papel chave na condução da Prevent Senior à CPI da Pandemia.

A PARCERIA FRUTÍFERA COM O GOVERNO PERMITIU MAIS EXPERIMENTOS

Embora todos os envolvidos neguem oficialmente que houve um acordo formal entre Prevent Senior e Palácio de Planalto, é fato conhecido que a comunicação entre os dois atores era próxima. "Existem provas concretas de que as informações sobre o estudo eram transmitidas ao Paolo Zanotto e à Nise Yamaguchi, que passavam essas informações ao Bolsonaro", conta Morato.[426] Em conversa com Pedro Batista Jr., então diretor da Prevent Senior, no canal no YouTube de Hélio Beltrão,* realizada em 4 de abril de 2020, Paolo Zanotto disse que, junto com Nise Yamaguchi, estava em contato com o alto escalão do governo brasileiro, que acompanhava a história *[o estudo com a cloroquina na Prevent]*, "o Pedro sabe, mais de perto do que se imagina". Paolo disse: "A gente fez um 'arrazoado' dos dados do Pedro *[Batista Jr.]*, o Luciano *[Azevedo, médico apontado como membro do gabinete paralelo]* visitou ele, olhou tudo aquilo, trouxe para esse grupo informações impressionantes, dizendo: 'olha, o ovo de Colombo está em pé, então a gente começou a sumarizar isso tudo, foi enviado para a vigilância sanitária e encaminhamos para o ministro *[Mandetta]*, mas a gente não ouviu nada de resposta. De quem a gente ouviu resposta foram de *pessoas de outro nível da administração pública* e essas pessoas imediatamente começaram a trabalhar com nosso grupo [...] Existe um entendimento muito interessante entre Prevent Senior e governo federal brasileiro".[427]

Tal entendimento permitiria que a Prevent Senior fosse palco de outros experimentos, bem além do kit covid. "O problema maior, a meu ver, foi a realização de experiências com drogas mais perigosas e usadas só em condições muito específicas", apontou Morato.[428] "Havia

* Para mais informações sobre Beltrão, Zanotto e o chamado gabinete paralelo, ver capítulo 1.

uma sensação de não fiscalização que permitiu testar terapias sem nenhuma base científica", completou a advogada. Por exemplo, além de cloroquina/hidroxicloroquina e azitromicina, o kit covid da Prevent contava com megadoses de zinco - uma novidade que não constava no estudo de Didier Raoult e que adicionou um "*terroir* brasileiro" à falácia do tratamento precoce. A ideia prosperou aqui, pelas mãos da própria Prevent, mas foi também importada. Na mesma live mencionada acima, no canal de Hélio Beltrão, Paolo Zanotto disse a Pedro Batista Jr.:

> *Zanotto: Pedro, quando a gente tava olhando seu protocolo, a gente pensou que tinha um erro tipográfico em alguns dos protocolos quando a gente foi comparar, de 220 mg de zinco. A gente ficou muito preocupado, porque as recomendações de consumo diário geralmente são de no máximo 20. Mas, curiosamente, vendo aí o Zelenko, que parece um membro do ZZ Top,* ele é uma figura, né, eu gosto dessa pessoa. [...] Ele comentou que está administrando 220 mg de zinco* [as doses normalmente usadas na suplementação não ultrapassam 50 mg]. *Queria que você comentasse essa quantidade, porque é impressionante!*[429]

Em entrevista à TV Globo para o documentário *O Caso Prevent Senior*,[430] o controverso médico Vladimir Zelenko, de origem ucraniano-americana e tão exótico quanto Didier Raoult, disse que Bolsonaro e seu filho Eduardo passaram a segui-lo nas redes sociais depois de Trump mencionar seu trabalho tratando a covid-19 em Kiryas Joel, comunidade de judeus hassídicos ultraortodoxos do estado de Nova York. "Aí a médica Nise Yamaguchi entrou em contato comigo e acabei dando palestras para médicos brasileiros, inclusive para médicos da Prevent Senior", continuou. Perguntado se teve contato com o governo brasileiro, respondeu: "Sim. Eu não posso

* Banda de rock dos Estados Unidos, formada em 1969, com dois dos integrantes famosos pelas longas barbas.

entrar em muitos detalhes, mas posso dizer que sou bem próximo dos Weintraub. O [Arthur] Weintraub foi uma das primeiras pessoas a reconhecer o valor do meu trabalho e me apresentou a profissionais brasileiros".

Quando Álvaro Pereira Jr., diretor do documentário, perguntou se Zelenko lembrava o nome de algum profissional da Prevent Senior, ele meneiou a cabeça negativamente, mas afirmou ter tido contato com o alto escalão da empresa. Experimentos como esses repercutiram na rede do tratamento precoce, bem além das unidades da Prevent Senior. Depois, ao longo de 2020 e 2021, a tática das altas dosagens de zinco passou a circular entre os grupos de médicos Brasil Vencendo a Covid-19, Entre Médicos e Médicos Pela Vida, apresentados no capítulo 2. E era uma via de mão dupla. Quando Bolsonaro passava a falar de outras drogas em testes, como a ivermectina ou a colchicina, ela era acrescida ao kit.

Outro experimento famoso testado impunemente pela Prevent foi o uso da ozonioterapia retal. No controverso método, o gás ozônio é introduzido no ânus para tratar de feridas a doenças autoimunes (sem evidências confiáveis sobre sua utilidade). A prática é proibida pelo Conselho Federal de Medicina fora do contexto experimental e pode ser perigosa – foi banida nos Estados Unidos por causar problemas no sistema nervoso central e no coração. Na Prevent Senior, foi usada no tratamento de ao menos um paciente famoso: o médico toxicologista Anthony Wong, articulista do movimento do tratamento precoce.[431]

Internado no dia 17 de novembro em uma unidade da Prevent Senior depois de contrair covid-19 pela segunda vez, Wong recebeu de tudo: hidroxicloroquina, ivermectina, azitromicina, heparina inalatória e mais de vinte sessões de ozonioterapia. Morreu em 15 de janeiro de 2021. A causa de seu óbito permaneceu oculta – a família divulgou em nota que ele fora internado para averiguar uma queda de pressão e descobriu uma hemorragia digestiva –, até que fosse revelada em reportagem de Ana Clara Costa na revista *piauí* de setembro de 2021.[432] Ele morreu por complicações da covid-19.

Wong também foi "voluntário" em mais um experimento da Prevent Senior, o uso do metotrexato, fármaco de uso restrito que trata artrite reumatoide e casos avançados de câncer, e a flutamida, usada no tratamento do câncer de próstata metastático. São remédios potentes com efeitos colaterais sérios. O metotrexato é uma droga antiga, dos anos 1940. Como efeitos colaterais, pode provocar danos ao fígado, diarreia, convulsões, aborto, tromboses, entre outros. A flutamida, um antiandrogênico (remédio que bloqueia a ação de hormônios masculinos no organismo), é tóxica ao fígado e pode causar hepatite fulminante. Por conta desse risco, mal é prescrita hoje em dia. Na Prevent Senior, pacientes com problemas hepáticos prévios tomaram flutamida: morreram. Incluindo uma idosa que já tinha perdido 25% do fígado para um câncer.[433]

"Ouvi uma reunião que eles tiveram com o *[Rodrigo, então diretor da Prevent]* Esper que ele fala assim: 'os resultados estão excelentes, porque as pessoas que fizeram o protocolo completo, com kit covid, metotrexato e flutamida não morreram, a gente não tem histórico de óbito'. Mas só eu tenho mais de vinte prontuários de pacientes que faleceram. Eles usaram tudo, e mesmo assim o quadro de saúde só piorou", disse Morato. "Uma coisa é você oferecer um medicamento que, em teoria, não é letal, como os do kit covid. Agora, tem gente que comprou flutamida para usar em casa por conta do que a Prevent Senior fez, isso é uma loucura, porque estamos falando de remédios que podem matar, que combatem câncer, são usados em casos muito específicos", complementou a advogada.[434]

Foram essas denúncias, mais graves, que fizeram Morato, quase um ano depois de ouvir os primeiros rumores, entrar de vez no caso, reunir evidências e chegar à CPI da Pandemia. Graças ao seu trabalho, até março de 2022 existiam três grandes investigações do Ministério Público (MP) em curso. A primeira, no âmbito cível, zelando pelos aspectos relacionados à saúde, levou à assinatura de um Termo de Ajustamento de Conduta (TAC) em outubro de 2021. Além de assumir a seus usuários que não há estudos comprovando a eficácia da cloroquina ou dos outros fármacos distribuídos pela empresa, a Prevent Senior se comprometeu a parar de distribuir o kit e facilitar o acesso dos familiares das vítimas a seus prontuários. O termo não está sendo cumprido devidamente, diga-se de passagem. A Prevent fez o anúncio em um texto em que primeiro faz autoelogios[435] quando ainda era acusada de dificultar o acesso de familiares das vítimas aos prontuários médicos.[436]

A segunda era uma investigação criminal conduzida pela Promotoria de Justiça do MP, que investigava crimes contra a vida praticados pela operadora, ao oferecer remédios perigosos a pacientes que faleceram.[437] Por fim, o MP tinha um inquérito no âmbito trabalhista, sobre o assédio moral praticado pela empresa ao forçar a prescrição do kit. "Há quase trinta sindicâncias abertas junto ao Conselho Regional de Medicina de São Paulo (Cremesp) que averiguam as irregularidades cometidas sob o aspecto da ética médica", disse Morato.[438] A Agência Nacional de Saúde (ANS), que recebeu diversas denúncias em 2021 sobre as operadoras, foi procurada para dar esclarecimentos, mas não respondeu.

Vale dizer que não foi só a Prevent que distribuiu remédios como balinhas na recepção de uma clínica. Regionais da Unimed e Hapvida também adotaram a prática e passaram incólumes às investigações da CPI. A Hapvida,* um dos maiores planos de saúde do país, inclusive dividia um mentor intelectual com a Prevent Senior, o médico Anderson Nascimento, criador do lema "lealdade e obediência". Juntas, Hapvida e Prevent Senior compraram e distribuíram mais de 5 milhões de caixas de remédios como cloroquina, ivermectina e hidroxicloroquina.[439] "A estimativa é de que tenham sido distribuídos 100 mil 'kits' pela Prevent Senior", comentou a advogada.[440]

* A história do convênio na pandemia, de tino muito mais comercial que científico, será explicada no capítulo 8.

A FARSA DA PROXA: BOM DEMAIS PARA SER VERDADE

Por que a Prevent Senior resolveu dar um remédio contra câncer de próstata para tratar a covid? A resposta passa por uma clínica que trata calvície nos Estados Unidos, um médico especialista em emagrecimento de Brasília, uma família poderosa de Manaus e uma farmacêutica chinesa sem nenhum produto aprovado no mercado.

Em fevereiro de 2020, a empresa norte-americana Applied Biology anunciou que seu grupo de estudos havia descoberto um possível elo fisiológico entre queda de cabelo e o risco de morrer pelo coronavírus. Essa hipótese foi levantada no início da pandemia porque os casos graves de covid-19 pareciam mais comuns em homens, especialmente nos carecas - mas logo caiu por terra. Era uma correlação simplista, fundamentada em um estudo com menos de 100 homens, que não levava em conta uma série de questões, como o fato de que homens carecas geralmente são mais velhos e portadores de outros problemas de saúde.

Com os meses, ficou claro que, apesar de homens ainda morrerem mais de covid-19, a doença é mais democrática do que se pensava. A médica intensivista Ana Carolina Peçanha, de Porto Alegre, uma das responsáveis por desmascarar a farsa construída sobre essa frágil base científica, traçou um paralelo interessante, que nos faz voltar ao capítulo sobre a "ciência" alternativa [*leia mais no capítulo 5*]. Quando a relação entre câncer de pulmão e cigarro começava a ser estudada, dizia-se que o problema era carregar o isqueiro ou fósforo no bolso da camisa[441] (sim, acredite). Para Peçanha, considerar a alopecia como um preditor do agravamento da covid-19 era parecido com aquela "ciência" furada.[442]

Fragilidades à parte, assim nasceu a *teoria antiandrogênica* do tratamento da covid-19. Como a calvície está ligada ao desequilíbrio de hormônios masculinos, como a testosterona, e se homens têm níveis maiores desses hormônios, supôs-se que bloquear a ação deles poderia diminuir a intensidade da doença. Havia uma explicação fisiológica para isso identificada por outros grupos de pesquisa, pois um dos receptores celulares usados pelo Sars-Cov-2 para infectar as células humanas, chamado de TMPRSS2, é influenciado pelos androgênios (os hormônios masculinos).

Ao diminuir seus níveis, portanto, seria possível, digamos assim, dificultar o caminho para o vírus. Só que esse efeito nunca foi demonstrado em humanos, e pesquisas *in vitro* (em células isoladas) mostraram que o efeito dos hormônios na TMPRSS2 só era notado em células da próstata. Ou seja: bloquear a ação da testosterona numa célula do pulmão não fazia diferença nenhuma na atividade desse receptor, e, portanto, não influenciava na replicação do vírus. E há um risco significativo nas terapias de bloqueio hormonal – tanto que são reservadas para casos mais graves de câncer de próstata. Entre as reações adversas, estão perda de massa muscular e alterações metabólicas.[443]

Mesmo antes de considerar esses pontos, em março a *Applied Biology* entrou com um registro de patente para a terapia androgênica contra a covid-19. "Qualquer medicamento dessa categoria que fosse eventualmente usado no tratamento seria patente deles", explicou Pedro Nakamura, repórter do jornal *O Matinal*, de Porto Alegre, que investigou o uso irregular de um desses medicamentos no Brasil.[444] Em julho de 2020, enquanto os testes *in vitro* com outros medicamentos da classe seguiam, a *Applied* fechou uma parceria e anunciou o carro-chefe da teoria: a *proxalutamida*, droga ainda experimental, fabricada pela Kintor Pharmaceuticals, empresa chinesa listada na bolsa de valores local, sem produtos aprovados no mercado. Criada originalmente para tratar câncer de próstata, a proxalutamida apenas começava a ser testada em humanos para seu fim original. A partir desse anúncio, Kintor e Applied passaram a planejar ensaios clínicos randomizados controlados para testar a proxalutamida. Alguns protocolos foram registrados pelo mundo, incluindo no Brasil.

Aqui, o responsável pelo estudo seria o endocrinologista brasiliense Flávio Cadegiani, doutor pela Universidade Federal de São Paulo

(Unifesp), dono da clínica Corpometria e identificado nos estudos como diretor clínico da *Applied Biology*. "Era um cara que trabalhava ajudando a classe média alta de Brasília a emagrecer, e sempre aparecia nas colunas sociais", contou Nakamura.[445] Ao levantar a bibliografia sobre o tema, de fato nota-se que Cadegiani deu conta de uma produção intensa: foram onze artigos publicados durante a pandemia, em pré-prints ou em periódicos como a revista *Cureus*, que promete uma revisão pelos pares "menos burocrática" - o que quer dizer, na prática, que qualquer pessoa pode ser chamada para ser revisor[446] e que, em alguns casos, os artigos são aprovados em menos de 24 horas.

A maioria desses trabalhos tinham como base quatro estudos autorizados pela Conep. Alguns faziam anúncios incríveis, de reduções acima de 90% para hospitalizações e mortes, feito jamais alcançado por nenhum outro medicamento estudado contra a covid-19. Retomando Carl Sagan: *afirmações extraordinárias exigem evidências extraordinárias*.[447] Por isso, é difícil entender o nó dado por Cadegiani e sua equipe: os números de protocolos citados nos artigos não condizem com o desenho do estudo; informações básicas mudam ao longo do caminho, como o número de voluntários, dosagens, locais de teste e as próprias drogas usadas. Além disso, não foi possível comprovar que houve um cegamento* apropriado; o método de randomização era frágil e alguns recrutamentos de voluntários começaram antes da autorização da Conep.

Entre julho e dezembro, Cadegiani distribuiu a droga em Brasília, oficialmente em sua clínica Corpometria - o que é estranho por si só, pois ela não é um ambulatório, ambiente descrito no protocolo. Seu método de

---

* Cegamento é o fato de tanto os pesquisadores quanto os voluntários não saberem quem está tomando o remédio de verdade. A ideia é evitar que questões subjetivas, como o efeito placebo e a percepção do médico sobre um tratamento que ele já espere que funcione, afetem o julgamento imparcial. Randomização é a distribuição aleatória de voluntários, por sorteio, em grupos que serão comparados. Isso evita o favorecimento de um dos grupos, ao selecionar voluntários com mais chances de se recuperar. Para saber mais, veja o capítulo 5.

atração de voluntários era peculiar: prometendo um "tratamento eficaz". O segredo era que um grupo tomaria a proxalutamida, e todos os participantes receberiam o tratamento precoce com nitazoxanida e azitromicina.

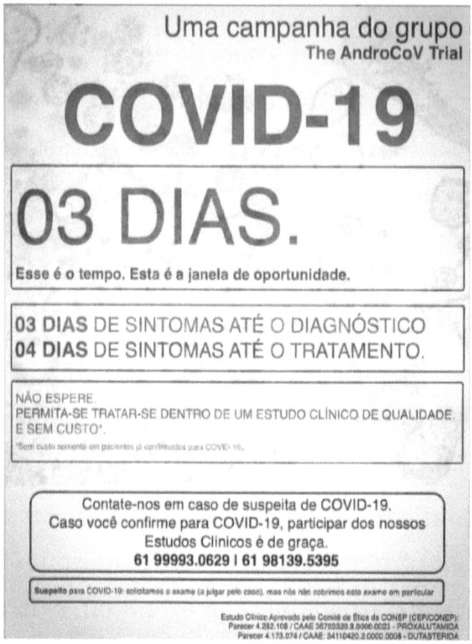

Campanha de atração de voluntários para estudo "The AndroCoV Trial", divulgado nas redes sociais de Flávio Cadegiani.[448]

O pior, no entanto, é o trabalho *"Efficacy of Proxalutamide in Hospitalized COVID-19 Patients: A Randomized, Double-Blind, Placebo-Controlled, Parallel-Design Clinical Trial"*,[449] publicado primeiro como pré-print,[450] em junho, depois em um artigo de dezembro na revista *Frontiers*.[451] O estudo foi conduzido no Amazonas sem aprovação da Conep para isso. Havia uma autorização para um estudo unicêntrico em Brasília com pacientes com quadros leves, e a solicitação de mudança foi feita em maio de 2021, mas os resultados começaram a ser divulgados em março do mesmo ano, e se tornou o centro de um escândalo. De acordo com o texto, 645 participantes foram recrutados, 317 recebendo proxalutamida, 328 um placebo. Todos hospitalizados, muitos em condições críticas e, no fim da análise, a mortalidade foi 92% menor entre quem tomou a proxalutamida.

Os resultados logo despertaram a atenção da comunidade científica, que, ao ver os detalhes do estudo, começou a suspeitar de que havia algo errado. "Todos sabem que não existe nenhum tratamento com essa magnitude de efeito em mortalidade", comentou Peçanha.[452] Quando ficou sabendo dos resultados, a médica gaúcha, que começava a ouvir o zum-zum-zum entre colegas sobre a possibilidade de testar outros fármacos da mesma categoria já aprovados para uso no Brasil, colocou seu bebê de poucos meses para dormir e foi pesquisar o que era a proxalutamida.

Como membro da comissão de análise de novas tecnologias do hospital onde atua, em Porto Alegre, esse tipo de investigação era parte do trabalho de Peçanha – a qualquer momento, na pandemia, alguém poderia querer testar a droga ou alguma outra semelhante por lá. Ela descobriu que havia muito pouca informação sobre a substância, nenhum ensaio pré-clínico (em células isoladas, etapa necessária antes das pesquisas chegarem aos seres vivos) para avaliar a eficácia contra o Sars-Cov-2. Peçanha fez um fio em sua conta no Twitter apontando as falhas metodológicas dos estudos já publicados por Cadegiani e companhia e, por isso, foi alvo de uma intensa campanha de difamação on-line, coordenada por Cadegiani e Ricardo Zimerman, infectologista gaúcho parceiro de Cadegiani, coautor dos estudos. Em pouco mais de um mês do suposto início da pesquisa, os resultados de mais de 590 participantes já estavam sendo divulgados via YouTube pela Samel, rede de saúde amazonense que foi o palco dos experimentos com a proxalutamida no estado. Adivinha quem comemorou o anúncio nas redes sociais? Em 11 de março de 2021, Eduardo Bolsonaro fez um tuíte comemorando os resultados e mencionando a proxalutamida como uma "nova droga promissora no combate à covid".[453]

Levantar um estudo deste tamanho em tão pouco tempo é um feito impressionante, considerando que é difícil recrutar pacientes para uma pesquisa em que não há garantias de benefício. Ficou mais fácil de entender depois, quando saíram as notícias de que parte dessas pessoas (algumas já mortas para contar a história) sequer sabiam que estavam participando de um estudo.[454] Em junho, quando o estudo foi publicado, três meses depois da coletiva do anúncio dos resultados conduzida na sede da Samel e do PowerPoint ter circulado como evidência científica no WhatsApp e nas redes sociais, além de questões metodológicas mais técnicas, a coisa que mais chamou a atenção foi a altíssima mortalidade no grupo placebo. Foram 162 mortes, o que deveria ter levado à suspensão imediata do estudo porque, se era um ensaio duplo-cego randomizado, não se sabia se quem estava morrendo era quem tinha tomado o remédio ou placebo.

"E, independente de quem seja, o estudo deve ser interrompido precocemente pelo comitê de segurança para avaliar", apontou Peçanha.[455] Isso porque há duas possibilidades: ou o remédio é tão bom que quem está no placebo deve recebê-lo imediatamente, ou o remédio está matando as pessoas. Quem garante isso é o Comitê Independente de Segurança e Monitoramento, que deve ser apontado no protocolo, e composto de membros não envolvidos no estudo. Só que, nesse caso, o único membro reconhecido do comitê era uma médica da própria Applied Biology.

Em junho de 2021, o blog da jornalista Malu Gaspar, no jornal *O Globo*,[456] noticiou que a Comissão Nacional de Ética em Pesquisa (Conep), encarregada da análise e aprovação de estudos científicos no Brasil, preparava um relatório à Anvisa (Agência Nacional de Vigilância Sanitária) e ao Conselho Federal de Medicina pedindo uma investigação por "suspeitas de fraude e falhas graves" na pesquisa – incluindo divergências significativas entre a forma como o estudo foi proposto e como foi, de fato, realizado, além do alto número de mortes entre os voluntários que tomaram placebo.

Em julho, a *Science Magazine*, respeitada publicação científica dos Estados Unidos, fez uma matéria intitulada "Bom demais para ser verdade",[457] revelando que Cadegiani tentou publicar seus impressionantes resultados no *New England Journal of Medicine* e no *Lancet*. Ambos rejeitaram a publicação por não receberem os dados brutos para análise. No mesmo mês, no dia 18, Bolsonaro também comentou a proxalutamida em entrevista.[458] "Tem uma coisa que eu acompanho há algum tempo e nós temos que estudar aqui no Brasil. Chama-se proxalutamida. Já tem uns meses que isso aí, não está no mercado, é uma droga ainda em estudo" e "existe no Brasil de forma não comprovada cientificamente", afirmou o presidente, ao ter alta do hospital onde havia se internado para tratar uma obstrução intestinal.

O escândalo da proxalutamida, assim que 100% elucidado (e uma parte pequena desse angu foi descaroçada aqui), pode se tornar uma das infrações éticas mais graves da história da pesquisa clínica no país. Em setembro de 2021, a Conep enviou ofício à Procuradoria Geral da República (PGR) solicitando a apuração dos fatos,[459] e existe, até o momento do fim da pesquisa para o livro, uma investigação em curso no Ministério Público do Amazonas sobre o assunto correndo sob sigilo.

A Unesco também se posicionou: "Consideramos que esse poderia ser um dos episódios mais graves e sérios de infração à ética de pesquisas e de violação aos direitos humanos dos participantes na história da América Latina, que envolve a morte suspeita de duzentos indivíduos".[460]

O Ministério Público do Rio Grande do Sul também realizou sua própria investigação, porque, conforme revelou Nakamura em reportagem em *O Matinal*, o grupo de Cadegiani e Zimerman administrou proxalutamida sem autorização no Hospital da Brigada Militar, em Porto Alegre, em cerca de cinquenta pacientes, sem sequer ligar para saber quem tinha sobrevivido.[461]

Cabe aqui contar um pouco mais sobre o sócio gaúcho, Ricardo Zimerman, infectologista do Hospital da Brigada Militar que também atuou na Santa Casa, mas não deu muito as caras nos hospitais durante a pandemia. Ganhou notoriedade como influenciador no início de 2020, ao se posicionar contra o lockdown, e voltou aos holofotes no fim do mesmo ano, anunciando ter curado quinhentos pacientes com o tratamento precoce. "Mas temos vários relatos de colegas que entubaram pacientes de Zimerman. Eles dizem que o paciente piora, procura Zimerman e ele não atende mais o telefone", revelou a médica Ana Peçanha.[462] É uma queixa recorrente entre os médicos sérios: a de que os picaretas abandonam seus pacientes quando o milagre não dá certo.

Diante de tantos relatos preocupantes, a Anvisa suspendeu a importação de proxalutamida para fins experimentais por Flávio Cadegiani. E, segundo as contas da própria entidade, é provável que boa parte do medicamento tenha sido usado fora do contexto de "estudo". Estima-se que mais de 58 mil comprimidos de proxalutamida entraram no Brasil. "O que significa que mais de 1.400 indivíduos teriam recebido a medicação, considerando o tratamento com três comprimidos por dia por catorze dias. Os dados das 'pesquisas' envolvendo todos esses participantes não foram divulgados", calculou Peçanha.[463] A suspeita dela, de outros pesquisadores e do MP é de que a droga tenha sido distribuída "a rodo". Por exemplo: uma matéria no jornal *El País* reportou o caso de um paciente atendido em consultório médico que recebeu proxalutamida fora do contexto de pesquisa. Neste caso,[464] Cadegiani aplicou uma dose da medicação jamais testada em humanos.[465]

Outro problema grave é a distribuição de proxalutamida a mulheres em idade fértil, negligenciando o risco de malformação fetal – ao estilo do uso desastroso da talidomida, droga administrada nos anos 1960 para enjoo sem os devidos estudos em grávidas e responsável por milhares de casos de malformação. Uma das condições da Conep para realizar pesquisas em mulheres era submetê-las à terapia contraceptiva para garantir que não haveria risco de gravidez. Não há informações sobre o risco de malformação especificamente para a proxalutamida, mas a associação entre outros androgênicos similares e risco gestacional é conhecida, daí a preocupação da Conep.

Em sua defesa, Cadegiani negou as acusações. Disse ser vítima de perseguição porque a droga foi defendida por Bolsonaro e inclusive autopublicou um artigo onde acusa a Pfizer de sabotar a teoria antiandrogênica.[466] Usou as publicações da predatória revista *Cureus* como prova de que seu trabalho passou pelo crivo da comunidade científica. E, nas redes sociais, acabou se incriminando sozinho. No Twitter, assumiu que os dados do estudo de Brasília, realizado antes de Manaus, vinham de um "catadão" de sua prática clínica e de outras pesquisas, não do descrito em protocolo.[467] Em uma live com Zimerman, disse que o estudo de Manaus enfrentou uma "contradição ética" e teve que escolher entre parar tudo para averiguar as mortes ou seguir adiante para comprovar a eficácia do medicamento.[468] Escolheu seguir adiante. Em 2021, usou como evidência de seu sucesso a queda da curva de mortes em Manaus no pior momento da pandemia. Ora, se a droga foi usada apenas em contexto experimental, e havia menos de 350 pessoas tomando o remédio, como isso seria o suficiente para mudar o curso da pandemia?

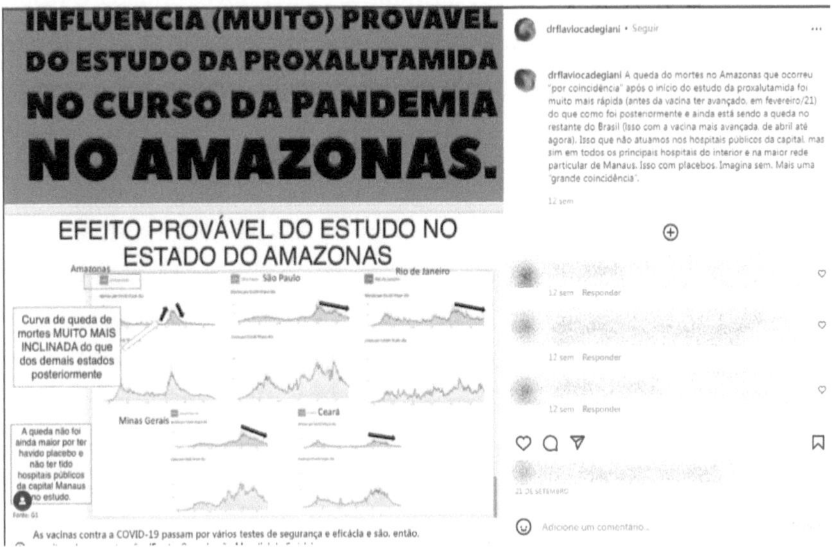

Reprodução de postagem no Instagram de Flavio Cadegiani, relacionando a queda no número de mortes no Amazonas ao estudo da proxalutamida.[469]

Já a Samel, um grupo poderoso e tradicional no Amazonas, cujo dono então era Luiz Alberto Nicolau, um empresário, irmão de Ricardo Nicolau, político de carreira que tentou se candidatar a prefeito nas eleições minoritárias de 2020, se defendeu dizendo que as mortes ocorreram no grupo placebo e que apenas serviu como local para a realização dos experimentos. Frente às denúncias veiculadas, a empresa censurou judicialmente o jornal *O Globo*.[470] E Johanns Eller, Victor Silva, Pedro Nakamura, Ana Carolina Peçanha e outros jornalistas, médicos e cientistas envolvidos na investigação se tornaram vítimas de uma enxurrada de ofensas e ameaças on-line. “Um perfil pedia que eu fosse empalado em praça pública”, relembrou Nakamura.[471] As ofensas pouco adiantaram. No fim das contas, a “melhor” publicação que Cadegiani tinha, no periódico *Frontiers in Medicine*,[472] foi retratada em junho de 2022. Algo semelhante ocorreu com o relato de caso da superdose publicado no renomado periódico *British Medical Journal*. O artigo recebeu uma “expression of concern”, termo que indica que há suspeitas quanto à integridade dos dados.[473]

Em janeiro de 2022, Cadegiani e a Samel anunciaram uma coletiva na qual enfim mostrariam os dados de Manaus e calariam os críticos. O resultado foi uma sala vazia em Manaus e mais uma apresentação de PowerPoint repleta de promessas inacreditáveis, que se assemelha a um trabalho escolar:

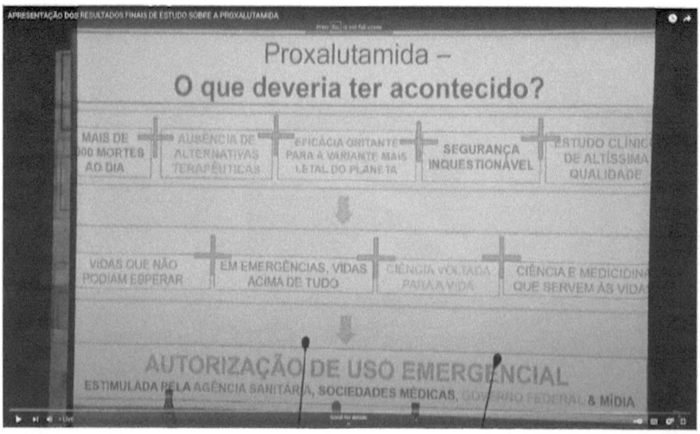

Recorte de tela de apresentação de resultados finais de estudos sobre a proxalutamida.[474]

Nos últimos seis meses de 2021, as ações da Kintor, fabricante da droga, chegaram a ter variação de -75%.[475] Apesar disso, a história da proxalutamida abriu caminho para que outros remédios para casos avançados de câncer de próstata fossem usados sem critério para tratar covid-19. Além da própria flutamida da Prevent, usada também em outros locais, entram na lista dutasterida, enzalutamida e bicalutamida [*ver boxe no fim deste livro*]. Isso contraria qualquer norma ética, pois não havia sequer uma plausibilidade biológica para fazer o uso *off label* de medicamentos tão fortes, quiçá testes em humanos verificando fatores como segurança e eficácia. Totalmente fora do contexto experimental, no início de 2021, começou a circular nos grupos de médicos no WhatsApp um protocolo em PDF para tratar a nova variante da covid, assinado por Zimerman e Cadegiani:

3-4o dia sem fator de risco ou
1o-2o dia com fator de risco

Estágio 1 – 10 Drogas

1. Hidroxicloroquina - 400mg/dia por 05 dias
2. Ivermectina altas doses – 0.6-1.0mg/kg/dia por 05 dias
3. Cefuroxima 500mg 2x/dia por 05 dias
4. Bromexina 8mg 2x/dia por 07 dias
5. Espironolactona 100mg 2x/dia no 1o dia + 100mg/dia por 15 dias
6. Proxalutamida 200-300mg/dia por 14 dias (se disponível) ou dutasterida (se homem; mulher em casos selectionados)
7. Colchicina 0,5mg 2x/dia por 07 dias
8. Enoxaparina (Clexane) se alto risco ou Enoxaparina, Eliquis ou Pradaxa (opcionalmente: AAS) se baixo risco de trombose
9. Calcitriol 0,25mcg 2x/dia por 07 dias (opcionalmente: vitamina D 300.000-600.000ui)

Recorte de documento com protocolo de tratamento de covid-19, assinado por Cadegiani e Zimerman. *Os antiandrogênicos são o item 6 da lista.*

Quando enfim saíram dados confiáveis sobre a categoria, mas vindos de outros grupos, sem tantos flagrantes conflitos de interesses, o resultado foi bem diferente. Em dezembro, como mostrou Nakamura,[476] um estudo sueco enterrou de vez a terapia antiandrogênica. Ao testar a enzalutamida, fármaco já disponível no mercado, os pesquisadores viram que não só ela não reduzia a replicação viral como aumentava o tempo de hospitalização e a necessidade de oxigênio. É que ela acaba atrapalhando a ação do medicamento que de fato funciona para casos graves: a dexametasona. "Um dos mecanismos aventados é que a enzalutamida acelera a metabolização da dexametasona, portanto ela sai do corpo mais rápido, é como se cortasse o efeito do remédio", comentou a médica Ana Peçanha. "Não podemos dizer que o mesmo ocorre com a proxalutamida, porque temos poucos estudos com ela em fase 1 e fase 2, que avaliam os efeitos da droga nos seres humanos com câncer, e não temos nenhum específico em covid-19", completou.[477]

Cadegiani e Zimerman usaram argumentos que "colaram" nas redes sociais até o final da pesquisa para este livro, mas eventualmente terão que mostrar seus dados e dizer como estão as pessoas que tomaram os quase 60 mil comprimidos de uma droga ainda não aprovada no mercado. Ou não, se depender do que já aconteceu desde então, se depender das autoridades médicas [*leia o capítulo 2*], ou se depender das costas quentes de Cadegiani – que é filho de Ana Dorinda Carballeda Adsuara, procuradora da Advocacia Geral da União (AGU).[478]

O que merecem dois médicos sem histórico de pesquisas com novos medicamentos ou gestão de saúde pública, desenvolvendo experimentos não autorizados com drogas desconhecidas e prometendo milagres para quem vai recebê-las? No país da cloroquina, cargos no Ministério da Saúde, é claro. Em novembro de 2020, Cadegiani e Zimerman foram contratados como consultores por Hélio Angotti, Secretário de Ciência, Inovação e Tecnologia da pasta, responsável pela incorporação de remédios no SUS.[479] Em memorando, Angotti encomendava aos médicos, além da análise crítica sobre os estudos das vacinas e a busca por evidências negativas sobre o lockdown, a atualização do protocolo do ministério para o uso de hidroxicloroquina e outras drogas no tratamento da covid-19. Angotti também pedia aos médicos que explicassem as "novidades terapêuticas" que podiam "salvar muitas vidas" e deveriam ser adotadas pelo país. Logo encontrariam um local perfeito para testar tudo isso de uma vez só.

"ERA COMO UMA GUERRA, SÓ FALTAVAM OS BURACOS NA PAREDE...

... E se tivesse um buraco na parede seria melhor, pois haveria ventilação."
Susy Martins, redatora, de Manaus/AM[480]

Manaus foi a cidade brasileira mais duramente atingida pela pandemia. O desastre que ocorreu na capital do Amazonas funcionou como *teaser* do que depois aconteceria no país. Foi a primeira cidade onde começamos a nos preocupar de verdade com a falta de lugar para guardar os corpos, a primeira cidade em que vimos grandes filas de valas frescas em cemitérios, em cenas capturadas por drones. Quando a primeira grande onda de covid-19 começou a varrer o Sudeste, em junho de 2020, Manaus já tinha registrado um aumento de 350% em seus óbitos em abril.[481] Antes mesmo que esse primeiro ataque terminasse, ainda em junho, a cidade – um reduto conservador onde Bolsonaro teve 65% dos votos no segundo turno de 2018, com sistema de saúde precário e marcada por intensa desigualdade social – começou a flexibilizar suas regras de distanciamento social.[482]

O vírus passou meses ganhando terreno até que, em dezembro, estourou uma onda muito pior, que devastaria a cidade e mataria 31 pessoas entre os dias 14 e 15 de janeiro por falta de oxigênio.[483] No momento da pesquisa para este livro, já havia evidências para no mínimo suspeitar que a cidade foi um laboratório das principais estratégias de Bolsonaro de combate à pandemia: deixar o vírus circular livremente e tratar todos que se infectassem no caminho com o kit covid, assim a economia não precisaria "parar".

Embora já houvesse uma baixa adesão da população às medidas de isolamento, a coisa passou a tomar forma de ação deliberada a partir de junho de 2020. Acuado por uma investigação da Polícia Federal,[484] o governador do estado, Wilson Lima (PSC), adotou como estratégia de defesa se mostrar estritamente alinhado a Bolsonaro no combate à pandemia. Segundo Carlos Almeida Filho, vice-governador do Estado, foi por isso que o Amazonas deixou de tomar medidas sanitárias que deveriam ser aplicadas. À *Folha de S.Paulo*, afirmou:

> *Quem diz isso são os especialistas. A P1* [variante Gama do coronavírus] *foi gestada entre outubro de novembro* [de 2020], *quando se cobrava do governador medidas de contenção. Uma coisa era clara: a política era de afirmar que se tinha uma imunidade de rebanho. O que acabou acontecendo foi um laboratório, a P1 encontrou ambiente adequado. Porque as políticas de saúde naquele momento poderiam implicar enfrentamento às políticas do governo federal, poderiam enfraquecer o governador mediante a exposição criminal.*[485]

Apesar de submisso a Bolsonaro, Lima não é apoiado pelos bolsonaristas, tampouco favorecido publicamente pelo governo federal. No fim do ano, a conta desse arranjo malfeito começou a chegar. Com o aumento exponencial de casos se desenhando no horizonte, Lima se viu obrigado a decretar novas medidas de restrição de circulação em 23 de dezembro.[486] Enfrentou dura resistência da população, que, entre patrões e empregados, em um movimento semelhante ao ocorrido em outras cidades do país, mobilizou protestos contra o "lockdown" (entre aspas, porque as medidas tomadas na cidade estavam longe disso). Apenas três dias depois, em 26 de dezembro, Lima teve que recuar.[487] O resultado foi uma explosão de mortes e o colapso do sistema de saúde – diretamente relacionado às decisões governamentais, como mostrou estudo conduzido por pesquisadores da Fiocruz, da Universidade de Brasília e de outras instituições.

O estudo, publicado no final de 2021, comparou o isolamento social e os decretos sobre o tema em duas cidades atingidas pela covid-19, Manaus e Fortaleza.[488] Ele aponta que, de fato, em junho tanto a legislação amazonense foi flexibilizada quanto o índice de isolamento domiciliar diminuiu. No dia 17 de dezembro, a queda se intensifica e atinge o menor patamar da série a partir do decreto de 26 de dezembro.

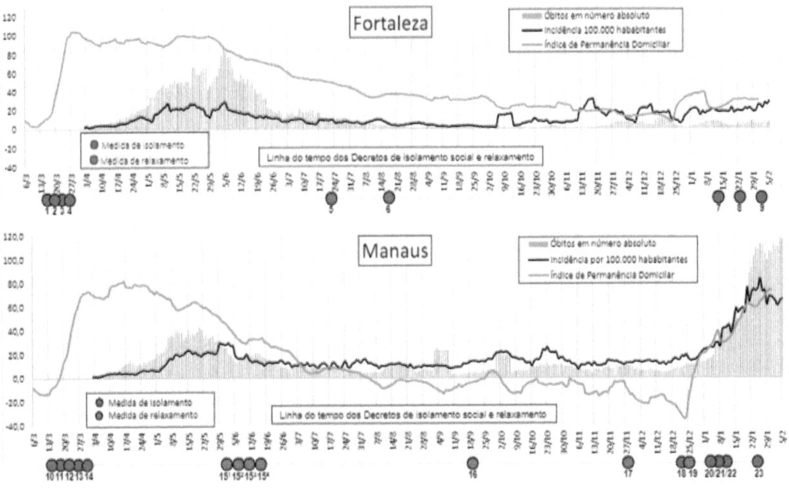

Linha do tempo das medidas legais de isolamento social e relaxamento, em Manaus e Fortaleza, e influência sobre óbitos e incidência por 100 mil habitantes de covid-19.[489]

Frente ao colapso iminente, as autoridades de saúde do estado e município pediram socorro ao Ministério da Saúde. Como revelou a *Agência Pública*, no dia 28 de dezembro, o então ministro Pazuello foi comunicado em uma reunião sobre o problema e decidiu enviar uma comitiva para avaliar a situação *in loco*.[490] No dia 3 de janeiro, o grupo chegava em Manaus, chefiado por Mayra Pinheiro, a secretária de Gestão do Trabalho e da Educação na Saúde (SGTES), conhecida como Capitã Cloroquina. Ao longo de 2020, Mayra agiu como lobista do kit no Ministério da Saúde. Realizou lives com convênios como a Hapvida e a Unimed, cúmplices na adoção da estratégia, assinou a Nota Técnica do ministério que abriu as portas para o tratamento precoce na rede pública e conseguiu colocar na secretaria responsável por recomendar remédios no SUS seu aliado e subordinado, Hélio Angotti. Depois de 24 horas em Manaus, Mayra emitiu seu diagnóstico: o problema era falta de cloroquina.[491]

No dia 4 de janeiro, em reunião com a comitiva, Lima e Davi Almeida, prefeito de Manaus, comunicaram que a cidade poderia ficar sem oxigênio e entrar em colapso em dez dias.[492] O ministério, por sua vez, concluiu que parte da crise ocorria pela "deficiência na resolutividade da atenção primária, por não estarem utilizando as orientações de *intervenção precoce* para covid-19, conforme orientações do Ministério".[493] Depois, na CPI da Pandemia, tanto Pazuello quanto Mayra negaram saber do colapso nessa data. Ele disse que foi informado dia 10; ela, no dia 8.[494]

Em 4 de janeiro de 2021, a equipe deste Ministério se reuniu com o Governador do Estado do Amazonas, Wilson Miranda Lima, o Prefeito da Cidade de Manaus, Davi Almeida, o Secretário Estadual de Saúde, Marcellus José Barroso Campêlo, a Secretária Municipal de Saúde de Manaus, Shádia Hussami Hauache Fraxe e outras pessoas ligadas à área da saúde.

As principais conclusões desse encontro e da viagem de reconhecimento a Manaus foram:
- há possibilidade iminente de colapso do sistema de saúde, em 10 dias, devido à falta de recursos humanos para o funcionamento dos novos leitos;
- há deficiência na resolutividade da atenção primária, por não estarem utilizando as orientações de intervenção precoce para Covid-19, conforme orientações do MS;
- há dificuldades na aquisição de materiais de consumo hospitalar, medicamentos e equipamentos;
- há dificuldades na contratação de profissionais com habilitação para atuação nas UTIs;
- há necessidade de estruturação de leitos de UTI com celeridade para atendimento aos pacientes que já demandam internação, constatada pela alta ocupação dos leitos dos serviços de urgência e emergência (salas rosas e vermelhas) - taxa de ocupação atual de 89,1%; e
- estima-se um substancial aumento de casos, o que pode provocar aumento da pressão sobre o sistema, entre o período de 11 a 15 de janeiro, em função das festividades de Natal e réveillon.

Documento do Ministério da Saúde revelado pela *Agência Pública*.[495]

A "intervenção precoce" é um estratagema semântico, um eufemismo para tratamento precoce com kit covid. E, se havia alguma dúvida a respeito disso, logo ela seria sanada. No dia 7 de janeiro, Mayra escreveu um ofício comunicando que iria visitar as Unidades Básicas de Saúde (UBS). No texto, considerava "inadmissível" a não utilização do kit covid – e depois confirmou o posicionamento, dizendo à CPI: "A orientação é para todos os médicos brasileiros, não só para Manaus".[496] Em poucos dias, armou uma força-tarefa de médicos voluntários para disseminar a cloroquina nas UBS da cidade[497] e pediu ao seu aliado Angotti que a SCTIE patrocinasse a viagem[498] – o que foi feito, a um custo de pouco mais de R$ 4 mil por médico para cobrir deslocamentos, hospedagens e alimentação.

Em depoimento ao Ministério Público, Angotti confirmou que colaborou com a turnê de de Mayra e disse que, a pedido do governo do Amazonas e da Prefeitura de Manaus, o Ministério da Saúde intensificou o envio de cloroquina ao estado.[499] De 511 mil comprimidos mandados ao Estado até então, 130 mil chegaram em janeiro de 2021".[500]

A comitiva era composta de onze médicos,[501] entre oncologistas, dermatologistas, os conhecidos anestesiologistas Luciano Dias Azevedo e Luciana Cruz, articulistas dos movimentos Entre Médicos, Médicos pela Vida e Brasil Vencendo a Covid [*leia capítulo 2*]. Também estava por lá Ricardo Zimerman, o infectologista gaúcho parceiro de Flávio Cadegiani nos testes com a proxalutamida. No dia da excursão, fizeram um evento com Pazuello de culto ao tratamento precoce, quando foi dito e repetido que deixar de prescrever o combo de remédios já era "caso de polícia"[502] e era a "a única saída"[503] para a crise manauara.

Obviamente, não adiantou nada. Os casos continuaram a subir – e as pessoas continuaram a piorar e precisar de leitos de UTI e de oxigênio. Com o cenário favorável para o vírus, no dia 12 de janeiro foi oficializada a descoberta da nossa própria variante, a P1, depois renomeada Gama. As variantes tendem a surgir em locais de alta circulação viral. É que, cada vez que um vírus faz cópias de seu material genético nas células de alguém, pode ocorrer um erro na duplicação. Quanto mais ele se multiplica, mais chances há de acontecer um erro que pode lhe dar vantagens, como a maior transmissibilidade.

No mesmo dia em que conhecemos a variante brasileira, dia 12, a família da redatora Susy Freitas, de 35 anos, comemorava o aniversário de sua mãe com um bolinho para os parentes mais próximos.[504] Poucos dias depois, o pai começou a ter sintomas respiratórios, em seguida a avó e, por fim, a própria Susy e seu irmão. Cada um foi para um lado, e receberam tratamentos totalmente diferentes. Pai e irmão, sem conseguir atendimento em Manaus, viajaram a Curitiba, não receberam nenhum remédio do kit covid e se recuperaram em alguns dias.

A avó de 91 anos foi atendida primeiro em uma UBS, onde trabalhava uma amiga da família, de onde saiu com uma receita com azitromicina, ivermectina e vitamina D. Começou a piorar, mas Susy temia levar a avó ao hospital porque já estava faltando oxigênio e leitos na UTI e nos ambulatórios. Passou a comprar os próprios cilindros – a preços astronômicos, que chegaram a R$ 5 mil a unidade nos momentos mais críticos[505] –, mas a avó piorou. Com sua saturação a 93% (o ideal é acima de 95%), buscou o teleatendimento da prefeitura, que a orientou que não procurasse assistência presencial.

"A pessoa disse 'vou ser bem sincero, ninguém vai te atender com essa saturação', e me orientou a procurar quando caísse para abaixo de 92%", relembrou. Desesperada, Susy partiu para o hospital da Unimed. "Estava tudo caótico por lá. Minha avó ficou em uma sala com várias outras pessoas em camas improvisadas, em uma maca de massagem trazida por outra paciente. As pessoas eram cuidadas ali mesmo, e os parentes almoçavam ali, tirando as máscaras. Eu pensava 'meu deus, quantas pessoas estão se infectando aqui?' Parecia um cenário de guerra, só faltava um buraco na parede, e até seria melhor com o buraco, porque teria ventilação. Era um local muito fechado onde estávamos."[506]

No dia 4 de fevereiro, sua avó, dona Guiomar, morreu, depois de um longo período de luta contra a doença. Sua morte e os dias vivendo em um cenário de guerra deixaram traumas. "Virou corriqueiro conhecer alguém que morreu por falta de oxigênio. Não gosto nem de passar na frente dos postinhos e do hospital onde minha avó morreu, e não sai da minha cabeça essa questão dos medicamentos: o que será que foi aplicado de verdade nela e em tantas pessoas? Eu não sei", completou.[507] Susy sabe que a avó, uma mulher forte, vinda do interior da Amazônia, vivia seus últimos anos de vida, mas não sabe o quanto da sua morte foi natural.

"Um mês antes de ela falecer, fazia o almoço todos os dias, limpava o quintal. Só tinha uma hérnia nas costas e tomava um remédio para pressão. E era muito lúcida e bem humorada", contou.[508] Susy achava que sua avó morreria tranquilamente, numa rede, aos 98 anos, não sufocada pelas complicações de um vírus que poderia ter sido mais controlado. Talvez, se tivesse recebido o atendimento certo, poderia estar viva.

Se o ente querido morreu de covid-19 ou de falta de assistência adequada é uma dúvida com a qual centenas de milhares de famílias convivem desde então. Quatro mil pessoas morreram entre janeiro e fevereiro em Manaus.* Nos dois dias de pico da crise de oxigênio, mais de trinta pessoas sufocaram sem oxigênio na capital do estado que abriga o Pulmão do Mundo.[509]

A crise se prorrogou por meses, mesmo assim. A comitiva de Mayra parece ter sido considerada um sucesso, porque a partir daí o uso do tratamento precoce se intensificou em Manaus. "Acho que foi o lugar que mais distribuiu cloroquina",[510] comentou o infectologista Marcus Lacerda, autor do estudo que notou que o medicamento aumentava o risco cardíaco.[511] O restante do país também não se fez de rogado, como mostram os números do capítulo 8.

O Ministério da Saúde fez ainda outro experimento na cidade: no dia 19 de janeiro de 2021, lançou o aplicativo TrateCOV. Ao inserir dados como idade, sintomas e gênero, o paciente recebia uma prescrição genérica de kit covid. Até bebês e gestantes ganhavam a mesma recomendação.

---

* A título de comparação, na cidade de São Paulo, com 10 milhões a mais de pessoas que Manaus, nos mesmos dois meses foram registradas cerca de 3 mil mortes por covid-19, segundo dados do site Pra onde vai São Paulo. Disponível em: https://praondevaisaopaulo.com.br/covid-19-evolucao-nos-municipios-de-sp/. Acesso em: 31 maio 2022.

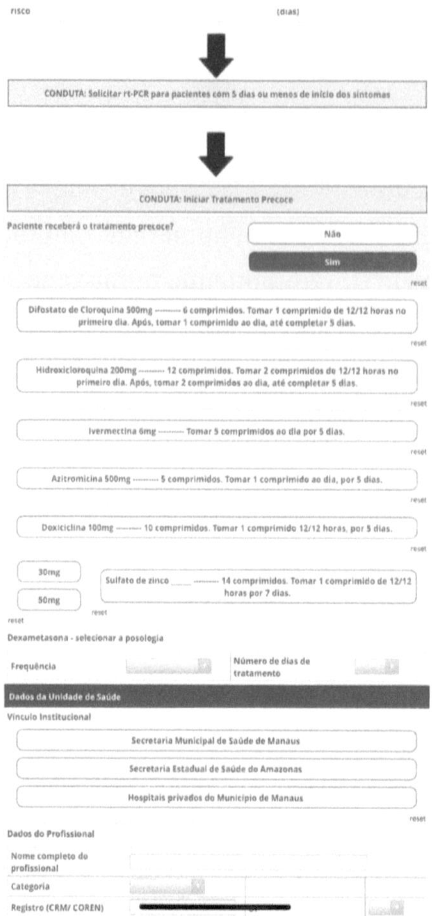

Simulação feita pela jornalista Mariana Varella no aplicativo TrateCOV. Ela inseriu como sintomas fadiga e dor de cabeça.[512]

O aplicativo recebeu duras críticas e foi retirado do ar dois dias depois. Apesar de o lançamento em Manaus ter sido anunciado pelo próprio governo,[513] a Saúde alegou ter sido vítima de um ataque hacker. O assunto virou alvo de investigação do Ministério Público Federal, e Mayra depois disse que era um protótipo, que não deveria ter ido ao ar.[514] Em agosto de 2021, o Tribunal de Contas da União (TCU) concluiu que o aplicativo não havia sido invadido de nenhuma maneira e que qualquer pessoa com o link poderia utilizá-lo quando ele foi lançado.[515] A metodologia do TrateCOV foi desenvolvida por Flávio

Cadegiani e pela Applied Biology, que criou um "escore" para calcular o risco de covid-19 baseado em fatores de risco, sintomas e informações dos pacientes. O pesquisador descreveu o método em um estudo publicado também no período Cureus, supostamente com dados de 1,7 mil pacientes.[516]

O artigo foi criticado por suas falhas metodológicas, como o fato de não estar claro de onde vieram esses pacientes e de os pesquisadores terem oferecido o tratamento precoce aos participantes. Cadegiani afirma não ter sido consultado antes do lançamento e diz não concordar com a atitude do governo. Para ele, o aplicativo deveria ter passado por "validação externa" antes. Depois, programadores descobriram que o sistema estava configurado para receitar sempre os mesmos remédios, independentemente dos dados inseridos.[517]

Pode até ser que Cadegiani não tivesse nada a ver com isso mesmo, afinal, estava ocupado com outra missão em Manaus. Como o próprio afirmou em entrevista à revista *Oeste*:[518] "Chegamos a Manaus na segunda-feira, 1º de fevereiro de 2021, e a situação é até pior do que eu imaginava. [...] Não existem leitos disponíveis. Na minha avaliação, a cidade investiu pouco no tratamento precoce". Neste mesmo mês, Cadegiani começou a conduzir os testes com a proxalutamida no estado, por meio da parceria fechada entre a Applied Biology e a Samel. Mesmo sem a autorização para o suposto estudo, Beto Nicolau, o dono da Applied Biology, Andy Goren, e Cadegiani já estavam distribuindo a proxalutamida no interior sob a alegação de que o medicamento "reduz 100% da taxa de internações nos hospitais e o número de mortes".[519]

A Samel é propriedade da família Nicolau, que há décadas tem um braço na medicina e outro na política manauara. Desde o início da pandemia, por meio de parcerias público-privadas, colocou-se em papel de destaque, doando dinheiro e infraestrutura para hospitais de campanha[520] (e depois os pedindo de volta quando os hospitais de campanha foram fechados)[521] e levando atendimento às cidades mais remotas do interior do estado. Na primeira onda, em 2020, o carro-chefe de suas inovadoras soluções foi a Cápsula Vanessa, uma cobertura de plástico que evitaria a transmissão de coronavírus pelo paciente internado, não testada em estudos clínicos,[522] mas divulgada com um informe publicitário na *Folha de S.Paulo*.[523]

Em fevereiro de 2021, passado o colapso, mas longe de resolver a segunda onda, o prefeito mais uma vez flexibilizou as medidas de distanciamento. À época, havia mais de duzentas pessoas esperando um leito de UTI. A Samel tinha, de novo, uma solução exclusiva: a proxalutamida. Os Nicolau, Cadegiani e Goren estavam tão confiantes em sua estratégia que um dia depois da coletiva organizaram uma viagem para Brasília para pedir à Anvisa a aprovação emergencial do medicamento.

Documentos obtidos pelo repórter Pedro Nakamura via Lei de Acesso à Informação demonstram que a turma conseguiu, por intermédio do senador amazonense Omar Aziz (o que talvez explique por que o assunto não foi sequer abordado na CPI da Pandemia), agendar reuniões com a Anvisa, que contaram com a presença de diretores executivos do Grupo Samel.[524] Frente às negativas do órgão, que não via evidências que justificassem a liberação, o grupo voltou a Brasília em abril, para rediscutir o assunto, dessa vez incluindo a Fiocruz, para viabilizar a produção nacional da droga. A Samel chegou a negar ter envolvimento no estudo, disse que só cedeu suas instalações[525] e criticou a "politização" do assunto, além de processar os jornalistas[526] que tentaram revelar o que estava por trás de tamanho interesse na proxalutamida. Mas, em janeiro de 2022, como mencionamos acima, realizou uma coletiva de imprensa com Cadegiani em que afirmou que mais de 150 mil vidas poderiam ter sido salvas se a autorização tivesse saído, depois de ter processado quem vinculava o grupo ao medicamento:

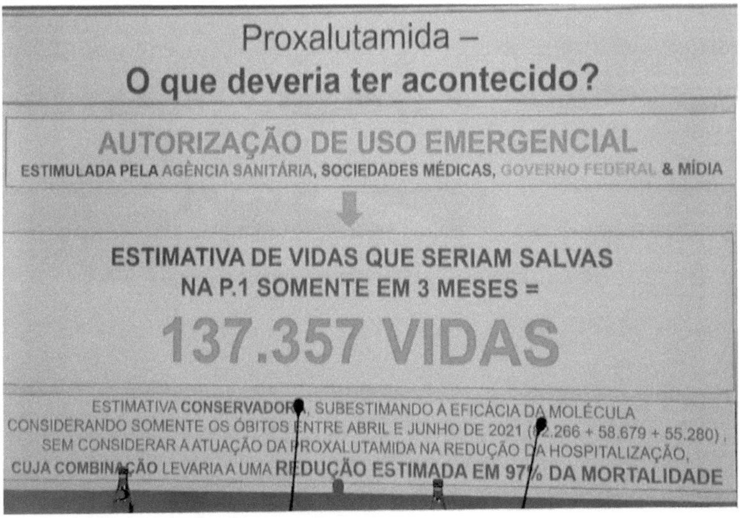

Slide apresentado na coletiva de 24 jan. 2022, realizada em Manaus, para anunciar os resultados do "estudo" com a proxalutamida.[527]

Ainda em abril de 2021, descobriu-se que os amazonenses foram vítimas de mais um crime perpetrado pelos ideólogos do tratamento precoce. Em meados de fevereiro, cinco pessoas morreram depois de inalarem cloroquina, método desenvolvido pelo médico ucraniano radicado nos EUA Vladimir Zelenko - sim, o mesmo guru por trás das megadoses de zinco.[528] A nebulização, jamais testada em humanos e sem embasamento teórico, foi feita pela ginecologista Michelle Chechter, de São Paulo, que chegou a comemorar o fato nas redes sociais, e logo se espalhou pelo país. Grupos de WhatsApp de médicos passaram a trocar dicas da prática e incluir outros remédios, como os anticoagulantes, na lista completamente inusitada e potencialmente fatal de drogas "inaláveis", e três pessoas morreram da mesma maneira no Rio Grande do Sul.[529] O Conselho Regional de Medicina de São Paulo (Cremesp), onde está o registro profissional de Chechter, se limitou a dizer que não investiga infrações fora de São Paulo.[530]

Uma dúvida que pairou no ar (e em nossa apuração) foi: por que Manaus foi eleita o laboratório dos experimentos? Para Freitas e Lacerda, um dos principais fatores foi o fato de o Amazonas estar bem longe do imaginário brasileiro. O que acontece por ali dificilmente vira notícia nacional – e pouco se sabe sobre o andamento de investigações que possam levar a alguma punição aos envolvidos. "As pessoas acham que Manaus é um local abandonado, onde podem fazer o que quiserem", disse Lacerda. "E parece que, na pandemia, o Brasil virou um grande Amazonas", complementou Freitas.

7. PORQUE AMAMOS UM REMEDINHO

"Uma pessoa que nunca teve dor de cabeça começa a ter só para tomar o remédio."

JOHANN (PETER KETNATH), personagem de *Cinema, Aspirinas e Urubus* (2004)[531]

Nos últimos cem anos, os medicamentos nos fizeram viver mais tempo com um câncer e até curá-lo, não morrer de infarto, sobreviver a infecções e, assim, colaboraram para um salto brutal na nossa expectativa de vida. Como reação adversa, ficamos dependentes deles e nossa relação com a saúde se tornou cada vez mais *farmacológica*: para tudo há um remédio e, se não há, a gente inventa. Quem nunca se queixou ao sair de um consultório médico sem uma receita ou sem um pedido de exame?

É justo dizer que desenvolvemos uma relação quase afetiva com os remédios. Eles se tornaram parte do imaginário popular, são trocados entre vizinhos, viram meme e são consumidos como chiclete. Não à toa, a indústria farmacêutica perde apenas para a indústria bélica como a que mais fatura no mundo *[veja mais no capítulo 8]*.[532] No Brasil, em 2019, antes da pandemia, mais de *5 bilhões* de unidades de medicamentos (considerando aqui uma embalagem avulsa) foram comercializadas.[533] "Remédios deixaram de ser produtos de especialidade para se tornar produtos de conveniência, que podem ser consumidos sem critério algum", apontou Wellington Barros, farmacêutico e conselheiro *ad hoc* do Conselho Federal de Farmácia (CFF).[534]

Tamanha banalização abre caminho para o uso irracional de medicamentos. Inclusive porque, aqui, às vezes é mais fácil recorrer ao balcão da drogaria do que obter atendimento médico. Sem contar que o médico, sobrecarregado em sistemas de saúde lotados, sejam eles públicos ou privados, também oferece com a receita o que não pode oferecer com o tempo. No vácuo de respostas da ciência e na ausência de leitos disponíveis em hospitais, a resolução simples e compactada em cápsulas e comprimidos ganha ares sedutores. É assim que antibióticos são prescritos para tratar dor de garganta antes mesmo de o médico saber se é mesmo uma bactéria que está causando problemas.

Os remédios se tornam, então, o próprio sistema de saúde. O curioso é que, embora por um lado pareçam inofensivos, por outro reina entre nós a ideia de que eles são poderosos o suficiente para resolver tudo. Esse processo não é recente. "Há uma crença exagerada e equivocada no poder dos fármacos, transformados em pílula mágica", declarou, já em 2011, o médico José Augusto Cabral, doutor em epidemiologia e autor de diversos livros sobre o mercado farmacêutico.[535] Isso ocorre graças à mão invisível da indústria farmacêutica e suas consolidadas táticas de marketing, que se aproveitam de um aspecto inerente da psique humana: necessitamos sempre de uma solução, e quanto mais fácil ela for, melhor [*ler capítulo 4*].

Muitas vezes, o efeito psicológico é mais importante do que o medicamento em si. A homeopatia é um exemplo clássico. "Você está dando bolinhas de açúcar para a pessoa, a acostumando a pensar que, em qualquer mal-estar, deve tomar alguma coisa, mesmo que essa coisa não tenha efeito nenhum", comentou a microbiologista e divulgadora científica Natalia Pasternak, do Instituto Questão de Ciência (IQC).

No caso do tratamento precoce, contudo, trata-se de remédios que despertaram um culto apaixonado por parte de médicos e pacientes. "Estamos falando demais de vacinas e esquecendo que existe um tratamento *vencedor*", disse o imunologista Roberto Zeballos no programa

Direto ao Ponto, em janeiro de 2022 (sim, um ano depois do início da vacinação mundial!).[536] Defensor dos corticoides* e de outras drogas como tratamento precoce para a covid-19, Zeballos é um dos homens por trás do chamado "Protocolo Colapso" do Pará,[537] primeira mobilização de médicos em prol do uso de remédios ineficazes como meio de evitar a derrocada do sistema de saúde.

Zeballos afirmou ter "inspiração divina". Seu discurso era claro: no caso da loucura do kit covid, o medicamento era um instrumento ritualístico, que validava e concretizava a crença de que era fácil lidar com o coronavírus. Afinal, o que faltaria, segundo Zeballos, era "amor" e "vencer o medo". Sempre com a ajuda dos remédios receitados por ele, claro, depois de uma consulta no valor de R$ 1,8 mil. Seu discurso era semelhante ao do Exército, que usou como justificativa para fabricar cloroquina o fato de que ela traria "esperança" aos brasileiros [*leia no capítulo 1*].

O culto ao tratamento precoce estarrece boa parte dos médicos e, infelizmente, vem matando seus iludidos seguidores. Como escreveu Margareth Dalcolmo, da Fiocruz, em coluna n'*O Globo*:[538]

> *Mais grave ainda é vê-las [as drogas] proliferar com a anuência e beneplácito inclusive de políticos e prefeituras, que distribuem o que já denominei de 'saquinhos de ilusão', contendo uma panaceia de remédios, que mistura antibióticos, corticoides, vermífugos, vitaminas, zinco, até a obsoleta cloroquina, para uma suposta prevenção de agravamento da doença. Tristes, testemunhamos as mortes de alguns defensores dessas prescrições, quase como seita.*

Nosso afeto pelos medicamentos é tão grande que os membros do culto estressaram a *dissonância cognitiva* [*ver capítulo 4*] para abrigar na cabeça duas ideias contraditórias: a de que era possível curar a

* Os corticoides foram consagrados pela ciência como tratamento para a covid-19, mas nos estágios graves, quando o paciente já está internado e precisando de oxigênio.

covid-19 comprando milhões de unidades de drogas ineficazes e a de que os críticos faziam parte de uma conspiração da "big pharma" – que descobriu, décadas atrás, esses remédios.

Ignoramos tais discrepâncias, pois confiamos e somos treinados para isso. A maior parte da educação médica depois da graduação, incluindo atualizações sobre novos tratamentos, é bancada pela indústria farmacêutica, e tudo isso é visto com bons olhos pela sociedade, por conta dos benefícios inegáveis que seus avanços trouxeram. Escreveu John Braithwait, em *Corporate Crime in the Pharmaceutical Industry*:[539, 540]

> *As pessoas que promovem a dependência de drogas ilícitas como a heroína são consideradas párias inescrupulosas da civilização moderna. Em comparação, os promotores de medicamentos tendem a ser encarados como fornecedores de um bem social altruisticamente motivado.*

Os médicos do tratamento precoce reforçaram essa ideia ao afirmar que eram desinteressados, apenas queriam ajudar o próximo, inclusive por "inspiração divina".

Nosso relacionamento íntimo com os medicamentos, que ajudou a sustentar essa ideia mentirosa, é abusivo há tempos. E potencialmente perigoso. Além da sensação de falsa segurança, no caso do coronavírus, os próprios fármacos estão longe de ser inofensivos ou simples. Por trás de cada comprimido está um complexo processo tecnológico construído por décadas, que interage com nosso organismo das formas mais inesperadas. Mesmo uma simples dipirona deve ser tomada com consciência. No livro *Medicamentos Mortais e Crime Organizado*, em que critica duramente a relação entre médicos e indústria farmacêutica, além de revelar diversos escândalos fraudulentos, o médico Peter Gøtzsche afirmou que *os medicamentos são a terceira maior causa de morte no mundo*. Dentre as principais razões para isso, o uso excessivo e propício a erros. O médico usou uma metáfora:

> *Os erros humanos são abundantes em um sistema que é muito mais complicado do que o cérebro humano consegue lidar. Imagine se os pilotos de avião tivessem à sua disposição milhares de pequenos botões na cabine e que, além disso, esses botões agissem de maneira imprevisível se vários fossem acionados ao mesmo tempo.*[541]

Agora substitua botões por medicamentos e pilotos de avião por médicos, farmacêuticos ou pacientes, e imagine como a situação pode se complicar. A quantidade de botões disponíveis aumentou vertiginosamente nos últimos anos, graças aos investimentos em pesquisa e desenvolvimento. Mas a indústria farmacêutica não opera apenas nesse campo. Só em 2020, sete entre as dez maiores empresas multinacionais gastaram mais em publicidade e vendas que em pesquisa e desenvolvimento.[542]

O campo da publicidade alcança profissionais de saúde, imprensa, redes de hospitais, drogarias e o público em geral. Para profissionais de saúde a propaganda é mais técnica – e muitas vezes é a única forma de atualização do médico ou farmacêutico, por exemplo. Nos Estados Unidos, mais de 60% da educação médica é financiada pela indústria.[543] Em geral, esse material é repleto de informações científicas que validam o produto da empresa ou mesmo mostram as novas descobertas em uma área da medicina. Cabe ressaltar que mesmo os congressos de sociedades médicas são patrocinados pela indústria.

Para farmácias, o objetivo é oferecer oportunidades de ampliar a disponibilidade e a visibilidade dos produtos nos estabelecimentos, por meio do "propagandista", profissional exclusivo do setor industrial farmacêutico. Já a propaganda ao consumidor fortalece marcas e produtos, além de mostrar a disponibilidade de alternativas que prometem bem-estar e saúde aos indivíduos. Fora as indústrias farmacêuticas, o comércio varejista também adota suas práticas de publicidade.[544]

Com um número de cerca de uma farmácia para cada 2.700 brasileiros,[545] a propaganda de descontos, programas de fidelidade e outras estratégias de mercado viraram uma tendência que reforçou a seguinte mensagem: os produtos estão disponíveis para compra, seu acesso é simples e imediato.* Tais campanhas publicitárias transmitem ainda a ideia do medicamento como um bem de consumo validado pela pesquisa científica, associado ao bem-estar de cada indivíduo. Os medicamentos isentos de prescrição, aqueles que podem ser comprados livremente, passaram por um *rebranding*, tornaram-se produtos para o autocuidado. E quem não quer qualidade de vida e a sensação de estar cuidando de si? Com isso, o consumo de medicamentos só aumenta, ainda mais frente a uma emergência sanitária.

Entre agosto de 2020 e julho de 2021, o crescimento do mercado farmacêutico no Brasil chegou perto de 15%,[546] o que, por consequência, elevou a chance de problemas decorrentes do uso exagerado desses produtos. A polifarmácia – combinação de cinco ou mais medicamentos, que pode ter efeitos desconhecidos no corpo –, a interação medicamentosa, a falha na prescrição (dose, tempo e indicação de um medicamento) ou na orientação de uso (seja na prescrição, na dispensação e na publicidade) e a automedicação são muitas das razões de intoxicação e morte por medicamentos.[547] O uso inadequado dos remédios[548] chega a custar aos governos do mundo todo cerca de 42 bilhões de dólares ao ano.[549]

Muitos desses problemas são consequência da *medicalização da sociedade*. O conceito, apresentado com pioneirismo pelo filósofo francês Michel Foucault e pensadores dos anos 1970, no começo se referia ao uso da medicina como ferramenta higienista e de controle social entre os séculos XVIII e XIX. Depois, passou a ser usado no sentido de "medicalização indefinida", quando o risco de adoecer já é encarado como doença, e a lógica se estende para outros campos da vida.

Como escreveu a psicóloga Rafaela Zorzanelli (2018):[550]

* Segundo a Legislação vigente, para medicamentos, é permitida apenas a propaganda daqueles Isentos de Prescrição (MIPs).

Já não se fala somente da obrigação da limpeza e da higiene para gozar de boa saúde, mas de fenômenos da vida cotidiana que entram no campo de ação do saber médico. As práticas médicas estão em todos os lugares, à medida que a saúde se torna um objeto de desejo e de lucro. Modificou-se a atenção da medicina novecentista com agentes patogênicos dos corpos segregados e confinados para o cultivo individual do corpo saudável, exaltado como um ideal. Houve um deslocamento do sonho higienista de isolar e erradicar a doença para um modelo de responsabilidade individual pela saúde. Esse deslocamento é exatamente do que trata o conceito de medicalização hoje.

A medicalização segue uma lógica reducionista. Exclui quaisquer fatores afetivos, culturais e sociais inerentes ao indivíduo, e passa a tratar alterações comportamentais e biológicas como uma questão médica, "normalizando" a sociedade. É neste contexto que podem surgir oportunidades de intervenção por medicamentos, tratando todos da mesma forma e reforçando a ideia de que o medicamento é sempre bom e necessário, e que simbolicamente levaria a pessoa a um estado considerado normal. Assim, a indústria que ajudou a aumentar a expectativa e qualidade de vida da população mundial se tornou um dos maiores negócios globais, capaz de transformar hábitos e culturas, simplificando para o público em geral o seu principal produto. Uma verdadeira doença. E o suposto tratamento precoce contra a covid-19 é um efeito colateral desse grande mal.

A PODEROSA CIÊNCIA POR TRÁS DE UM MEDICAMENTO

No dizer de dona Amélia, com geral apoio, sendo apenas farmacêutico, dr. Teodoro podia dar quinau em muito médico; competente em seu ofício, para achaques corriqueiros ninguém melhor, receita sua era tiro e queda, cura garantida [...] Insônia, nervosismo, mau dormir? Excesso certamente de afazeres, nada sério, diagnosticou amável o droguista, aconselhando o uso de certas drágeas ótimas para combater os efeitos da fadiga; davam descanso ao cérebro, equilíbrio aos nervos, calma ao sono. Podia dona Flor tomá-las sem receio.[551]

Nesse trecho de *Dona Flor e Seus Dois Maridos*, sem querer, Jorge Amado dá uma pista da transformação do mercado farmacêutico entre as décadas de 1930 e 1940, em que se encena o triângulo amoroso entre Dona Flor, Vadinho e Dr. Teodoro. Até esse período, o farmacêutico era tido como alguém próximo à comunidade, cuidadoso com as formulações que continham os alívios e curas aos males da população. As formulações eram artesanais (drágeas, unguentos, xaropes, entre outros), preparadas segundo prescrição médica ou indicadas pelos próprios farmacêuticos.

Se havia um desconforto no corpo ou mente, era comum recorrer inicialmente às farmácias e tentar sair com algum produto feito ali mesmo ou por empresas nacionais, que, em franco desenvolvimento, distribuíam livremente seus produtos. Livremente mesmo: nessa época, a regulação da profissão e comércio farmacêuticos haviam acabado de ser decretados (Decreto n. 20.377, de 1931),[552] mas a fiscalização era bastante limitada. Não havia regulação da propaganda de produtos farmacêuticos, que fazia parte do imaginário popular cotidiano – o que também ajudou a moldar a cultura de consumo de medicamentos* no Brasil.

---

* Fármaco, medicamento, remédio e droga são usados em contextos diferentes. Remédio é qualquer substância ou recurso usado em um tratamento. Droga é considerada uma tradução inadequada do termo "drug", e as entidades farmacêuticas recomendam sua substituição por fármaco. Fármacos são as substâncias depuradas, isoladas, comercializadas em diferentes apresentações, com um princípio ativo de ação específica. Já os medicamentos são os produtos industrializados que contêm fármacos na sua formulação.

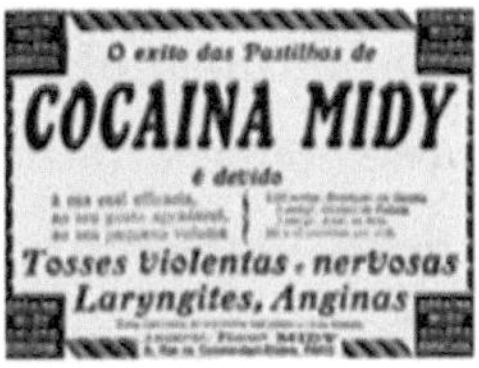

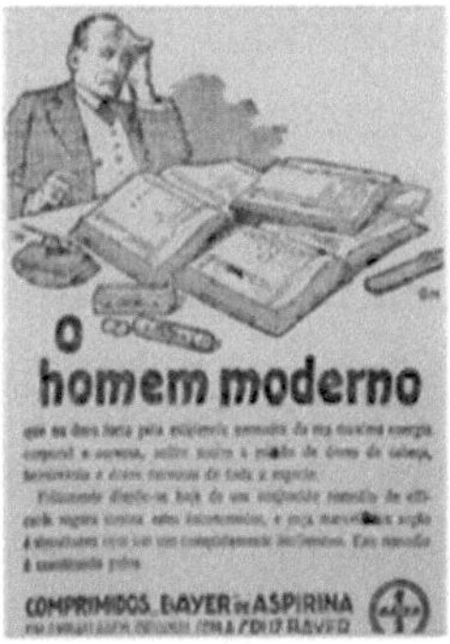

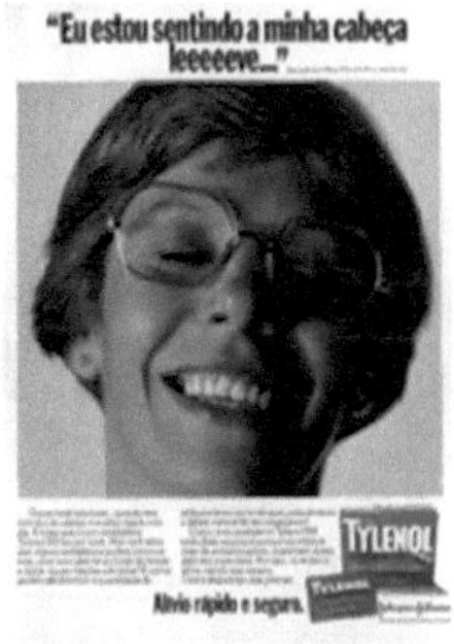

Da esquerda para a direita: propagandas de medicamentos para a dor contendo cocaína (produto natural puro); ácido acetilsalicílico (Aspirina, produto natural modificado); e paracetamol (Tylenol®, produto sintético).[553]

A partir da década de 1940, o trabalho do farmacêutico foi ficando mais complicado. Teve início um período de transição na indústria farmacêutica internacional, com processos tecnológicos mais eficientes que viabilizaram a mecanização da produção e a chegada de mais alternativas de tratamento no mercado, sem que houvesse legislação regulatória apropriada.[554] Com o desenvolvimento científico na área da química e da medicina, foi possível alavancar a descoberta de novos fármacos, a partir de plantas ou outras fontes da natureza, seja por purificação de compostos ou de sua modificação química, ou ainda exclusivamente por síntese química, sem o envolvimento de produtos naturais.

Tais avanços transformaram o mercado de fármacos, que passou do amplo uso de produtos artesanais ou produzidos em menor escala em empresas locais para a produção em escala industrial, em nível internacional. O medicamento, agora composto de substâncias puras, isoladas em laboratório, passou a receber uma chancela de produto de qualidade científica superior. Bem verdade que a síntese química e a química de produtos naturais eram conhecidas há tempos, mas foi a partir desse período de desenvolvimento intenso, logo após a Segunda Guerra Mundial, que a oferta de novos fármacos para a sociedade explodiu.[555]

Um exemplo ilustrativo desse salto tecnológico e seus possíveis efeitos colaterais é a história dos opioides – categoria de analgésicos fortes que deveria ser usada em casos bem específicos que se tornou um problema de saúde pública, em especial nos Estados Unidos. A combinação de ópio (extrato de papoula) em água era conhecida desde os anos 3400 a.C., usada pelos sumérios, povo que habitava ao sul da Mesopotâmia (atuais Kuwait e Iraque). A partir do século XVI, a base da mistura passaria a ser o álcool, dando origem a vários sucessos de venda, como o láudano, criado pelo médico e alquimista Paracelso; e o elixir paregórico desenvolvido pelo químico belga Le Mort no século XVIII.[556] Esses produtos continuam sendo vendidos para o alívio de dores e como antiespasmódicos.

Em 1826, o farmacêutico alemão Friedrich Sertürner isolou pela primeira vez a morfina diretamente do ópio. A substância passou a ser vendida em 1827 e, na sequência, viria a codeína, também extraída do ópio. Com o advento da síntese química – a possibilidade de mudar a estrutura química de um produto natural –, já no final do século XIX, a Bayer desenvolveu a heroína a partir de morfina e comercializou o produto como antitussígeno.[*, 557]

Em 1959, inspirado nesse mesmo modo de funcionamento (que ainda era, em grande parte, um mistério, pois não havia a estrutura de testes clínicos rígidos mencionada anteriormente), Paul Janssen (fundador da Janssen Farmacêutica) desenvolveu um novo opioide. Totalmente sintetizado em laboratório, o fentanil, que seria indicado anos depois como analgésico em anestesia geral, era 25 vezes mais potente que a heroína.[558] A partir daí, os opioides foram amplamente testados, passaram a ser indicados para dores crônicas, novas drogas da categoria chegaram ao mercado e teve início um uso amplo e desenfreado, com uma forte publicidade das indústrias farmacêuticas.

---

* Antitussígenos ou sedativo da tosse são medicamentos que aliviam esse sintoma (tosse) no paciente.

Eficazes, os opioides podem gerar uma violenta dependência - e seu sucesso comercial foi tão grande que traficantes passaram a produzi-los ilegalmente. Seu uso foi além do terapêutico e passou a ser recreativo (embora mesmo o uso terapêutico seja considerado exagerado). Há uma estimativa de que 76% das mortes relacionadas ao uso de drogas lícitas e ilícitas no mundo sejam causadas por medicação usada sem indicação médica, sendo os opioides o maior problema.[559] O uso abusivo de opioides é considerado a pior epidemia de drogas da história dos Estados Unidos: só entre abril de 2020 e abril de 2021, 75 mil estadunidenses morreram devido ao abuso dessas substâncias.[560] Em 2021, a overdose de drogas, incluindo o fentanil,[561] foi responsável por mais mortes do que acidentes de trânsito e armas de fogo.[562]

Ainda assim, empresas como a Johnson & Johnson, da qual a Janssen é subsidiária, dentre outras, gastam bastante dinheiro com lobby para aumentar a prescrição de opiáceos e opioides - a diferença entre os dois termos é que o primeiro se refere a compostos originalmente encontrados na natureza, e o segundo, a princípios ativos de produtos sintéticos. Por conta disso, também gastam dezenas de bilhões de dólares[563] para se livrar de processos judiciais relacionados ao tema. Recentemente, uma juíza condenou três grandes redes de farmácia estadunidenses por contribuírem para a chamada crise dos opioides.[564]

COMO NASCE UM MEDICAMENTO

Como ocorreu com o fentanil e seus derivados, no decorrer do século XX, a química sintética se tornou a estratégia predominante para criar novos fármacos. E os fármacos de origem natural também evoluíram. Passaram a vir não só das plantas, mas de fungos (caso da penicilina) e outros microrganismos. Mas uma coisa é encontrar uma substância pronta ou praticamente pronta na natureza. Outra, bem diferente, é descobrir um fármaco.

Em primeiro lugar, para que um composto evolua a esse *status*, deve ser comprovadamente capaz de alcançar e interagir com um alvo biológico qualquer no organismo. Ou seja, antes de tudo é preciso garantir que, uma vez administrada, a molécula alcance a corrente sanguínea e seja distribuída por diferentes partes do corpo até encontrar seu destino final, em quantidade suficiente para promover seu efeito terapêutico.

Ocorre que a viagem é longa e complexa. No corpo humano, o composto passa por meios ácidos, básicos, sofre com a ação de enzimas que alteram suas estruturas e dão origem a novas substâncias (que podem ter seus próprios efeitos) e pode se conectar a alvos semelhantes em outros órgãos, gerando reações indesejadas. E pode ser, ainda, que parte dela seja simplesmente eliminada, fazendo com que só uma pequena fração do míssil de fato acerte o alvo – essa é a biodisponibilidade.

A jornada é ensaiada muitas vezes em diferentes cenários antes de o composto fazer o trajeto real. É o equilíbrio entre a capacidade de chegar lá sem fazer tanto estrago pelo caminho que determina o futuro do fármaco. Outro fator a ser considerado é a forma como ele será administrado. A formulação (termo técnico para a elaboração do medicamento em si) pode ser em cremes, pomadas, xaropes, comprimidos, injeções, infusões, inalações etc. Tudo influencia na eficácia e na segurança. A insulina, por exemplo, precisa ser injetável, senão seria degradada no estômago.

O PODER DA PROPAGANDA

Ao mesmo tempo em que a indústria se desenvolve e cria produtos cada vez mais complexos, tal evolução também passa uma mensagem: a de que os medicamentos estão mais modernos, eficazes e úteis. Nos anos 1930 e 1940, as indústrias farmacêuticas já instaladas no país se aproveitaram da falta de regulação para promover uma cultura de propaganda[565] de "curas milagrosas".[566] A indústria farmacêutica é uma das que mais investe em publicidade, superando inclusive os gastos com a busca por novas drogas.[567] Mesmo em plena pandemia, sete entre as dez maiores empresas investiram 37% a mais em propaganda do que em pesquisa e desenvolvimento - um gasto extra de U$ 36 bilhões.[568]

No Brasil, um dado de 2015 revelou que as farmacêuticas gastaram R$ 8 bilhões em divulgação - montante superior ao investido por montadoras de automóveis.[569] A propaganda, seja da indústria ou de farmácias e drogarias, aproxima a sociedade dos medicamentos e dá tanto ao médico o poder de oferecer uma solução quanto ao consumidor a decisão de compra. Assim, de um lado se amplia a imagem do medicamento como bem de consumo, promotor do bem-estar, e, de outro, obtém-se a chancela científica do profissional. Somados, ambos os conceitos sedimentam a ideia da medicamentalização: "Se há risco, há doença; se há doença, deve haver um tratamento".

Com base na crença da cura milagrosa, o kit covid vendeu como água, mostrando que, além da indústria, farmácias e drogarias, outros atores podem participar ativamente da propaganda de medicamentos. O propagandista, nesse caso, pode ser um governante falando incessantemente nas redes sociais, como o presidente Bolsonaro, que, em live de 23 de julho de 2020, anunciou: "Eu tomei *[hidroxicloroquina]*, doze horas depois estava me sentindo muito bem".[570]

Veja um grupo de médicos aliados a uma indústria farmacêutica, como ocorreu com a Associação Médicos pela Vida, que, com patrocínio da Vitamedic, fez publicidade do kit covid em diversos jornais:

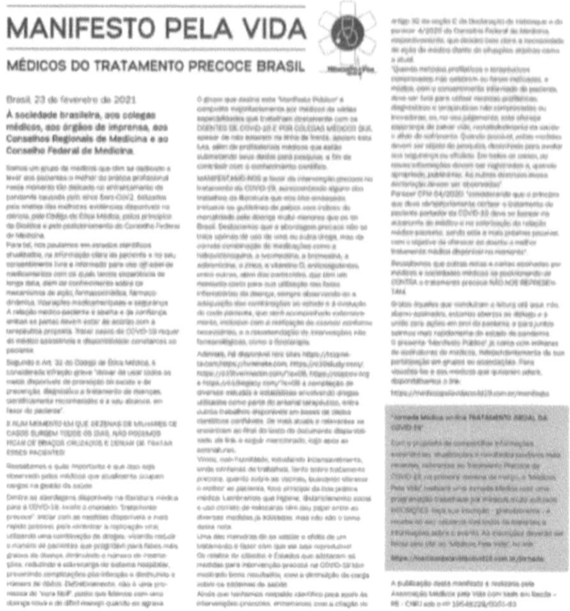

MANIFESTO PELA VIDA

MÉDICOS DO TRATAMENTO PRECOCE BRASIL

Brasil, 23 de fevereiro de 2021

À sociedade brasileira, aos colegas médicos, aos órgãos de imprensa, aos Conselhos Regionais de Medicina e ao Conselho Federal de Medicina.

Informe publicitário pago, divulgado em fevereiro de 2021, publicado em diversos jornais do Brasil.[571]

Esse combo de propaganda multiplataforma de uma série de medicamentos e suplementos que já eram parte da rotina do brasileiro chancelou o tratamento precoce como uma solução simples e segura para um problema difícil e assustador. A campanha midiática intensa (e irregular) fez com que conselheiros do Conselho Nacional de Saúde e membros da Federação Nacional de Farmacêuticos (Fenafar) se manifestassem quanto à publicidade de medicamentos ineficazes, que atenta contra o direito da população à saúde. Em artigo de agosto de 2021, chegaram a afirmar:

> *O que temos acompanhado [...] caracteriza-se como propaganda abusiva, na medida em que explora* o medo em relação à pandemia e induz as pessoas a se comportarem de forma prejudicial ou perigosa à sua saúde. *Também trata-se de propaganda enganosa, quando emite informação falsa e induz o consumidor ao erro de se achar protegido do vírus e abandonar os cuidados de proteção, expondo-se à infecção.*[572]

O FÁCIL ACESSO E OS RISCOS DA AUTOPRESCRIÇÃO

Os medicamentos do kit covid estão amplamente disponíveis nas redes de farmácias e drogarias de todo o país. São mais de 89 mil estabelecimentos comerciais privados, e cerca de 6.700 farmácias hospitalares, espalhados por boa parte do território brasileiro. E, exceto para medicamentos controlados, que incluem antimicrobianos (antibióticos e companhia) e psicotrópicos, a venda de medicamentos que exigem apresentação de prescrição médica é livre na prática.

DIFERENÇAS NAS TARJAS DE MEDICAMENTOS (FAIXA PRESENTE NO RÓTULO DAS CAIXAS)	
SEM TARJA	Venda livre, geralmente para remédios usados contra dor de cabeça, azia, resfriado e outros, que têm poucos efeitos colaterais e contraindicações.
TARJA VERMELHA	Possuem efeitos colaterais mais significativos. São classificados em com ou sem retenção da receita, a depender da quantidade e severidade das reações adversas.
TARJA PRETA	Medicamentos de maior controle, tanto pelo risco de dependência quanto pela alta incidência de reações adversas importantes. A venda é condicionada ao preenchimento de um formulário especial, na cor azul.

Quem foi impactado pelas propagandas de Bolsonaro e companhia pôde comprar sem dificuldade a maior parte da panaceia do kit. Ou receber de graça, com recursos públicos. Em hospitais e postos de saúde de muitos municípios, como em Porto Feliz/SP,[573] a "garrafada" foi distribuída em sacos plásticos, mesmo sem atendimento médico.[574] Alguns municípios inovaram. Como Itagi/BA, que entregava o kit por delivery em domicilio à população.[575] No setor privado, a situação era pior. Empresas distribuíram diretamente ivermectina e outros aos seus funcionários.

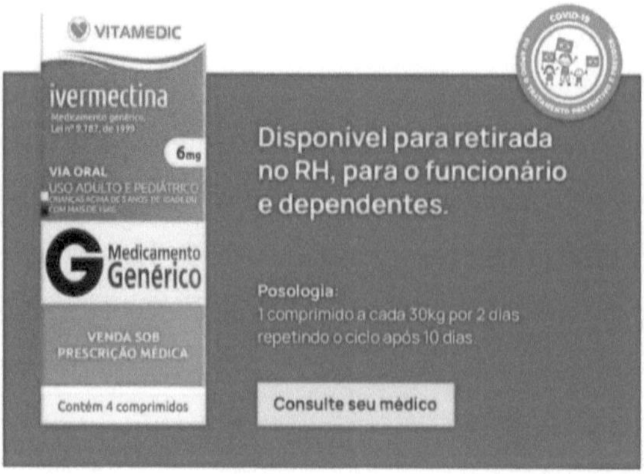

Folder de divulgação da disponibilidade de ivermectina para retirada em empresa privada obtido pelo jornalista Victor Hugo Silva e enviado aos autores deste livro.

Farmácias e drogarias fizeram a divulgação da eficácia para aumentar as vendas desses produtos.[576] Ao contrair a covid-19, Susy Freitas[577] foi à farmácia em Manaus comprar ivermectina que lhe foi recomendada pela médica e o farmacêutico perguntou se ela não queria já aproveitar para comprar cloroquina. "Ele disse que tinha um pacote na promoção", lembrou ela.

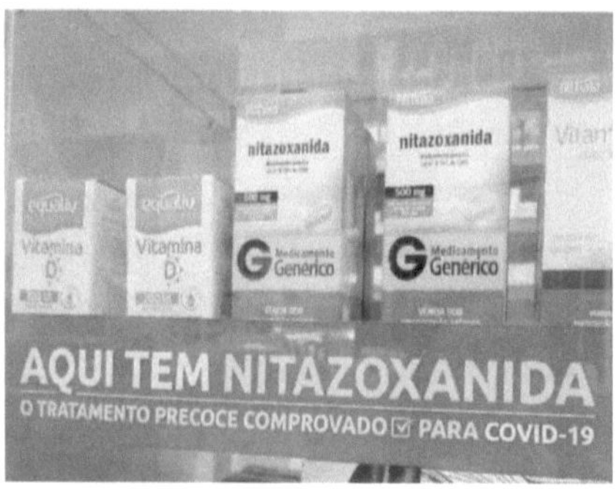
nitazoxanida
Medicamento Genérico
AQUI TEM NITAZOXANIDA
O TRATAMENTO PRECOCE COMPROVADO PARA COVID-19

Propaganda enganosa em farmácias do país.[578]

Como explicamos na introdução deste livro, no início da pandemia, a procura pela cloroquina foi tão grande que a Anvisa teve que impor regras mais rígidas de venda, obrigando a retenção da receita. Contudo, em agosto de 2020, o governo Bolsonaro tentou agir nos bastidores para a agência derrubar a resolução.[579] Não conseguiu para a cloroquina, mas sim para a ivermectina.[580] Assim, na maior parte do tempo, e na pior onda da pandemia, em 2021, foi possível adquirir esse medicamento por conta própria. É algo que o brasileiro, convenhamos, gosta de fazer. De acordo com o Datafolha, em pesquisa encomendada pelo Conselho Federal de Farmácia, 77% dos brasileiros praticam automedicação.[581] Por conta disso, até três pessoas se intoxicam com medicamentos no país a cada hora. E 700 mil morrem anualmente em todo o mundo.[582, 583]

A automedicação tem várias motivações, que vão da necessidade de alívio ou cura rápida à crença de que os medicamentos resolvem tudo. E é em parte explicada pela dificuldade de acesso, demora e qualidade dos serviços de saúde pública e privada, principalmente para aquela parcela da sociedade que não pode se dar ao luxo de perder um ou mais dias de trabalho buscando atendimento.[584] Por vezes, ela é estimulada pela divulgação inapropriada, por conselho de familiares ou até mesmo por comerciantes.[585]

Além disso, a grande disponibilidade de oferta e facilidade na compra criam uma sensação de autonomia no autocuidado. Como os medicamentos não são vendidos de forma fracionada, por vezes sobram no fim do tratamento e se tornam parte de estoques domiciliares.[586] Farmácias caseiras são encontradas em mais de 90% de casas no país. A maioria dos casos de automedicação envolve analgésicos e antitérmicos, mas um dos pontos mais preocupantes é o uso de antibióticos.[587] Antes da pandemia, as infecções respondiam por 21% dos casos de busca de medicamentos por conta própria, o que é perigoso porque o uso incorreto da categoria leva à resistência bacteriana, um problema crescente no mundo. Por causa disso, desde 2010 eles só podem ser comercializados com receita de controle especial, o que não impede totalmente o sobreúso.[588] Em 2050, estima-se que cerca de 10 milhões de pessoas morrerão todos os anos no mundo por conta de infecções resistentes.*

* A ONU realizou uma Assembleia Mundial para discutir esse problema em 2016. A última vez que uma Assembleia da ONU discutiu algum tema relacionado à saúde foi na época da descoberta de HIV/Aids.

Com a pandemia, o cenário se agravou.[589] O aumento das vendas de polivitamínicos, suplementos, própolis, ivermectina e até de azitromicina é coerente com as pesquisas preliminares sobre a automedicação durante a pandemia.[590] No caso dos antibióticos, como a venda é com retenção de receita, o uso de sobras de prescrições anteriores, ou mesmo o compartilhamento de medicamentos entre conhecidos e familiares, pode justificar a utilização sem o aconselhamento médico. Para quase todos os outros, o acesso é fácil, fácil.

OS MIPS

Os medicamentos isentos de prescrição (MIPs), de venda livre, são aqueles normalmente indicados para alívio de doenças ou sintomas que não são considerados graves, cujas segurança e eficácia são bem estabelecidas.[591] A regulamentação dos MIPs ocorreu em 2003, mas, em 2016, uma nova legislação ampliou o acesso a vários produtos sem a necessidade de receita.[592] Em um cenário como esse, para evitar que a isenção fosse encarada como algo sem riscos, o farmacêutico deveria assumir uma postura de esclarecimento, explicando aos consumidores o uso adequado do medicamento, principalmente alertando para riscos de reações adversas, doses apropriadas e interações medicamentosas. Na prática, porém, isso não acontece. Os MIPs correspondem a cerca de 30% da quantidade de remédios comercializados no Brasil,[593] e a 65% do total de medicamentos envolvidos em automedicação.[594]

Com a chegada da covid-19, a procura por MIPs - como antitérmicos, analgésicos, suplementos vitamínicos e fitoterápicos - disparou. A vitamina D sozinha teve um incremento de 180% nas vendas.[595] Apesar de relacionados à automedicação, muitos desses produtos também foram prescritos pelos médicos no tratamento precoce, sem o menor embasamento para tal.

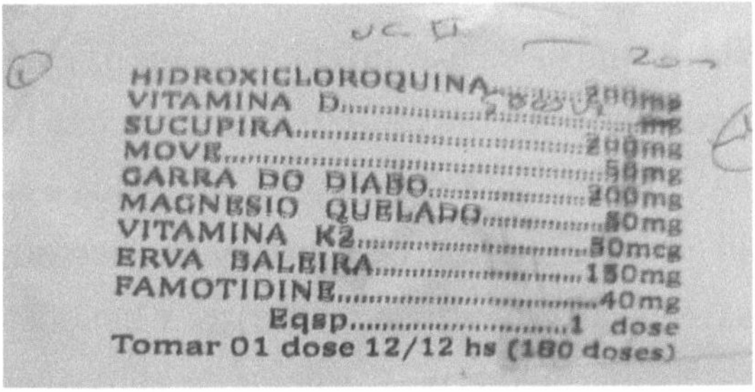

HIDROXICLOROQUINA..........200mg
VITAMINA D..........[illegible]
SUCUPIRA..........[illegible]mg
MOVE..........200mg
GARRA DO DIABO..........50mg
MAGNESIO QUELADO..........200mg
VITAMINA K2..........80mg
ERVA BALEIRA..........50mcg
FAMOTIDINE..........150mg
..........40mg
Eqsp..........1 dose
Tomar 01 dose 12/12 hs (180 doses)

Receituário médico prescrito para paciente com sintomas de covid-19 enviado aos autores anonimamente. Exceto hidroxicloroquina e famotidina (remédio para úlcera), todos os outros produtos prescritos são isentos da apresentação de receita. Obs.: sucupira, MOVE, garra do diabo e erva baleeira são fitoterápicos; magnésio quelado, vitamina D e vitamina K2 são suplementos.

Ao comercializar os MIPs como meros produtos de conveniência, o mercado farmacêutico brasileiro passa a mensagem de que a decisão da escolha e compra dos produtos é somente do consumidor. Parece seguro, porém essa decisão na verdade pressupõe que o paciente deveria reconhecer os sintomas, estabelecer o objetivo da terapia, selecionar o produto adequado, montar um esquema de dose e horário de tomar os comprimidos, reconhecer as contraindicações e as interações com outros medicamentos e ainda monitorar efeitos adversos e a resposta ao tratamento. Levante a mão se você já fez isso ao tomar um paracetamol.

PROMOVER O USO RACIONAL DE MEDICAMENTOS É URGENTE

O uso racional de medicamentos pode ser compreendido como um processo que envolve a prescrição adequada (realizada pelo médico), a dispensação* apropriada (com auxílio e acompanhamento farmacêutico) e o acesso do paciente ao medicamento de forma simples e universal. Num mundo ideal, tudo termina com o paciente bem informado,

* Dispensação é o atendimento farmacêutico oferecido em drogarias e farmácias de instituições de saúde.

usando o medicamento na forma correta. Para que o cidadão seja capaz de compreender as informações recebidas de médicos e farmacêuticos, a comunicação deve ser clara, sem jargões, adaptada às realidades de cada indivíduo e comunidade, e, principalmente, baseada nas evidências científicas e no cálculo individual de risco e benefício.

Para tanto, a formação dos profissionais de saúde deve melhorar e muito, com foco no processo de decisão sobre usar ou não um medicamento. Segundo Luís Correia, médico e professor da Escola Bahiana de Medicina e Saúde Pública: "O remédio oferece uma possibilidade de benefício – eu trato muitos pacientes para ter benefício em poucos. Ou seja, o medicamento deveria fazer parte do arsenal do médico, mas ser prescrito caso a caso, e não para todos só porque há evidências de eficácia. As evidências são dados para serem usados na construção do pensamento, e não a resolução do problema. O currículo médico pode ser melhorado para ensinar a habilidade de pensar criticamente".[596]

Os resultados da falta do pensamento científico por parte dos profissionais de saúde e do desconhecimento da complexidade tecnológica do medicamento são conhecidos. O caso da hidroxicloroquina inalatória, administrada pela médica Michelle Chechter em Manaus, e por outros no Brasil, foi um triste exemplo. Ao pegar o comprimido de hidroxicloroquina, amassar bem, misturar em soro fisiológico e aplicar via nebulização em pacientes, a médica desconsiderou que os comprimidos foram desenvolvidos para ser administrados por via oral e que, portanto, podem ter outros componentes, além do princípio ativo, que não são apropriados para liberação direta no pulmão.[597]

O dióxido de titânio, um dos componentes dos comprimidos de sulfato de hidroxicloroquina,[598] pode causar irritação das vias aéreas e até paradas respiratórias. Já o comprimido de difosfato de cloroquina contém talco em sua composição[599] e pode levar a processos inflamatórios quando inalado.[600] Ou seja: além de não compreender as diferenças entre uma forma farmacêutica oral e inalatória, seja na composição e dose que deve ser administrada, fica evidente a falta do pensamento crítico científico (ou de abandono total a ele por causa de crenças políticas ou pessoais), que levaria ao questionamento sobre a viabilidade da terapia que estava sendo aplicada. Pelo menos cinco pessoas morreram no Amazonas e três no Rio Grande do Sul depois de receberem cloroquina nebulizada – e o CFM, novamente, se omitiu e escondeu a falta de evidências que havia sobre o assunto.[601] Michelle Chechter foi investigada por homicídio.[602]

O SISTEMA REGULADO

A história dos medicamentos é repleta de casos de uso inadequado que levaram a mortes ou intoxicação grave de pacientes. Um dos mais marcantes foi o do elixir sulfanilamida, que culminaria com a transformação do FDA (Food and Drug Administration) dos EUA em uma agência mais rigorosa no controle da venda e propaganda de medicamentos.[603] Sulfanilamida é um antibiótico que estava em voga na década de 1930. O produto foi vendido em farmácias de todos os Estados Unidos, mas, pouco tempo depois de seu lançamento, começaram a chegar às autoridades relatos de mortes por insuficiência renal aguda após seu uso.

A Associação Médica Americana (AMA), então, entrou em contato com a Massengill, uma das fabricantes, que admitiu ter utilizado dietilenoglicol na formulação sem realizar nenhum teste em animais ou humanos antes. Uma verdadeira força-tarefa foi montada para que os produtos fossem retirados das farmácias, e a empresa pagou U$ 26 mil por infringir a regra sanitária de comercializar um produto como elixir sem que ele pudesse ser classificado dessa maneira. A empresa continuou operando normalmente e, após ser adquirida por outra empresa farmacêutica, passou por uma série de fusões e foi parar no

DNA da multinacional GSK. Curiosidade: o dietilenoglicol* é a mesma substância que foi encontrada em cervejas da cervejaria Backer, de Belo Horizonte - responsável pela morte de sete pessoas,[604] entre 29 intoxicadas.[605]

Depois disso, o FDA estabeleceu, em 1938, regras mais rígidas de desenvolvimento, produção e gerenciamento de produtos farmacêuticos, incluindo testes obrigatórios de segurança em laboratório e em animais, antes de aprovar o prosseguimento aos ensaios clínicos em humanos. No Brasil, a Agência Nacional de Vigilância Sanitária (Anvisa) segue procedimentos semelhantes e é considerada uma das mais respeitadas e criteriosas do mundo.[606] A entidade foi criada em 1999, mas, antes disso, a partir da década de 1970, a criação do sistema nacional de vigilância sanitária deu início a uma era de regulamentação mais robusta de produtos farmacêuticos.[607] Os mecanismos legais, contudo, não dão conta de resolver o problema do uso indevido e da notificação de reações adversas, que ficou mais evidente na pandemia.

De acordo com um estudo publicado no periódico *Cadernos de Saúde Pública* pelo farmacêutico José Romério Rabelo Melo, servidor da Anvisa, nos primeiros seis meses pandêmicos, ainda em 2020, a hidroxicloroquina foi a causa potencial de 59,5% dos casos reportados de reações adversas de pessoas com covid-19.[608] Os pacientes que usaram esse medicamento tinham duas vezes mais chance de ter reações graves (que resultam em morte ou risco à vida) quando comparados aos que não tomaram.

Já a cloroquina teve menor participação no número de casos de problemas (cerca de 5% do total relatado), mas apresentou seis vezes mais chances de levar à morte ou de oferecer risco à vida do paciente do que aqueles que não tomaram o medicamento. Dentre os casos de reações

* O dietilenoglicol é utilizado hoje em processos de refrigeração. Segundo a polícia civil, houve vazamento no tanque de cervejas, contaminando o lote.

adversas, os mais relatados foram os problemas cardíacos (33%), muitos destes graves. Com o surgimento dos efeitos colaterais, o medicamento foi suspenso pelos médicos na maioria das vezes. Ainda assim, em 20% dos casos, o paciente continuou sendo tratado, mesmo com risco iminente.[609]

Para a ivermectina, o cenário foi o mesmo: o número de relatos de reações adversas em 2020 foi cerca de doze vezes maior que a média anual dos dez anos anteriores (dois casos/ano), isso quando o pico de vendas do fármaco ainda não havia sido alcançado.[610] Assim como ocorre com a azitromicina, o uso indiscriminado do vermífugo também pode gerar resistência microbiana - neste caso, de outros parasitas. Por fim, deve-se considerar ainda que estes dados envolvem muita subnotificação.

É provável que a situação seja pior do que o reportado. Melo, autor da pesquisa, afirmou em entrevista:[611] "Temos dados estaduais conhecidos que não estão na base nacional e onze estados que não têm nenhum registro de reação adversa. Essa subnotificação ocorre porque os registros são colhidos por meio da vigilância passiva. Isso é, notificações voluntárias ou espontâneas dos profissionais de saúde e de consumidores. O método de registro é custo-efetivo, mas a subnotificação é sua principal limitação. Estima-se que possa chegar a 95%, o que constitui um grande desafio para a farmacovigilância. Recentemente, publicamos um estudo no qual estimamos que, para cada cem profissionais de saúde brasileiros, cerca de 68 já deixaram de notificar às autoridades sanitárias uma reação adversa medicamentosa (RAM) que identificaram".

Este não é somente um problema de saúde pública; é também um problema econômico. A tese de doutorado do farmacêutico Gabriel Freitas, docente da Universidade Federal da Paraíba, projetou que, para cada real investido em medicamentos no Brasil, gasta-se cinco reais com a resolução de problemas de morbidade e mortalidade relacionados à terapia.[612] Isso pode significar até 23% do orçamento anual do Ministério da Saúde. Ou seja, os gastos com o uso irracional de medicamentos vão entrar no bolo do custo elevado da pandemia. Até dezembro de 2021, só o Ministério da Saúde havia gasto R$ 44 bilhões no enfrentamento (malfeito) do coronavírus.[613]

RISCO INVISÍVEL

Os nomes *kit covid* e *tratamento precoce* remetem automaticamente a cloroquina/hidroxicloroquina e ivermectina. Mas vários outros remédios foram incluídos nas receitas e ganharam menos atenção da imprensa. Esses dois termos, na verdade, são expressões abstratas, que atendem a qualquer combinação de medicamentos fora do esquema de cuidado padrão, sem embasamento científico, assumindo que podem prevenir a evolução da doença a casos graves. Essa é mais uma maneira de banalizar o uso de medicamentos, porque pode passar a mensagem que só aqueles mais midiáticos seriam problemáticos, e todos os demais, inofensivos. Um bom exemplo disso é o elevado número de prescrições contendo corticoides. Apesar de corticoides reduzirem a mortalidade quando utilizados no momento correto, se prescritos no início da doença podem reduzir a resposta imunológica e aumentar o risco de mortalidade.

Na verdade, a associação entre fármacos pode ser um barril de pólvora mais perigoso do que o uso de um ou outro composto. Milhares (ou, mais provavelmente, milhões) de pacientes receberam receitas, ou mesmo sacos pré-prontos, contendo cinco ou mais medicamentos. Alguns kits continham mais de quinze drogas, de todos os tipos: para tratamento de câncer de próstata, hiperplasia benigna de próstata, calvície, diuréticos, anticoagulantes, antibióticos, antiparasitários, corticoides, analgésicos, antitérmicos, suplementos, antidiarreicos, antieméticos, antiasmáticos, anti-inflamatórios não esteroidais, antirretrovirais, além de fitoterápicos e tantos outros, que foram combinados como garrafadas vendidas em feiras populares.

A este uso combinado se dá o nome de *polifarmácia* – um desafio relativamente novo, muito ligado ao aumento da expectativa de vida e ao aparecimento de doenças crônicas. Essa prática pode ocorrer quando há prescrição simultânea por médicos distintos, inclusive para tratar efeitos adversos promovidos pelo uso de outros medicamentos - por exemplo, se um remédio causa enjoo, se prescreve outro para conter a náusea[*, 614] -, e também pelo advento de protocolos de tratamento que não são baseados em evidências, como os disseminados no Brasil durante a pandemia. A consequência desta prática pode ser grave.

Para começar, há grandes chances de haver erros na dose, confusão entre medicamentos, interações desconhecidas entre os fármacos e até uma diminuição na adesão ao tratamento. Contudo, a prática dos kits medicamentosos é particularmente perigosa quando considera todos os pacientes iguais e minimiza o impacto da prescrição de remédios de alto risco, como antitumorais e anticoagulantes.

Eis o caso apresentado por um farmacêutico *[nome omitido a pedido do entrevistado]* durante a apuração deste livro: "Esta receita me deu pesadelos *[primeira receita, figura a seguir]*. Primeiro, a enoxaparina** *[anticoagulante]* em dose plena, duas seringas uma vez ao dia, por cinco dias. Para todo mundo! É um medicamento com indicação restrita, ainda mais para usar em casa, porque pode causar hemorragia. Atendemos aqui uma senhora idosa, morando sozinha, que tomou a enoxaparina em dose plena, e supostamente faleceu por causa do medicamento, porque sangrou até morrer. Ivermectina, nitazoxanida *[vermífugo]* e colchicina *[anti-inflamatório]*, que não funcionam, também são dados para todos. Não é o caso desta receita, mas já peguei algumas com vitamina D em megadose por três dias seguidos. Imagina o fígado desta pessoa. Eu não dispenso *[não entrega o medicamento]* coisas assim, risco a receita e explico ao paciente as razões".

---

* Quando um medicamento é indicado para tratar reação adversa de outro, essa ação recebe o nome de iatrogenia.

** Essa má utilização se deve aos estudos que mostraram que o uso de rivaroxabana, outro anticoagulante, poderia reduzir mortalidade e deveria ser administrada de sete a dez dias após o diagnóstico.

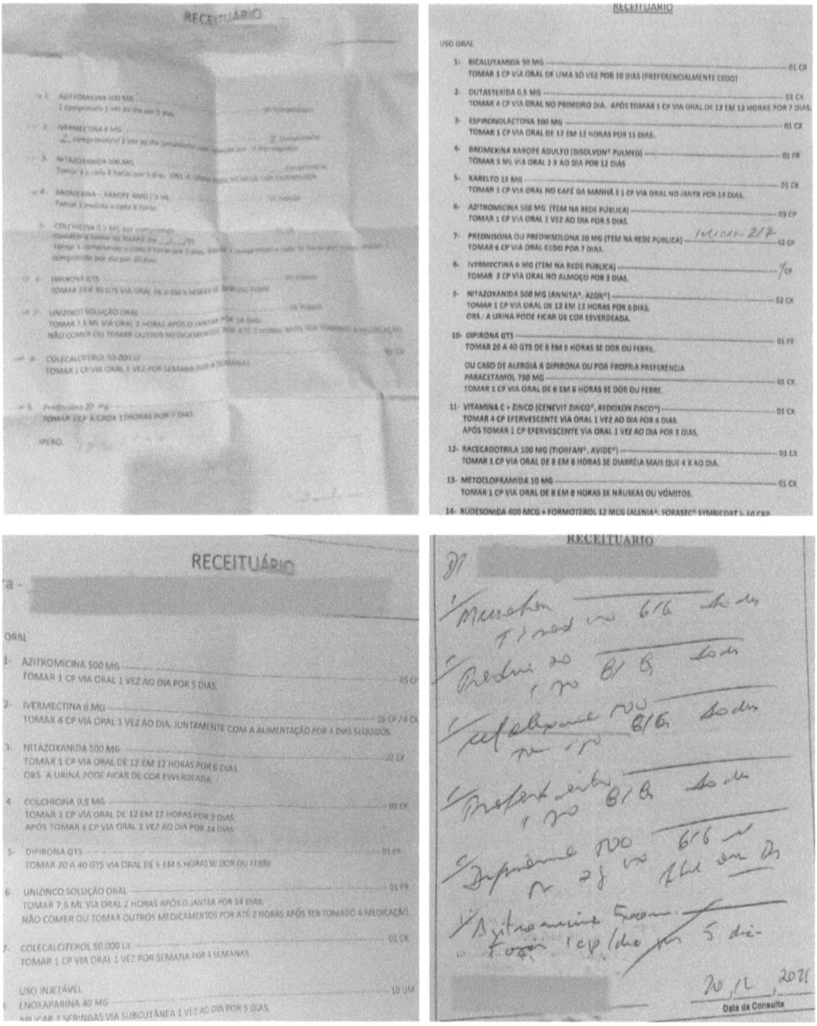

RECEITUARIO

USO ORAL

1- BICALUTAMIDA 50 MG — 01 CX
TOMAR 1 CP VIA ORAL DE UMA SÓ VEZ POR 10 DIAS (PREFERENCIALMENTE CEDO)

2- DUTASTERIDA 0,5 MG — 01 CX
TOMAR 4 CP VIA ORAL NO PRIMEIRO DIA. APÓS TOMAR 1 CP VIA ORAL DE 12 EM 12 HORAS POR 7 DIAS.

3- ESPIRONOLACTONA 100 MG — 01 CX
TOMAR 1 CP VIA ORAL DE 12 EM 12 HORAS POR 15 DIAS.

4- BROMEXINA XAROPE ADULTO (BISOLVON® PULMED) — 01 FR
TOMAR 5 ML VIA ORAL 2 X AO DIA POR 12 DIAS

5- XARELTO 15 MG — 01 CX
TOMAR 1 CP VIA ORAL NO CAFÉ DA MANHÃ E 1 CP VIA ORAL NO JANTR POR 14 DIAS.

6- AZITROMICINA 500 MG (TEM NA REDE PÚBLICA) — 05 CP
TOMAR 1 CP VIA ORAL 1 VEZ AO DIA POR 5 DIAS.

7- PREDNISONA OU PREDNISOLONA 20 MG (TEM NA REDE PÚBLICA) — 42 CP
TOMAR 6 CP VIA ORAL CEDO POR 7 DIAS.

8- IVERMECTINA 6 MG (TEM NA REDE PÚBLICA) — 9 CP
TOMAR 3 CP VIA ORAL NO ALMOÇO POR 3 DIAS.

9- NITAZOXANIDA 500 MG (ANNITA®, AZOK®) — 02 CX
TOMAR 1 CP VIA ORAL DE 12 EM 12 HORAS POR 6 DIAS.
OBS.: A URINA PODE FICAR DE COR ESVERDEADA.

10- DIPIRONA GTS — 01 FR
TOMAR 20 A 40 GTS DE 6 EM 6 HORAS SE DOR OU FEBRE.

OU CASO DE ALERGIA A DIPIRONA OU POR PROPRIA PREFERENCIA
PARACETAMOL 750 MG — 01 CX
TOMAR 1 CP VIA ORAL DE 6 EM 6 HORAS SE DOR OU FEBRE.

11- VITAMINA C + ZINCO (CENEVIT ZINCO®, REDOXON ZINCO®) — 01 CX
TOMAR 4 CP EFERVESCENTE VIA ORAL 1 VEZ AO DIA POR 4 DIAS
APÓS TOMAR 1 CP EFERVESCENTE VIA ORAL 1 VEZ AO DIA POR 3 DIAS.

12- RACECADOTRILA 100 MG (TIORFAN®, AVIDE®) — 01 CX
TOMAR 1 CP VIA ORAL DE 8 EM 8 HORAS SE DIARRÉIA MAIS QUE 4 X AO DIA.

13- METOCLOPRAMIDA 10 MG — 01 CX
TOMAR 1 CP VIA ORAL DE 8 EM 8 HORAS SE NÁUSEAS OU VÔMITOS.

14- BUDESONIDA 400 MCG + FORMOTEROL 12 MCG (ALENIA®, FORASEC® SYMBICORT) 60 CAP

RECEITUÁRIO

ORAL

1- AZITROMICINA 500 MG — 05 CP
TOMAR 1 CP VIA ORAL 1 VEZ AO DIA POR 5 DIAS.

2- IVERMECTINA 6 MG — 16 CP / 4 CX
TOMAR 4 CP VIA ORAL 1 VEZ AO DIA, JUNTAMENTE COM A ALIMENTAÇÃO POR 4 DIAS SEGUIDOS.

3- NITAZOXANIDA 500 MG — 02 CX
TOMAR 1 CP VIA ORAL DE 12 EM 12 HORAS POR 6 DIAS.
OBS. A URINA PODE FICAR DE COR ESVERDEADA.

4- COLCHICINA 0,5 MG — 02 CX
TOMAR 1 CP VIA ORAL DE 12 EM 12 HORAS POR 3 DIAS.
APÓS TOMAR 1 CP VIA ORAL 1 VEZ AO DIA POR 24 DIAS.

5- DIPIRONA GTS — 01 FR
TOMAR 20 A 40 GTS VIA ORAL DE 6 EM 6 HORAS SE DOR OU FEBRE.

6- UNIZINCO SOLUÇÃO ORAL — 01 FR
TOMAR 7,5 ML VIA ORAL 2 HORAS APÓS O JANTAR POR 14 DIAS.
NÃO COMER OU TOMAR OUTROS MEDICAMENTOS POR ATÉ 2 HORAS APÓS TER TOMADO A MEDICAÇÃO.

7- COLECALCIFEROL 50.000 UI — 01 CX
TOMAR 1 CP VIA ORAL 1 VEZ POR SEMANA POR 4 SEMANAS.

USO INJETÁVEL
ENOXAPARINA 40 MG — 10 UM
APLICAR 2 SERINGAS VIA SUBCUTÂNEA 1 VEZ AO DIA POR 5 DIAS.

RECEITUARIO

Receitas enviadas aos autores anonimamente com múltiplos medicamentos indicados como forma de "tratamento precoce" em prefeituras do Brasil.

Além dos efeitos adversos, o uso irracional de medicamentos também pode causar as interações medicamentosas, quando um medicamento afeta o comportamento farmacológico de outro, diminuindo a segurança ou efetividade. Muitos pacientes idosos ou com comorbidades que contraíram a covid-19 já tinham em sua rotina uma série de medicamentos, por exemplo. Sem a devida atenção e cuidados necessários, os riscos relacionados à polifarmácia são potencializados na pandemia, e este é mais um problema de saúde pública.[615]

A FANTASIA CIENTÍFICA DO REPOSICIONAMENTO DE FÁRMACOS

A expressão *reposicionamento de fármacos* foi amplamente usada para dar uma roupagem técnica ao tratamento precoce. Trata-se de uma estratégia na qual um remédio criado para uma doença, já disponível no mercado, é usado para outra. O diálogo do vídeo institucional apresentado no evento "Anúncio do Resultado do Estudo Clínico covid-19 - Tratamento Precoce Nitazoxanida",[616] promovido pelo governo federal em outubro de 2020, é bastante didático. Disse o astronauta Marcos Pontes, então ministro da Ciência, Inovação e Tecnologia: "Remédios que já existem podem combater o vírus. De 2 mil *[testados]*, baixaram para cinco, agora dois...". Jair Bolsonaro completou: "E agora, um". Pontes finalizou: "Este é um remédio feito no Brasil, barato e sem efeitos colaterais".*

No evento, ambos noticiaram o fato de que a nitazoxanida, usada originalmente para tratar parasitas intestinais, era "segura e eficaz" sem dar, no entanto, detalhes do estudo que chegou a essa conclusão.** Logo depois, já ao vivo no evento, Pontes mencionaria a Rede Vírus,*** criada pelo MCTI, afirmando: "A ciência é a única arma que nós temos para combater o vírus... E eles [*membros da Rede Vírus*] colocaram cinco prioridades: a primeira, buscar um remédio reposicionado".

---

* Nenhum medicamento, nem os isentos de prescrição, são totalmente inócuos - sem efeitos colaterais.

** O trabalho, conduzido pela infectologista Patrícia Rocco, da Universidade Federal do Rio de Janeiro, e publicado no European Respiratory Journal, não mostrou benefício nenhum da droga na recuperação do paciente.

*** A Rede Vírus é um comitê criado pelo MCTI para combate a viroses emergentes.

A primeira iniciativa sistemática de reposicionamento de fármacos na história foi conduzida pelo Instituto Nacional de Saúde dos Estados Unidos (NHI, do inglês *National Health Institute*), no início dos anos 2000.[617] O instituto escolheu mil fármacos aprovados e os enviou para diversos grupos de pesquisa no país, sem identificar os compostos (ensaio cego), para que fossem testados em laboratórios (*in vitro*) na tentativa de descobrir com o mínimo de vieses possível substâncias ativas para doenças neurodegenerativas, como a esclerose lateral amiotrófica (ELA), mal incurável que acometeu o físico Stephen Hawking. Dentre os compostos promissores, o antibiótico ceftriaxona foi selecionado e chegou aos estudos clínicos em humanos.

Mas, depois de uma década de testes, a empreitada concluiu não só que a substância era ineficaz como tóxica na dose usada para tratar ELA.[618] Lembrou algo? Pois é: cloroquina, hidroxicloroquina, ivermectina, nitazoxanida e tantos outros foram testados em laboratórios, alguns se mostraram promissores nos resultados preliminares e outros nem tanto - porém, quando chegaram nos estudos clínicos, falharam epicamente. No caso da ivermectina, a dose que se mostrou eficaz no trabalho *in vitro* australiano é dezenas de vezes maior do que a usada em humanos, então seria impraticável na vida real.

Isso não quer dizer que o reposicionamento de fármacos seja uma estratégia ruim. Pelo contrário, aceleraria a descoberta de tratamentos para novas doenças, pois já se saberia de antemão a toxicidade e as propriedades do composto estudado, quando administrado em humanos. Menos estudos seriam necessários para aprovar seu novo uso [*sobre esses testes, volte ao capítulo* 5]. Em uma pandemia, a estratégia pode economizar tempo. Afinal, a descoberta de um novo fármaco pode custar, em média, até 1,5 bilhão de dólares e demorar mais de uma década para ser alcançada.[619] Em uma emergência sanitária, nada mais natural do que apelar para atalhos.

O problema é que testar as substâncias contra os modelos de doença em laboratório e selecionar aqueles com a potencial atividade que se deseja, para então prosseguir para os estudos em humanos, não tem se mostrado tão eficaz – como foi o caso da ceftriaxona. Após cerca de duas décadas aplicando essa estratégia sem fundamento científico, apenas porque as substâncias estão ali disponíveis esperando para serem testadas, nenhuma nova indicação de uso de fármacos foi aprovada com a empreitada.[620]

Ou seja, nenhum fármaco foi reposicionado com a estratégia aleatória adotada pelos estadunidenses.[621] Isso não quer dizer nada quanto à validade do método em si. Se o reposicionamento é baseado em alguma lógica científica, envolvendo o racional do modo como o fármaco exerce sua atividade, ou até mesmo com base na observação clínica (a ser testada em estudos), é fácil encontrar casos de sucesso.

Um dos primeiros fármacos considerado reposicionado foi a zidovudina, que foi desenvolvida em 1964, na tentativa de descobrir novos tratamentos contra o câncer. A hipótese era que alguns tipos de câncer poderiam ser causados por retrovírus (um tipo de vírus) do meio ambiente, visto que causavam essa doença em pássaros. Alguns anos depois, descobriu-se que a zidovudina poderia inibir uma enzima chamada transcriptase reversa e, assim, conter a replicação de um retrovírus chamado vírus da leucemia murina.

A zidovudina não teve sucesso nos ensaios clínicos para câncer, mas o conhecimento adquirido foi fundamental para a descoberta dos primeiros tratamentos para a aids. Tão logo o vírus HIV (também um retrovírus) foi descoberto, em 1984, pesquisadores testaram a zidovudina e outros compostos contra ele e viram que ela bloqueava a replicação do vírus. Após um único ensaio clínico,[622] dada a urgência da epidemia de aids, o FDA aprovou o uso de zidovudina para tratamento de infecção por HIV, prolongando a vida dos infectados e revolucionando o tratamento da doença.[623] Essa história representa bem o reposicionamento de um fármaco com base no racional de seu modo de ação e atividade biológica, que, submetidos ao método científico, levaram ao sucesso da estratégia.

Também há casos memoráveis de reposicionamento baseados na observação. Quando a sildenafila, princípio ativo que relaxa os vasos sanguíneos, foi submetida a estudos clínicos iniciais para tratamento de doença arterial coronariana, angina e hipertensão, no início da década de 1980, os pesquisadores perceberam que os pacientes homens que receberam o composto apresentavam um quadro de ereção peniana acentuada.[624] O fármaco acabou não sendo aprovado para seus fins originais - mas logo seguiria o reposicionamento para o tratamento de disfunção erétil. Após os devidos estudos clínicos,[625] acabou sendo aprovado pelo FDA, em 1998, com o nome de Viagra.

Esses dois exemplos estão bem distantes da estratégia usada para viabilizar o uso de nitazoxanida, e também de cloroquina, hidroxicloroquina e ivermectina, que falharam em todos os estudos clínicos sérios realizados em pessoas com covid-19. Muitos recursos, tempo, pessoas e estrutura de pesquisa foram utilizados para uma estratégia com chance muito remota de funcionar.

Alguns podem alegar que o reposicionamento ocorreu com sucesso nesta pandemia, visto a aprovação do remdesivir para tratamento, mas, olhando com cuidado, esse fármaco já havia sido desenvolvido pela Gilead Sciences como um antiviral de amplo espectro (capaz de ter atividades sobre vários tipos de vírus de RNA), na tentativa de descobrir uma opção de tratamento para infecções com potencial epidêmico, como SARS e MERS (parentes do Sars-Cov-2 que surgiram nas últimas décadas), além do ebola.[626]

Com a crise de ebola de 2014, o remdesivir entrou em estudo clínico, mas o estudo foi encerrado por não se mostrar eficaz em comparação a outras opções terapêuticas.[627] Contudo, essa pesquisa foi o suficiente para entender o comportamento, modo de ação e segurança do fármaco quando administrado em humanos, e não foi difícil pensar em estudá-lo contra o Sars-Cov-2, também um vírus de RNA. Logo, ao pé da letra, o remdesivir não foi reposicionado. É um antiviral sendo usado como antiviral; a única mudança foi o vírus estudado. O mesmo vale para a dexametasona, que é um anti-inflamatório sendo usado para combater inflamações, inclusive as da covid-19 grave.

O negócio não vai funcionar apenas com o uso de uma embalagem bonita, chamando de "estratégia racional" e entregando de presente uma série de fármacos que passaram a ser utilizados *off label* como se tivessem sido reposicionados. Não é assim tão fácil. Não existe almoço grátis. Aliás, pagamos muito caro. Pagamos pelo preço de ter várias pandemias dentro de outra maior, como uma matrioshka de problemas: a infodemia[628] (excesso de informações, corretas ou não), e, desta, sai a pandemia do uso de medicamentos (correto ou não).

A era da medicina moderna é também a do medicamento moderno, que gera lucros estratosféricos. Em 2020, as vendas mundiais do mercado farmacêutico superaram 1 trilhão de dólares.[629] Não é surpresa que boa parte da sociedade, e das farmacêuticas, tenha sido tão receptiva à mensagem de esperança carregada na caixinha, ainda mais em um momento de medo e insegurança. E nunca houve tantos relatos de potenciais compostos que seriam capazes de curar ou prevenir uma doença, mesmo quando provado que não seriam melhores que o placebo. Foram milhares de ensaios clínicos registrados somente nesta pandemia. Em comparação, na pandemia de H1N1, em 2009, cerca de duzentos estudos com voluntários foram registrados na base Clinicaltrials.gov.[630]

Dr. Teodoro, o farmacêutico de Jorge Amado em *Dona Flor e Seus Dois Maridos*, profetizava: "De que valerá o farmacêutico, quando só existirem produtos manufaturados? Não passará de mais um balconista, um mero caixeiro em sua farmácia".[631] Entendendo a complexidade do medicamento "manufaturado", o papel dos profissionais de saúde é evitar que haja a mercantilização da vida, já que é inevitável a comercialização deste produto. A pandemia, neste sentido, também pode ser uma oportunidade de repensar nossa relação com os medicamentos, e com as farmácias.*

* A pandemia proporcionou uma ampliação de atuação das farmácias, com a realização de testes diagnósticos de covid, por exemplo. As farmácias deixaram de ser um local somente de comercialização de produtos (medicamentos) e também passou a comercializar serviços (testes rápidos).

8. PORQUE TEM GENTE LUCRANDO COM ISSO

O Brasil pode até ter saído meio derrotado das batalhas até agora travadas contra o coronavírus, mas para algumas pessoas não faltaram espólios de guerra. A Prevent Senior, por exemplo, ganhou 88 mil novos beneficiários entre março de 2020 e junho de 2021, mais do que suficiente para substituir as 2 mil pessoas que faleceram de covid-19 nas unidades da rede – sem contar as que tiveram o atestado de óbito alterado para ocultar a real causa de morte.[632]

Em 2020, o convênio faturou R$ 4,3 bilhões, um crescimento de 19% em relação a 2019, e teve lucro líquido de R$ 495 milhões, 14% superior ao ano anterior – bem acima da média do setor, 2,4%. Enquanto a Prevent mandava motoboys entregar kits de remédios nas casas dos usuários sem sequer saber se eles tinham covid-19,[633] o valor de mercado da empresa subiu 30%, resultado tão animador que permitiu sua planejada expansão.[634] De São Paulo, ela chegou ao Rio de Janeiro e abriu caminho para seus próximos destinos: Curitiba, Porto Alegre e Brasília. Sem opção, centenas de milhares de famílias seguem pagando as mensalidades da Prevent e até defendendo a empresa, uma das poucas que oferece algum tipo de solução para a terceira idade. Sobre isso, a jornalista Beth Koike escreveu no jornal *Valor Econômico*:[635]

Investigada pela CPI da Pandemia e Agência Nacional de Saúde Suplementar (ANS) por alteração de prontuário de pacientes, ocultação de morte de pessoas atendidas em seus hospitais, distribuição de medicamentos sem eficácia comprovada, entre outras acusações, a Prevent Senior não deverá perder muitos usuários para a concorrência. Isso porque há pouca oferta no mercado de plano de saúde individual e o custo do convênio médico para idosos, público atendido pela operadora, é muito superior nas demais companhias.

A Prevent ganhou os holofotes, mas é peixe pequeno perto de outros adeptos do kit covid e as cifras que eles movimentaram, também oferecendo soluções a uma parcela da população que precisava desesperadamente delas. Indústrias farmacêuticas, distribuidoras de medicamentos, farmácias, médicos, convênios, famílias poderosas, políticos e empresários fizeram dinheiro como nunca entre 2020 e 2021.

Com exceção de uma ou outra investigação sendo conduzida por procuradores do Ministério Público Federal em estados e de uns poucos citados no relatório final da CPI da Pandemia, a grande maioria dos mencionados neste capítulo não sofreu nenhum tipo de incômodo por apoiar ou promover o tratamento precoce. Alguns deles, na verdade, sequer o fizeram. Só estavam no lugar certo na hora certa, com o produto desejado em mãos. E com os aliados certos para comprá-lo.

"PRECISAMOS MELHORAR ESSES NÚMEROS": A HISTÓRIA DA HAPVIDA

Imagine uma Prevent Senior quase trinta vezes maior. Essa é a Hapvida, que se fundiu com a GNDI (Grupo Notredame) em 2022[636] e se tornou a principal operadora de saúde do país, atendendo 14 milhões de vidas em mais de setenta hospitais próprios espalhados pelo Brasil, sem contar laboratórios, clínicas e outras estruturas. Nesse cenário, a Hapvida só perde para o SUS em número de beneficiários. E a fortuna da família Pinheiro, dona da Hapvida e a quarta mais rica do Brasil, dobrou na pandemia, antes mesmo de a megafusão com a GNDI se concretizar.[637]

A expansão bem-sucedida, que já estava em curso nos últimos anos, é facilitada pelo modelo de saúde verticalizado e pelas táticas agressivas do conglomerado, que tem em seu DNA a compra de outros grupos e a otimização de custos. A verticalização dos planos de saúde – em que a maior parte do atendimento ocorre em rede própria – é vista com preocupação por alguns especialistas, porque quem paga o serviço é também quem o oferece, o que pode comprometer a qualidade da assistência.

O Conselho Regional de Medicina de São Paulo (Cremesp) chegou a se manisfestar sobre o assunto em seu site:[638]

> *Outra preocupação é com o impacto desse processo sobre a liberdade de escolha do paciente e do próprio médico. A verticalização acaba criando um cenário competitivo em que a qualidade pode ser substituída pela sustentabilidade do negócio. Trata-se de um processo no qual não se vê com clareza a linha divisória entre o resultado econômico e a qualidade da assistência. Mais importante: tira totalmente a liberdade do paciente de poder escolher seu médico ou prestadores de serviços, uma vez que estes são impostos pelas operadoras verticalizadas, através de serviços próprios.*

Em um período de estrangulamento do SUS e de convênios cada vez mais caros, a Hapvida oferece assistência por mensalidades que custam a partir de R$ 89. Na pandemia, a empresa também apostou no kit covid[639] e fez lobby em favor dele no Ministério da Saúde.[640] Lucrou, em 2020, R$ 785 milhões.[641] Mas isso mal foi discutido na imprensa. Por quê?

"Acredito que o plano não entrou no foco da grande mídia por atuar basicamente no Norte e no Nordeste", palpitou João *[nome fictício a pedido do entrevistado]*, médico de Manaus que trabalhou na Emergência da Hapvida no pico da crise manauara, em janeiro de 2021.[642]

Ele relutou em contar sua história porque ainda guarda traumas do que viveu. "Você está vendo a coisa errada acontecer e acaba tendo que participar daquilo."

Temos também outra hipótese para as más práticas da Hapvida terem passado batido: o poder político da empresa. Jornalistas que tentaram abordar a situação a partir de setembro de 2021, frente à grande quantidade de denúncias de médicos e pacientes recebidas, não conseguiram seguir adiante com suas reportagens por interferências de pessoas ligadas à Hapvida com boas conexões na grande imprensa.

Apesar de ter nascido em Fortaleza e realmente ter uma atuação mais intensa nas regiões mencionadas por João, a Hapvida já chegou em outras localidades. Em maio de 2021, adquiriu o Grupo São Francisco, que atua entre o Sudeste e o Centro-Oeste, por R$ 5 bilhões. O médico Jorge *[nome fictício a pedido do entrevistado]* atua em um hospital do grupo em Ribeirão Preto/SP que foi incluído no negócio. Quando a pandemia chegou, logo surgiu a recomendação de usar hidroxicloroquina e azitromicina em pacientes com sintomas gripais. A partir de junho de 2020, mesmo que boa parte dos médicos sérios já tivessem compreendido que o tratamento precoce não fazia diferença na evolução do paciente, a pressão se intensificou. "Como o pessoal não estava colaborando, colocaram médicos que tinham vindo de Fortaleza *[sede da Hapvida]* no corredor do hospital. Então, quando eu dispensava o paciente, o médico o interceptava e pedia para ver a receita. Se não houvesse o kit, eles refaziam a prescrição", lembrou.[643]

"No primeiro dia, um deles entrou no meu consultório e perguntou 'você tem alguma coisa contra a cloroquina?'. Disse que não tinha nada a favor nem nada contra, desde que existissem estudos, mas não ia prescrever algo que não fizesse sentido. Então, escutei um discurso que parecia pré-moldado, dizendo que o tratamento poderia mudar o curso da doença, que eu deveria receitar ivermectina, zinco, vitamina D, azitromicina, independente de teste de covid-19 ou aspectos como idade e gênero", contou. Segundo Jorge, o paciente recebia o pacotinho na farmácia do hospital, não precisava sequer ir a uma drogaria.

O médico e os profissionais ouvidos durante a pesquisa para este livro, que trabalharam em hospitais da rede em Manaus e Sergipe, relatam: a partir de maio/junho de 2020, teve início uma pressão intensa e institucionalizada pela prescrição do kit – que só parou no segundo semestre de 2021, quando a CPI da Pandemia passou a apurar o tema. A empresa divulgou para seus funcionários protocolos em PDF com as instruções:

Manejo Ambulatorial

Paciente entre 18-59 anos, sem comorbidades, com suspeita de COVID

- **Hidroxicloroquina 400mg 01 cp de 12/12h no primeiro dia. A partir do segundo dia, tomar 1 cp 1x/dia do segundo ao quinto dia**
- **Bromexina (Bissolvon): 8 mg (4 ml) VO 8/8 horas**
- **-Ivermectina 6 mg : 1 cp a cada 30 kg, 1x por dia ,máximo 3 cp, por 2 dias**
- **Prednisona 20mg** 2cp pela manhã 1x/dia por 5 dias
- **(Observação: Iniciar prednisona a partir 5° dia após o início do primeiro sintoma)**
- Orientações de retorno se qualquer sinal de piora, disponibilizar telemedicina

Protocolo divulgado internamente em março de 2021, enviado anonimamente aos autores.

No sistema que era utilizado pelos médicos durante o atendimento, havia uma tela inicial induzindo à prescrição:

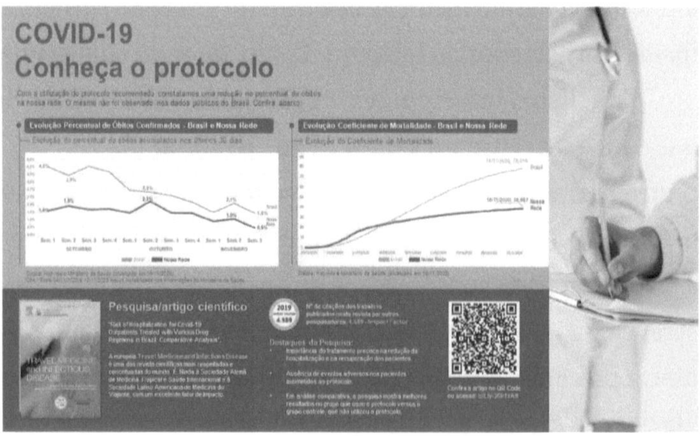

Imagem enviada anonimamente aos autores do livro.

No canto inferior da tela, uma menção a uma "pesquisa/artigo científico", de fato publicada no periódico *Travel Medicine and Infectious Diseases*, conduzida pela própria Hapvida.[644] Esse artigo, usado pela empresa como prova do sucesso de sua abordagem, é, na verdade, uma análise comparativa de 25 mil pacientes tratados na instituição. Ou seja, não é um ensaio para testar um tratamento antes que ele virasse um protocolo, mas sim a análise do protocolo "inventado" pela empresa, sem estudos que o embasassem. É algo nos moldes do "estudo" da Prevent [*ver o capítulo 6*]: primeiro dar as drogas, depois ver o que acontece.

O trabalho afirma que houve uma redução de 50 a 60% nas hospitalizações com a combinação precoce de hidroxicloroquina e corticoides. Porém, os dados não sustentam tal afirmação: dos 25 mil incluídos, apenas 3,3 mil foram testados para covid-19 e, desses, 45% tinham de fato a doença. Entre os autores do estudo, além de médicos da Hapvida, havia Alexandre Wolkoff (coautor de um artigo com o controverso Vladimir Zelenko, guru do tratamento precoce)[645] e Harvey Risch, epidemiologista da Universidade Yale, que se destacou como defensor da cloroquina ao lado de Didier Raoult e do próprio Zelenko. Sem credibilidade na imprensa tradicional, Risch se afirmou como porta-voz para assuntos científicos em sites e programas ultrapartidários, como o *War Room*, de Steve Bannon.[646]

Além da propaganda inicial, o sistema também estava configurado para enviar automaticamente a orientação de prescrever o kit aos pacientes que manifestassem qualquer sintoma gripal. Era uma lógica parecida com a do TrateCOV [*veja no capítulo 6*], aplicativo do Ministério da Saúde que indicava ivermectina e cloroquina até para grávidas e bebês.

"Não importa se colocássemos um CID *[Classificação Internacional de Doenças, código usado pelos médicos]* de resfriado, pneumonia ou sinusite, aparecia a regra de prescrever", contou João, o manauara.

O médico passou, então, a usar um código de dor de cabeça para burlar o sistema. “E, depois de um tempo, se não receitávamos, o sistema colocava uma caixa onde precisávamos explicar por que não tinha sido feita a receita”, lembrou Manuela *[nome fictício a pedido da entrevistada]*, de Aracaju/SE, que também atuou nos pronto-socorros da Hapvida.

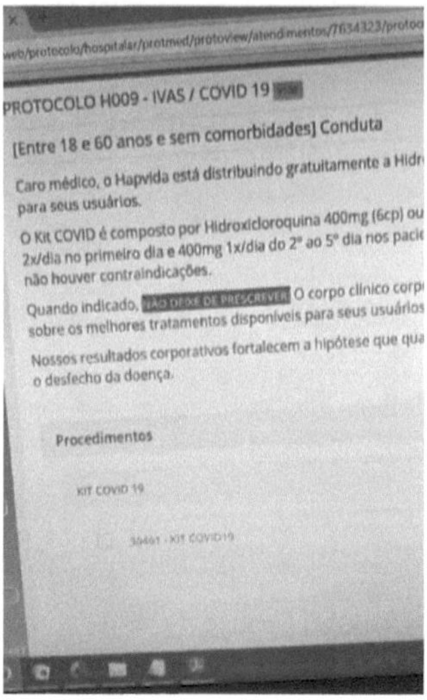

Print do sistema da Hapvida, capturado em novembro de 2020 e enviado anonimamente aos autores.

A atuação dos médicos era acompanhada de perto, inclusive com o estabelecimento de metas. “Existiam gráficos sobre a quantidade de receitas sendo prescritas, e cada Pronto Atendimento tinha uma meta a ser batida. Se o local tinha mil atendimentos diários, era preciso prescrever 750 kits, por exemplo. E, se isso não acontecesse, éramos cobrados”, disse Jorge, o médico de Ribeirão Preto.[647] A cobrança acontecia na frente de outros profissionais, em grupos de WhatsApp e também em conversas particulares.

Como na Prevent Senior, quem não concordava era demitido ou pedia para sair. Apesar de estarem em regiões tão distantes, em hospitais de portes diferentes, o relato de Jorge, João e Manuela é praticamente idêntico, reforçando o esquema taylorista* e a gestão voltada "para o resultado".

Como os principais estudos mostraram, e os médicos atestaram no atendimento, a estratégia não funcionou. "Os pacientes voltavam porque a doença piorava. A maioria dos internados usou o esquema completo. E havia uma coisa: o paciente queria a medicação. Aqui em Manaus, o pessoal realmente queria", comentou João. Entre as pessoas enganadas por essa promessa, João se lembrou de uma em especial, que ele atendeu na segunda onda que varreu Manaus e colapsou a saúde pública e privada.

"Era uma mulher que estava indo e voltando do pronto-socorro, e naquela época não tínhamos mais testes RT-PCR disponíveis, então fazíamos o de anticorpos, que não serve para nada. Ela foi adoecendo com a covid-19 e só foi internada depois de quatro ou cinco entradas na emergência, já em estado grave, mas não foi intubada porque conseguimos estabilizá-la. Ela foi a óbito depois de dez dias. Infelizmente, havia uma pressão para não internar e tentar estabilizar *[manter os sinais vitais bons]* ao máximo para que o paciente ficasse em atendimento ambulatorial com os remédios", relatou João.

A postura da Hapvida gerou denúncias que deram início a investigações e uma tentativa de punição. Em abril de 2021, a empresa foi condenada a pagar multa de R$ 468.333 no Ceará pela pressão exercida em torno do kit[648] – troco de bala perto dos R$ 785 milhões de lucro líquido obtidos em 2020. A empresa recorreu[649] e o processo deverá passar por julgamento, como informou o Ministério Público do estado (MPCE) via assessoria de imprensa.[650] Em 12 de novembro de 2021, o MPCE arquivou o caso, pois a promotora de Justiça Lucy Antoneli Domingos Araújo Gabriel da Rocha considerou possível "técnica e eticamente" a prescrição do kit covid, além de chamar de "falácia

* Sistema de organização do trabalho em fábricas concebido no início do séc. XX, nos Estados Unidos, que visa maximizar a produção no menor tempo possível, premiando o indivíduo que cumpre rapidamente suas tarefas.

midiática" a afirmação da ineficácia desses medicamentos para tratamento da covid-19.[651]

Em setembro de 2021, o Instituto de Defesa do Consumidor (Idec) encaminhou à CPI da Pandemia um dossiê sobre o assunto. "Estamos falando da incorporação deliberada de medicamentos ineficazes e potencialmente inseguros em protocolos de atendimento, colocando as pessoas e a saúde pública em risco", comentou Matheus Falcão, analista do Idec envolvido na elaboração do documento, em entrevista aos autores. Na mesma época, o Idec acionou a Agência Nacional de Saúde (ANS), para que tomasse medidas cabíveis. Uma das sugestões era instaurar regime de direção técnica, uma espécie de intervenção quando há problemas graves, que coloquem em risco a saúde dos usuários do plano. "Se os problemas não forem resolvidos durante o período de direção técnica, em último caso, a carteira da operadora pode ser alienada, ou seja, pode haver a transferência dos consumidores para outra operadora, para outros planos de saúde. Além disso, o caso abre espaço para investigações de cunho civil. Se for verificado que a empresa realmente agiu fora da lei, é possível que seja estabelecida indenização aos consumidores e até mesmo a profissionais de saúde", explicou.[652]

Contudo, assim que a conversa começou a engrossar, a Hapvida passou a desistir gradualmente do kit e negar qualquer pressão em relação à prescrição. A ANS foi procurada pelos autores, mas não informou se de fato tomou alguma providência. Segundo fontes, a agência é "aparelhada" e mais focada em aspectos financeiros dos planos de saúde do que na qualidade da assistência.

Enquanto pressionava seus médicos, a Hapvida fortalecia seus laços ideológicos com o governo federal. Meses depois da história do estudo da Prevent Senior, foi a vez da empresa se aproximar do poder público por meio de Mayra Pinheiro, a Capitã Cloroquina. A conexão entre Mayra Pinheiro e Hapvida ocorre por meio de Geraldo Luciano, ex-Chief Financial Officer (CFO) e atualmente membro do Conselho de Administração do grupo. Ambos são aliados políticos - chegaram a ser cotados para compor uma chapa e concorrer à Prefeitura de Fortaleza pelo Partido Novo em 2020.[653] No fim das contas, Luciano desistiu da candidatura por conta de seu cargo na Hapvida. Antes disso, em julho de 2020, Anderson Nascimento, diretor da Hapvida, participou de uma videoconferência[654] com Pinheiro, representantes da Unimed e da Universidade Federal do Ceará para promover o tratamento precoce.

Na ocasião, confirmou que a empresa havia distribuído os remédios gratuitamente aos seus usuários - até aquela data, 25 mil kits foram entregues (o mesmo número usado no "estudo" conduzido pelo grupo). Poucos dias antes, em 29 de junho, o coronel Luiz Otávio Franco Duarte, secretário de Atenção Especializada do Ministério da Saúde, também presente no encontro virtual, escreveu um ofício à Fiocruz pedindo a ampla divulgação do tratamento precoce. O documento[655] foi revelado pela jornalista Luiza Caires, do *Jornal da USP*.

Depois de sua experiência de sucesso como aliada da Saúde na cruzada pró-cloroquina, a Hapvida foi recompensada com um lugar à mesa do alto escalão do empresariado que apoiava Bolsonaro. Em abril de 2021, seu dono, Cândido Pinheiro, participou de um jantar em São Paulo oferecido ao presidente - ao lado de nomes como José Roberto Maciel, CEO do SBT, Rubens Menin, da construtora MRV e do Banco Inter, que comprou a CNN, Flávio Rocha, da Riachuelo, além dos banqueiros David Safra, do Banco Safra, e André Esteves, do BTG Pactual.[656]

A título de curiosidade, a Hapvida é um dos convênios que mais devem ao Sistema Único de Saúde (SUS) pela utilização da rede pública por seus usuários. A empresa deve R$ 174 milhões aos cofres públicos e até o fechamento das pesquisas para este livro não havia realizado nenhum pagamento dessa dívida.[657] Em outubro de 2021, o grupo, que tem capital aberto na bolsa de valores e viu suas ações caírem quando seu nome foi mencionado na CPI, teve que divulgar um comunicado a seus investidores se explicando.[658] No texto, a Hapvida afirmava que a fase inicial da pandemia de covid-19 "foi marcada por espanto e incerteza em todo o mundo, principalmente quanto à existência de vacinas ou medicamentos que pudessem tratar a doença", e que a Hapvida investiu na expansão dos leitos de UTI e na contratação de profissionais.

Segundo a companhia, no passado havia "um entendimento de que a hidroxicloroquina poderia trazer benefícios aos pacientes". "No melhor intuito de oferecer todas as possibilidades aos nossos beneficiários, houve uma adesão relevante da nossa rede, que nunca correspondeu à maioria das prescrições", escreveu a Hapvida.

"Nas ocasiões em que o médico acreditava que a hidroxicloroquina poderia ter eficácia, sua definição ocorria sempre durante consulta, de comum acordo entre médico e paciente, que assinava termo de consentimento específico em cada caso. Ainda assim, há meses não se observa mais a prescrição dessa medicação nas nossas unidades", continuou a operadora.

Ainda de acordo com a Hapvida, a adoção da hidroxicloroquina foi sendo reduzida "de forma constante e acentuada". "Hoje, a instituição não sugere o uso desse medicamento por não haver comprovação científica de sua efetividade. Mas segue respeitando a autonomia e a soberania médica para determinar as melhores práticas para cada caso, de acordo com cada paciente", concluiu a empresa.

LAÇOS DE FAMÍLIA

O homem por trás da difusão do tratamento precoce na Hapvida é Anderson Nascimento. O médico, que passou dez anos na Prevent

Senior, é apontado como uma das mentes por trás da ideologia da empresa, o criador do lema "Lealdade e Obediência".[659] Além de Anderson, seus irmãos Cristiano e Márcio ocuparam posições executivas na Prevent. Cristiano, no entanto, se tornou sócio de uma empresa no ramo de telemedicina: é sócio de uma empresa que fornece equipamentos de assistência domiciliar a diferentes esferas governamentais. A empresa, Goyazes Biotecnologia (GBio), recebeu R$ 221 mil em contratos com o governo federal desde o início da era Bolsonaro – a maior parte, de setores ligados ao Ministério da Defesa.[660]

No início da pandemia, a GBio passou a vender testes rápidos a estados e municípios. Uma dessas vendas está sendo investigada pela Polícia Federal na Operação Falso Negativo.[661] Sem licitação, a empresa vendeu cerca de R$ 800 mil em testes de covid-19 ao Distrito Federal – pelo dobro do preço de mercado. A empresa negou as acusações e disse ao *Brazilian Report* que Cristiano Nascimento não fazia parte da companhia na época.[662]

O terceiro irmão, Márcio Nascimento, é membro do conselho da Medsenior, uma espécie de Prevent Senior do Espírito Santo, e tratou o senador bolsonarista Marcos do Val (Podemos-ES) quando ele contraiu covid-19, em maio de 2020.[663] Um mês depois, no dia 28 de junho, Do Val participou de uma reunião com o Ministério da Saúde e membros do "gabinete paralelo", quando foi apresentado como padrinho político da iniciativa.[664] Na reunião, disse: "Estou aqui não só como padrinho, mas como ponta de lança para entrar onde vocês vão ter dificuldade [...] Até peço: não entre na seara política, que é muito complicada. Pode contar comigo que vou estar na neutralidade, não quero e não vou fazer publicidade disso. Para mim, *fazer publicidade disso é um crime*". Do Val se contradisse menos de quinze dias depois disso. No dia 6 de julho, postou em suas redes sociais uma imagem onde se lê "Tratamento precoce salva vidas! Por isso, destinei ao Espírito Santo R$ 11 milhões para a compra de azitromicina, hidroxicloroquina e ivermectina", ao lado de uma montagem fotográfica de Marcos à frente de caixas de medicamento, afirmando que ele doou ainda 2 mil kits.

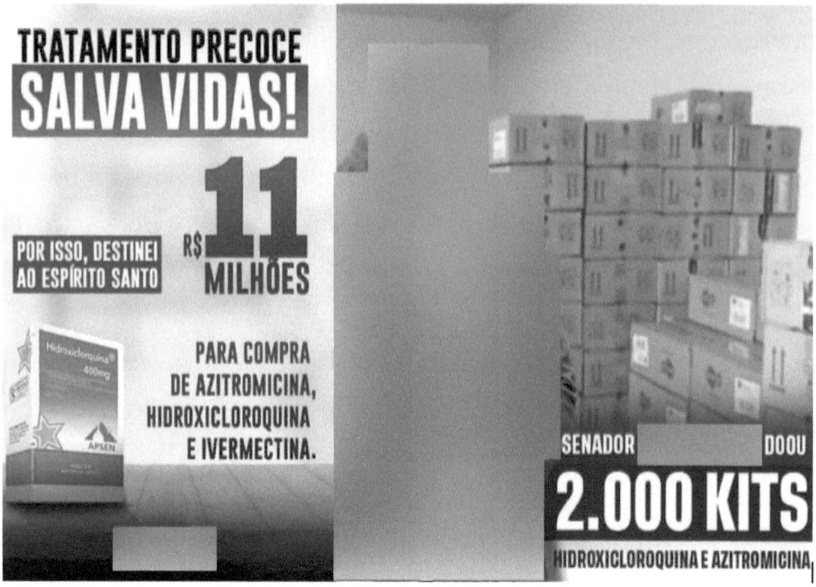

Imagem retirada do Facebook do senador Marcos do Val pelo jornal *Século Diário.*[665]

Esse anúncio gerou suspeitas.[666] "Primeiro, legalmente, um senador não pode receber nenhum tipo de doação. Ele não obteve diretamente dinheiro, mas estava recebendo 2 mil kits de um produto que era muito procurado naquele momento", apontou o advogado trabalhista André Moreira, de Vitória/ES, em entrevista aos autores.[667] Moreira, filiado ao Partido Socialismo e Liberdade (PSOL), é militante dos direitos humanos e adversário político de Do Val, e entrou com uma notificação judicial pedindo explicações sobre o assunto.

Do Val respondeu que as doações haviam sido levantadas espontaneamente junto aos laboratórios Eurofarma e Apsen por um grupo de médicos "preocupado com a saúde da população mais vulnerável", em nome do braço social da Medsenior,[668] o convênio onde atua Márcio Nascimento.[669] O mesmo grupo teria organizado a distribuição dos medicamentos na Paróquia Santa Rita, que fica em uma região nobre de Vitória/ES, frequentada pela família do Senador. "O que também é ilegal, pois medicamentos devem ser sempre dispensados por um farmacêutico", apontou Moreira.[670] A suspeita é que tenha havido uma triangulação de verbas e os kits tenham sido, na verdade, uma bonificação a Do Val para um negócio ainda maior, a venda de remédios às prefeituras do Espírito Santo - acusação negada por ele. Do Val e Nascimento chegaram a fazer lives juntos para falar do tratamento precoce.[671]

A Medsenior teria entrado nessa história como meio de viabilizar a doação. A suspeita de Moreira era que Do Val tivesse usado o convênio para receber os remédios, como sugeriu na entrevista. Tanto o senador ganhou pontos com a distribuição gratuita quanto a Medsenior se beneficiou, pois, no fim das contas, parte dessa doação também foi distribuída lá. "Como eles não poderiam ser distribuídos na igreja, o arcebispo de Vitória, preocupado, mandou suspender a ação e doou o que havia sobrado para o plano de saúde", conta Moreira.[672] A Medsenior não respondeu ao nosso pedido de posicionamento. De qualquer modo, terminou 2020 com um crescimento de 67% nas vendas, passou a atuar em três estados e no Distrito Federal, além do Espírito Santo, e a meta da empresa é chegar em 2030 com um milhão de beneficiários.[673]

Em agosto de 2020, Moreira novamente acionou a Justiça por conta da cloroquina. "Havia um outdoor em Vitória vinculando a figura de Bolsonaro ao sucesso do tratamento precoce, o que fere a regulamentação da Anvisa e configura propaganda irregular de medicamentos", explicou Moreira. A denúncia foi acatada e o outdoor foi retirado poucos dias depois. A empresa responsável pela contratação do anúncio, Moreira descobriu, era a MaelyOOH, de propriedade de Maely Coelho, o dono da Medsenior.[674]

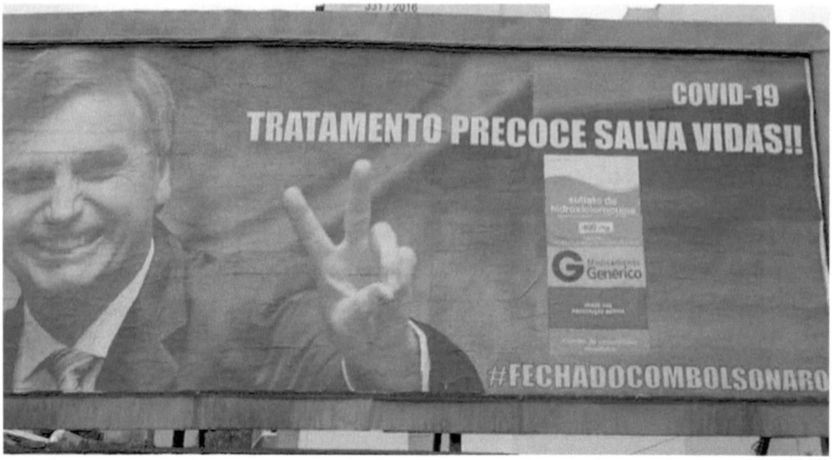

O outdoor associando Bolsonaro ao sucesso do tratamento precoce contra a covid-19. Vitória/ES, agosto de 2020.[675]

O outro problema era a origem dos R$ 11 milhões anunciados por Do Val e seu destino. Em julho de 2020, o senador Major Olímpio, que morreu de covid-19, acusou o governo Bolsonaro de usar verbas do Ministério da Saúde destinadas ao combate à pandemia para comprar apoio e eleger David Alcolumbre à presidência do Senado.[676] Cada senador teria direito a algo entre R$ 10 e R$ 30 milhões, mas apenas Do Val e Plínio Valério (PSDB-AM) usaram os recursos.[677] Do Val destinou R$ 24 milhões ao Estado em 14 de julho. Sete municípios capixabas foram beneficiados e, desse valor, como revelou a *Folha de S.Paulo*,[678] mais de R$ 10 milhões foram destinados à compra de ivermectina, azitromicina e hidroxicloroquina – semelhante ao valor mencionado por Do Val em seu anúncio no Facebook. Moreira, o advogado, pediu no mesmo processo a informação de quais empresas forneceram os medicamentos. "Se foram as mesmas que doaram os medicamentos, a propina fica explícita. Mas pode ser que haja um esquema mais sofisticado, onde, em um estado, algumas empresas doam e outras vendem e, no outro, as posições mudam", refletiu Moreira. Até a publicação deste livro, o pedido ainda não tinha sido atendido por Do Val. Assim como quase nada foi feito em relação ao desperdício de dinheiro público, gasto aos montes para comprar kit covid.

A BBC Brasil consultou fontes públicas e atestou que a União gastou *R$ 90 milhões* comprando cloroquina, hidroxicloroquina, tamiflu (um antiviral para gripe), ivermectina, azitromicina e nitazoxanida.[679] E isso só até janeiro de 2021, período em que o Brasil apenas começava a viver seu período mais dramático na pandemia e já havia vacinas amplamente disponíveis. Fazendo uma conta simples, esse valor compraria mais de 20 milhões de máscaras PFF2 e 1,8 milhão de doses da vacina da Pfizer, que poderiam ter evitado boa parte do que se passou nos meses seguintes.

Não era o conglomerado Big Pharma. Mas, assim como é ilusão achar que a cloroquina pode salvar uma vida da covid-19, é inocência pensar que a indústria farmacêutica não está no mínimo feliz com tudo isso. As nacionais, apesar de se posicionarem contra o uso *off label* publicamente, venderam os medicamentos como água, para drogarias, convênios, prefeituras, governos estaduais e hospitais particulares.

GRANDE MERCADO: AS VEREDAS QUE LEVAM AO SUS

"Por que não se investe em remédio? É porque é barato demais? É lucrativo para empresas farmacêuticas ou para laboratórios investir no que é caro?"[680] Nessa fala, de 5 de maio de 2021, Bolsonaro se referia aos medicamentos do kit covid. Disse que não havia interesse das grandes indústrias farmacêuticas neste tipo de produto porque, por serem antigos, já não estariam mais cobertos por patentes e, portanto, não trariam lucros. Mais ainda, insinua que a demonstração de eficácia da cloroquina, hidroxicloroquina e ivermectina contra a covid-19 prejudicaria os interesses das gigantes multinacionais no desenvolvimento de novos produtos.

A bem da verdade, o mercado farmacêutico dificilmente perde, seja com produtos novos ou antigos. E a maioria das pessoas que defendem as vacinas e criticam o uso de remédios ineficazes não tem por objetivo defender cegamente a Big Pharma.

Com um mercado global que atinge um faturamento na casa dos trilhões de dólares, o setor farmacêutico é o mais rentável em comparação a outras indústrias fortes, como a de tecnologia e energia. E o Brasil tem uma fatia importante deste mercado: só em 2020 foram R$ 77 bilhões em vendas, ou 4,7 bilhões de caixas de medicamentos.[681] Isso significa 250 mil TONELADAS de produtos vendidos – cerca de 2,5 mil aviões Boeings ou 3 mil baleias orcas.[682]

A oferta é ampla nos setores públicos e privados. Só o governo federal gastou R$ 14,6 bilhões com medicamentos em 2019.[683] Para chegar ao SUS e ser dado aos pacientes, existe uma Política Nacional de Assistência Farmacêutica (PNAF) e um caminho cheio de burocracias. Em primeiro lugar, cada novo remédio ou nova indicação de uso deve ser aprovado pela Comissão Nacional de Incorporação de Novas Tecnologias (Conitec), comitê coordenado pela Secretaria de Ciência, Inovação e Tecnologia (SCIT). Até 2022, o uso do medicamento para aquele fim deveria estar, antes de tudo, aprovado pela Agência Nacional de Vigilância Sanitária (Anvisa) – foi por isso que houve a tentativa de mudança da bula da cloroquina em abril de 2020 *[ver capítulo 1]*. Em março de 2022, Bolsonaro sancionou uma lei que extingue essa necessidade. Basta que o uso *off label* seja indicado pela Conitec.[684]

Enfim, uma vez aprovado pela comissão, o fármaco passa a compor a Relação Nacional de Medicamentos Essenciais (Rename).[685] Praticamente todas as aquisições são realizadas via licitação, que garantem a disponibilidade de medicamentos a três destinos (componentes) possíveis dentro do programa de Assistência Farmacêutica: o básico, o estratégico e o especializado.[686]

O componente *básico* contempla os medicamentos que fazem parte da atenção básica,* como analgésicos e antibióticos, que são adquiridos pelos municípios. Os recursos para aquisição desses medicamentos são divididos entre governo federal, estados e municípios. Insulinas e métodos contraceptivos são exceções - nestes casos a responsabilidade é exclusiva do governo federal, o que tem causado problemas. Durante a pandemia, o acesso aos métodos e procedimentos contraceptivos foi dificultado em muitos municípios, e o DIU, que consta da Rename, já não era encontrado em várias cidades do país.[687] É aqui que se encaixam alguns antibióticos e analgésicos do kit covid.

O componente *estratégico* trata das doenças endêmicas, em geral relacionadas à desigualdade social. Medicamentos e exames diagnósticos para doenças sexualmente transmissíveis, aids, tuberculose e doença de Chagas são disponibilizados neste componente, que é financiado totalmente pelo governo federal. Neste componente está a cloroquina, que nenhum infectado por covid-19 precisava, mas foi encontrada com facilidade nos últimos dois anos para tratar o coronavírus, e acabou faltando onde realmente era necessária. Mais de 2 milhões de comprimidos de cloroquina foram desviados do programa de combate à malária pelo Ministério da Saúde, na região Norte,[688] comprometendo a assistência, em especial aos indígenas.

Como responsável pelo componente estratégico, o Executivo também passou a atrapalhar em vez de ajudar. A atuação de Bolsonaro, por exemplo, promoveu danos graves ao combate e prevenção da aids. Para o presidente, além do alto custo do paciente,[689] "[*o poder público*] tem que atender realmente a quem, num caso infortúnio, contrai uma

---

* Também conhecida como atenção primária à saúde, e é a porta de entrada para os serviços do SUS. As estratégias de saúde da família em unidades básicas de saúde fazem parte de um programa de atenção básica do SUS. Consultas, exames e vacinas são exemplos de serviços disponíveis na atenção básica, que pode encaminhar o paciente a serviços de saúde mais complexos, como hospitais especializados.

doença. Não para esse pessoal que vive tomando pico na veia, ou vive na vida mundana e depois querer [*sic*] cobrar do poder público um tratamento que é caro". Como sempre, depois da fala veio uma ação concreta, dessa vez a redução do acesso a medicamentos genéricos e a revogação de políticas bem-sucedidas de combate à doença.[690]

Medicamentos usados para tratamento de condições crônicas e doenças raras, ou de alto custo, fazem parte do componente *especializado*.[691] Tais remédios são divididos em três grupos, de acordo com a complexidade e quem financia – municípios, Estados e Ministério da Saúde ficam responsáveis cada um por um grupo de medicamentos para garantir o equilíbrio financeiro do sistema. A aquisição de medicamentos para doenças raras, nunca entregues, levou o deputado federal Ricardo Barros, o mesmo acusado de tentar lucrar com a venda de vacinas contra a covid-19, a ser investigado por beneficiar distribuidoras.[692] O sulfato de hidroxicloroquina se encontra neste grupo.

Todo esse caminho descrito não foi seguido com o kit covid, que só foi oficialmente incorporado ao SUS em janeiro de 2022, depois de uma longa batalha que resultou no aparelhamento da Conitec [*leia mais no epílogo*]. "Mas à época, a Conitec não dava a última palavra, e sim o Ministério da Saúde, o que foi mudado em março deste ano", explica Leonardo Pereira, farmacêutico e professor da Universidade de São Paulo (USP).

Entre as justificativas da pasta para comprar os medicamentos, estão o uso *off label* autorizado pelo Conselho Federal de Medicina e o fato de esses medicamentos já estarem no Rename. Contudo, para que os negócios se expandissem, era preciso que o tratamento precoce fosse oficializado. Uma tentativa disso aconteceu em maio de 2020, com a Nota Técnica n. 4 do Ministério da Saúde. O documento até colou como justificativa para prefeituras e estados comprarem os remédios, mas o parecer positivo da Conitec fazia falta. "Para vender um medicamento para o governo federal, que é o maior comprador de medicamentos do país, o produto precisa estar em um protocolo, então o lobby da indústria hoje é muito focado nisso", observou Pereira.[693]

Em geral,* a compra de medicamentos por entidades públicas ainda passa por outra etapa burocrática, a licitação. O interessado lança o edital, os fornecedores apresentam suas propostas, o governo as analisa e, por fim, aquelas com o menor preço vencem a concorrência.[694] No âmbito privado, o processo é mais simples.

A GIGANTE INDÚSTRIA FARMACÊUTICA NO BRASIL

Em 2018, 224 produtores de medicamentos estavam registrados no Brasil, entre nacionais e estrangeiros. Mas o mercado é bastante concentrado, já que apenas 64 deles detêm 87% do faturamento do setor.[695] Em 2020, os fabricantes nacionais foram responsáveis por 55% do faturamento em vendas nas farmácias e por 76% das embalagens de medicamentos vendidas.[696] Isso significa que as indústrias brasileiras vendem seus produtos por menor valor unitário. Isso é, em parte, reflexo da política de genéricos.**[,697] Ou seja, as indústrias precisam ganhar em quantidade. No ranking das dez maiores empresas com maior faturamento no setor em 2020, sete são nacionais e três, estrangeiras.[698] A primeira colocada é a brasileira EMS, que sozinha faturou R$ 15 bilhões em 2020 e R$ 18 bilhões em 2021.[699]

Esse poderio financeiro das indústrias farmacêuticas resulta em forte inserção na política nacional, seja em participações em governos, ou mesmo financiamento de campanhas eleitorais. Carlos Sanchez,

---

* Em alguns processos, como quando há judicialização (para incorporação de um novo medicamento, por exemplo, por um ou mais pacientes) e, mais recentemente, com o acordo de compartilhamento de risco (o governo só paga a terapia mediante a comprovação de benefício do tratamento no mundo real, quando há incertezas sobre a tecnologia), a aquisição pode ser feita fora do processo licitatório.

** O mercado de genéricos representou 15% do faturamento total e 35% das unidades de medicamentos comercializadas em 2020.

presidente da EMS, já integrou o Conselho Nacional de Ciência e Tecnologia durante o governo Dilma Rousseff, em 2013. Em 2010 e 2014, quando o financiamento privado de campanhas ainda era permitido, as indústrias farmacêuticas doaram mais de R$ 80 milhões para cerca de 1,4 mil candidatos. Só em 2014 foram R$ 17 milhões para 81 candidatos de diversos espectros.[700]

Já em 2018, quando o financiamento privado não era mais possível, executivos do setor farmacêutico foram mais seletivos, doaram como pessoas físicas R$ 13,7 milhões para 356 candidatos. Dentre os eleitos, o senador Eduardo Gomes (MDB-TO), cujo suplente era Ogari de Castro Pacheco, dono do laboratório Cristália.[701]

Quando Pacheco foi questionado sobre as motivações para entrar na política, respondeu: "Estamos desenvolvendo um produto que exige estufas grandes com umidade reduzida. Tocantins é uma estufa natural. Procurando o melhor lugar para instalar *[a nova unidade de produção]*, conheci o Eduardo Gomes, que procurou, através das lideranças políticas locais, oferecer algumas vantagens, como incentivo fiscal e doação de terreno. Isso não me seduziu. Conversa vai, conversa vem *[ele disse]*: 'Você não se interessaria de fazer parte de uma chapa para o Senado da qual eu encabeço?'. Aí a coisa mudou de figura, porque faz tempo que a gente discute seja na Abifina, na Abiquim e no grupo FarmaBrasil *[entidades de classe do setor]* questões do país e da indústria farmacêutica. A gente sempre critica que tem que *[sic]* eventualmente se valer de um intermediário para explicar o que você pensa. Nada melhor do que alguém da área que possa traduzir esses problemas. Foi isso o que me levou a aceitar a indicação para suplente".

A relação entre o setor farmacêutico e o político é tão intrínseca que, assim como os grupos do boi, da *Bíblia* e da bala, existe a *bancada da bula* no Congresso Nacional.[702] Entre as pautas defendidas por este conjunto de políticos e lobistas, estão a isenção fiscal,[703] a regulação do setor[704] e o controle de preços.[705] Muitas vezes, essa atuação é realizada à margem da legalidade, como no caso da Hypera Pharma. O grupo é investigado pela Operação Lava Jato por suspeita de caixa 2 e propina,[706] que podem chegar a R$ 140 milhões, de acordo com delações premiadas[707] e dados coletados.

Renan Calheiros (MDB-AL), Eduardo Braga (MDB-AM) e Romero Jucá (MDB-RR) podem ter sido alguns dos destinatários do dinheiro da empresa. Segundo Jorge Bermudez, pesquisador da Fiocruz: "A indústria pressiona deputados, comissões *[no Congresso]* e também as associações médicas. Muitas vezes o interesse não tem nada a ver com a saúde. A indústria quer o produto mais lucrativo para ela".[708] Bem, lucro não faltou para elas na pandemia.

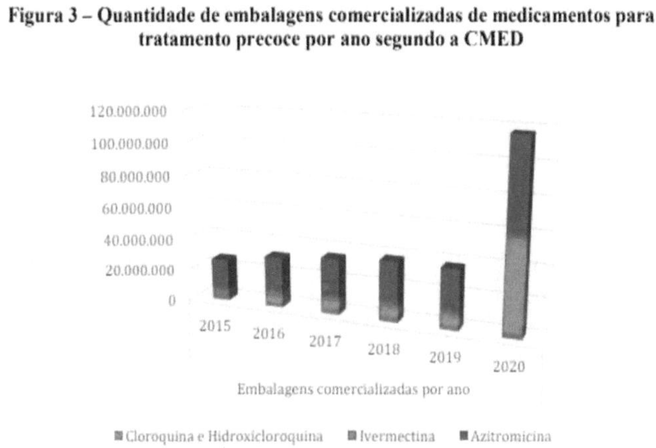

Gráfico com a quantidade de embalagens comercializadas de medicamentos para tratamento precoce segundo a Câmara de Regulação do Mercado de Medicamentos (CMED), elaborado para o relatório da CPI da Pandemia.[709]

Com o engajamento dos governos federal, estadual e municipal ao tratamento precoce, a atuação do gabinete paralelo [*leia mais no capítulo 1*], a campanha de desinformação e a alta disponibilidade dos medicamentos em farmácias, as vendas de cloroquina/hidroxicloroquina, ivermectina, azitromicina e outros componentes de kits covid explodiram no Brasil. Levantamento da *Folha de S.Paulo*, com dados obtidos na CPI, indica que as indústrias farmacêuticas podem ter lucrado até R$ 1 bilhão com a venda desses medicamentos, de janeiro de 2020 a maio de 2021.[710]

Algumas se destacaram no incremento de vendas, por vezes com a ajuda do governo federal. Das 33 indústrias que produzem ao menos um dos componentes do kit covid, seis tiveram ganhos maiores que 500% em 2020, quando comparados ao ano anterior. Como o Laboratório Globo, que produz azitromicina, que faturou 1.856% a mais em 2020, chegando a pouco mais de R$ 2,6 bilhões.[711] Outras, como Vitamedic e EMS, faturaram muito mais.

VITAMEDIC

No início de 2021, a Merck, criadora da ivermectina, se posicionou contra seu uso no tratamento da covid:[712] "até o momento, nossa análise identificou (sobre ivermectina e covid-19): Nenhuma base científica para um potencial efeito terapêutico contra o COVID-19 a partir de estudos pré-clínicos; Nenhuma evidência significativa de atividade clínica ou eficácia clínica em pacientes com doença de COVID-19; E a preocupante falta de dados de segurança na maioria dos estudos. Não acreditamos que os dados disponíveis apoiem a segurança e eficácia da ivermectina além das doses e populações indicadas nas informações de prescrição aprovadas pela agência reguladora".[713]

Em seguida, a Vitamedic, uma das principais fabricantes nacionais do medicamento, contrapôs o texto, afirmando em comunicado oficial: "A Merck [MSD] não é produtora da ivermectina para humanos no Brasil. Desconhecemos qualquer estudo pré-clínico que essa empresa tenha realizado para sustentar suas armações quanto à ação terapêutica no contexto da covid-19". E foi além: "A nota da Merck coincide com os testes que ora promove para desenvolver outro medicamento, o Molnupiravir, contra a COVID-19".[714]

É aquela história conspiratória de que um remédio barato atrapalharia os lucros dos peixes grandes. Ela foi alimentada por políticos, como a deputada estadual Carla Zambelli, que, em 5 de fevereiro de 2021, tuitou um link para a nota da Vitamedic com o comentário: "A Vitamedic, fabricante da Ivermectina no Brasil, divulgou nota atestando a segurança do medicamento e afirmando que "passou a ser uma das alternativas para tratamento precoce" da Covid-19. Será que a imprensa dará destaque a essa nota como deu à da Merck?".[715] A postagem, já retirada do ar, estava alinhada aos interesses comerciais da Vitamedic. Afinal, entre janeiro de 2020 e maio de 2021 a empresa vendeu cerca de R$ 739 milhões em medicamentos de kits covid (ivermectina, vitaminas C e D, além de zinco).[716] Somente com ivermectina, faturou 1.229% a mais em 2020 do que no ano anterior.[717] Nada mal para uma empresa que há cinco anos ocupava a 58ª no ranking nacional de maiores indústrias farmacêuticas.[718]

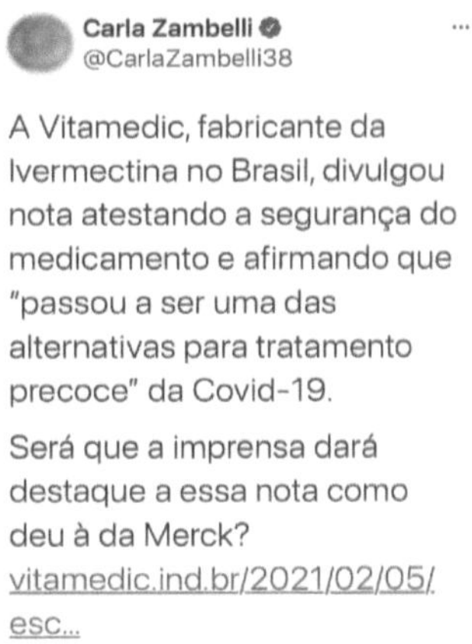

Na pandemia, a empresa viu seu faturamento praticamente triplicar, como conta Jailton Batista, Diretor Executivo da Vitamedic, ao ser questionado na CPI da Pandemia:[719]

Jailton Batista – *Nós faturamos, em 2020, o ano da pandemia, cerca de 540 milhões. Em 2021, até o mês passado, cerca de 300 milhões.*

Omar Aziz (PSD-AM) - *O importante é em 2019, sem pandemia.*

Jailton Batista- *Cerca de 200 milhões.*

Omar Aziz (PSD-AM) - *São 342 milhões a mais com a pandemia.*

A Vitamedic foi responsável por 80% das vendas de ivermectina em 2020,[720] e não apenas para o setor privado. A empresa fez negócios com o Estado do Mato Grosso e com municípios de Norte a Sul do país.[721] Muitos fatores ajudam a explicar o crescimento da empresa nesse período. Dentre eles, o aumento do preço e o investimento em propaganda. De acordo com documentos obtidos pela CPI, o preço médio da caixa com quinhentos comprimidos subiu 226%, chegando a R$ 240.[722] Em farmácias e drogarias, o preço para o consumidor final chegou a aumentar dez vezes em um ano, saindo de R$ 3 em janeiro para R$ 30 a caixa com quatro comprimidos em dezembro de 2020.[723] Uma das justificativas dadas pela Vitamedic para esse aumento é o ônus pandêmico sobre o valor dos insumos para fabricação dos medicamentos.

Sobre propaganda, a empresa não mediu esforços para aumentar a visibilidade do tratamento precoce, com ênfase na ivermectina, tentando criar alguma credibilidade científica à combinação de medicamentos ineficazes. Além do patrocínio ao anúncio publicitário da Associação Médicos pela Vida [*leia mais no capítulo 2*], a Vitamedic pagou diárias a profissionais de saúde e entidades para promoção do tratamento precoce, como o médico Flávio Cadegiani,* que recebeu R$ 10 mil para "que fizesse um levantamento para uma meta-análise de documentos para a gente, e isso não foi adiante", conforme depoimento de Jailton Batista à CPI da Pandemia.[724] Outros profissionais, como a médica Helen Araújo de Meneses Brandão Ramos e a biomédica Rute Alves Pereira e Costa, também foram pagos para assinar documentos em defesa do tratamento precoce.

---

* Sim, o mesmo envolvido na farsa da proxalutamida. Ver capítulo 6 para saber mais.

A Unialfa, universidade de Goiás, outra empresa do grupo José Alves, também atuou para disseminar a ivermectina. Como revelou o jornal *O Estado de S. Paulo*[725] e confirmou a CPI da Pandemia, a Unialfa desenvolveu o sistema iMed, usado pela Médicos pela Vida para cadastrar médicos em seu sistema, e promoveu uma live com o título "Tratamento precoce de covid como forma de acabar com a quarentena", não mais disponível no YouTube. A empresa ainda veiculou uma peça de comunicação interna avisando que distribuiria ivermectina gratuitamente aos funcionários.[726]

A participação do Grupo José Alves na disseminação do vermífugo motivou o indiciamento de José Alves Filho, dono do grupo, com base no art. 267, § 1º (epidemia com resultado de morte) da Constituição Federal, no relatório final da CPI da Pandemia. Além dos preços e da propaganda, segundo a Anvisa, a empresa infringiu diversas regras sanitárias para a produção de medicamentos, com local de produção improvisado,[727] o que levou à proibição de produzir, distribuir e vender diversos produtos farmacêuticos, inclusive a ivermectina, em abril de 2021.[728]

A empresa, que antes se chamava Vitapan, tem uma história controversa. Foi comprada pelo Grupo José Alves em 2015. O negócio foi oficialmente fechado com Andréa Aprígio, ex-esposa do bicheiro Carlinhos Cachoeira – acusada pela Polícia Federal de ser "laranja" de Cachoeira, segundo investigação da Operação Monte Carlo.[729] Em 2021, o Conselho de Controle de Atividades Financeiras (Coaf), em documento referente a uma investigação de lavagem de dinheiro entregue à CPI da Pandemia, descobriu que Idelita Alves, irmã e sócia do executivo que comandava o grupo, fez 274 saques que podem chegar a R$ 937 mil em espécie, o que acendeu o sinal de alerta dos investigadores. Os repasses do grupo a ela podem ter chegado a R$ 9,9 milhões.[730] A empresa não comentou o caso.

Em agosto de 2021, o Ministério Público Federal do Rio Grande do Sul ingressou com ação contra o Grupo José Alves, Vitamedic e Unialfa por danos à saúde e moral coletivo, prevendo pagamento mínimo de multa de R$ 45 milhões. A Anvisa também é ré na ação, por omissão, e instada a tomar todas as providências contra a publicidade do tratamento precoce.[731]

APSEN E EMS

A Apsen é a recordista em vendas de hidroxicloroquina durante a pandemia. Sozinha, vendeu 78% do total comercializado desse medicamento em 2020, o que a ajudou a faturar quase R$ 1 bilhão nesse ano, o que representa um aumento de 18% em relação a 2019.[732] Segundo a empresa, houve um crescimento da procura por hidroxicloroquina (30,7% superior a 2019), e foi necessário aumentar a produção de Reuquinol *[nome comercial]* para atender aos pacientes de doenças crônicas que usam o medicamento continuamente.[733] A Apsen teve lucro líquido de R$ 65 milhões, 31,9% a mais do que em 2019.[734] Outra empresa que incrementou vendas na pandemia com os medicamentos do kit foi a EMS. A maior empresa farmacêutica do país faturou cerca de 709% a mais do que em 2019.[735] Só a venda de hidroxicloroquina foi 20 vezes maior do que em 2019.[736]

As duas empresas se beneficiaram com a atuação do Bolsonaro, e não só como garoto propaganda. O governo agiu como interlocutor junto à Índia para possibilitar a exportação de insumos para a produção de hidroxicloroquina que estavam bloqueados por causa da pandemia, favorecendo nominalmente a Apsen e a EMS. A transcrição de um telefonema de Bolsonaro ao primeiro-ministro indiano, Narendra Modi, obtida pelo jornal *O Globo*, traz o apelo:[737] "Estou informado de que um carregamento de 530 quilos de sulfato de hidroxicloroquina está parado na Índia, à espera de liberação por parte do governo indiano. Esse carregamento inicial de 530 quilos é parte de uma encomenda maior, e foi comprado pela EMS", e continua: "Adianto haver, também, mais carregamentos destinados a uma outra empresa brasileira, a Apsen. Este, como eu dizia, é um apelo humanitário que submetemos a nosso prezado amigo Narendra Modi, e que, se atendido, poderá salvar muitas vidas no Brasil". Modi respondeu que faria o possível: "Dedicaremos, certamente, cuidadosa atenção ao pedido do Brasil...".

Em mensagens de e-mail trocadas entre a equipe da embaixada brasileira em Nova Délhi e fornecedores indianos, obtidas pela agência de notícias *Fiquem Sabendo*, por meio da Lei de Acesso à Informação (LAI), é possível ver as requisições de importação de mais de 25 toneladas de insumos, bem como a atuação direta do governo federal na questão.[738] A EMS foi autorizada a importar 500 kg, enquanto a Apsen, uma tonelada de insumos.

Em um dos trechos destacados, o servidor Elias Luna Santos, da embaixada brasileira em Nova Délhi, solicitava que a empresa Exports, da Índia, fizesse uma exceção aos clientes brasileiros.

> *Estamos cientes da importante relação de negócios que vocês* [empresa Exports] *têm com a companhia Brasileira Apsen que quer concluir o envio dos pedidos pendentes acordados com a IPCA Laboratories Ltd. e continuar a importar a substância de vocês. [...] Por favor, solicite e obtenha junto ao Secretário de Relações Exteriores, do Ministério das Relações Exteriores, do Governo da Índia, a permissão especial / NOC, conforme a cláusula - "c" por motivos humanitários, para ajudar as pessoas no Brasil para prevenção e tratamento da pandemia de coronavírus.*

Alguns juristas demonstraram preocupação com o papel do Itamaraty neste caso, ponderando que é possível que o Ministério das Relações Exteriores (MRE), à época sob o comando de Ernesto Araújo, tenha violado seus limites de atuação. Como comentou ao site *Brasil de Fato*, a advogada Larissa Ramina, professora de Direito Internacional da Universidade Federal do Paraná (UFPR):

> *O governo não justifica as razões pelas quais está interferindo na compra de uma substância - ineficaz no combate à covid - em nome de*

determinadas empresas e não de outras. E não explica por que a compra não seria governamental, caso o foco fosse o combate à pandemia. Espera-se sempre que o governo zele pelo interesse de suas empresas, no que diz respeito às relações comerciais internacionais. Mas, no caso da Índia, não há justificativa para a intermediação do governo na compra de uma substância que não se sabe para que serve, e em que essa intermediação estaria ajudando nos interesses nacionais.

A advogada Nathália França completou: "Se restarem comprovados elementos que denotem uma preferência sem motivo plausível, por empresas brasileiras específicas, seria natural uma investigação por parte do MRE".[739]

A intercessão, que até agora não foi investigada, deu certo e as empresas receberam os insumos. Tanto a Apsen quanto a EMS se posicionaram por meio de notas após o episódio. A EMS afirmou que mantinha relações institucionais com o governo, enquanto a Apsen declarou que:

Todas as interações da companhia em âmbito governamental se dão por meios legais e dentro das normas estabelecidas pelo setor... A Apsen é uma empresa apartidária e não apoia ou financia nenhum partido ou figura política. Seus executivos não têm vínculos pessoais ou profissionais com o atual presidente da República.[740]

Mas, na prática, a história é diferente. Renato Spallicci, executivo da Apsen desde 1990, é bolsonarista de carteirinha e apoia o presidente em suas redes sociais desde antes de 2018.[741] Além disso, abraça a retórica bolsonarista do vírus chinês. Spallicci chegou a dizer que "O covid nasceu na China, cresceu na Itália, estourou na França, fez graduação na Espanha, doutorado nos EUA e política no Brasil".[742]

Com a porta aberta no governo, Spallicci se reuniu duas vezes com a Secretaria de Ciência, Tecnologia e Insumos Estratégicos do Ministério da Saúde (SCTIE), que depois seria controlada pelo médico olavista Hélio

Angotti, aliado de Mayra Pinheiro, a Capitã Cloroquina. Segundo Denizar Vianna, à época secretário da SCTIE sob a gestão de Mandetta, na primeira reunião, realizada em março de 2020, o presidente da Apsen apresentou o interesse de comercializar a hidroxicloroquina com o governo federal.

Vianna contou: "Naquele momento, estávamos focados na cloroquina e tínhamos um estoque de três milhões de comprimidos produzidos pela Fiocruz. Para o que estudávamos fazer, que era o uso compassivo, isso era mais do que o suficiente. Falamos que não havia interesse em adquirir porque a hidroxicloroquina era mais cara que a cloroquina, e a curto prazo a diferença entre elas do ponto de vista de segurança era pouca". Segundo Vianna, reuniões como essa eram agendadas por interlocutores parlamentares ou vinham da própria Casa Civil.[743]

Após a segunda reunião, em maio de 2020, já com Pazuello no Ministério da Saúde, a pasta autorizou a liberação do uso da hidroxicloroquina em casos leves.[744] À época, comandava a SCTI o médico e biofísico Antônio Carlos Campos de Carvalho, da Universidade Federal do Rio de Janeiro (UFRJ). Carvalho, que comandou a secretaria por menos de um mês, pediu para ser exonerado dois dias depois da mudança de protocolo. Por conta das reuniões da Apsen com a pasta antes da elaboração do documento, o executivo Spallicci foi convocado para depor na CPI da Pandemia, mas Dias Toffoli lhe concedeu o direito de permanecer em silêncio, e o depoimento não aconteceu.[745]

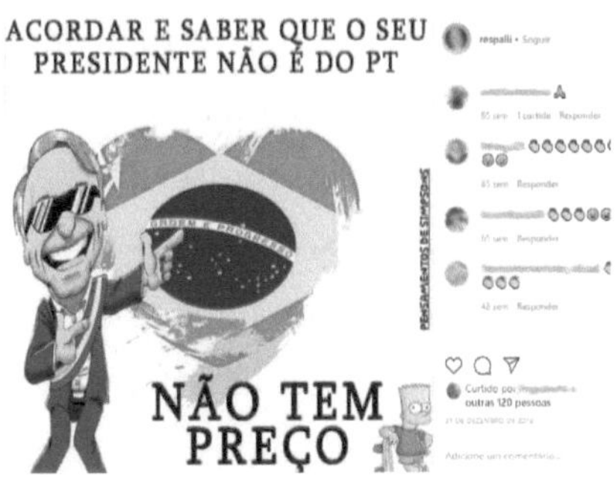

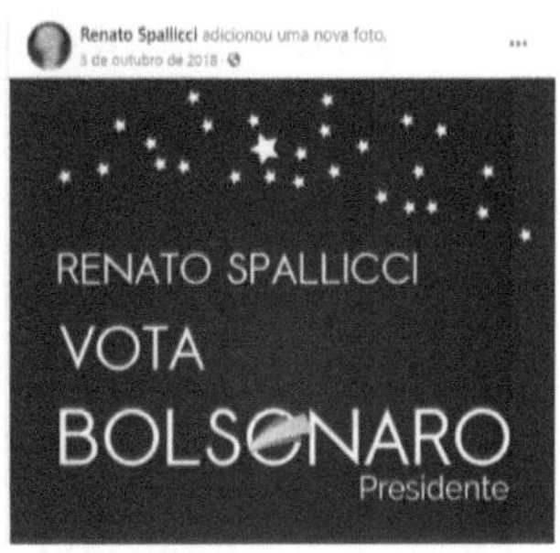
Renato Spallicci adicionou uma nova foto.
RENATO SPALLICCI
VOTA
BOLSONARO
Presidente

Fotos de rede social de Renato Spallicci em apoio ao Bolsonaro.[746]

Além de Spallicci, Carlos Sanches, que controla o Grupo NC Farma, do qual a EMS faz parte, está entre os homens mais ricos do Brasil segundo a revista *Forbes*,[747] e tem muita entrada no Planalto desde a era PT. Em abril de 2021, participou do jantar oferecido a Bolsonaro por empresários – sim, o mesmo jantar em que esteve o dono da Hapvida.[748] Sanchez também foi a reuniões com Bolsonaro, promovidas pela Fiesp no início da pandemia.[749]

Tudo isso motivou o senador Randolfe Rodrigues (Rede-AP) a requerer sua convocação para depor na CPI da Pandemia. Mas o pedido não foi acatado, em muito pela forte atuação do ministro da Casa Civil Ciro Nogueira, do PP, "legenda que controla o filé dos cargos e do orçamento e dedica amor voraz ao governo Bolsonaro", como analisa Ana Clara Costa na *piauí*.[750] As duas empresas afirmaram em notas enviadas à imprensa que não recomendam o uso de hidroxicloroquina fora do indicado em bula.[751]

AS COMPRAS PÚBLICAS E AS DISTRIBUIDORAS

Assim como no cinema há quem produza o filme e quem o venda, no setor farmacêutico existem fabricantes e distribuidoras. E as cifras que as rodeiam são até mais espantosas que as das indústrias que produzem os medicamentos. Segundo o Conselho Federal de Farmácia (CFF), em 2020 o Brasil contava com 4.648 dessas empresas.[752] Em 2018, forneceram 72% das unidades (caixas) de medicamentos comercializadas a sistemas públicos e privados.[753] Entre julho de 2020 e julho de 2021, as distribuidoras venderam mais de *R$ 50 bilhões* somente ao varejo (farmácias e drogarias).[754] A relação entre governos e distribuidoras também é forte. Ainda em 2018, a venda direta pelas indústrias representou somente 4% do total das compras públicas de medicamentos.[755] Ou seja, a maioria dos vencedores de licitações foi de distribuidoras. Para piorar, durante a pandemia, as compras sem licitação foram sancionadas pelo presidente da República para facilitar as compras em uma situação de emergência sanitária.[756]

Dados da CPI mostram que, em 2020, somente os gastos públicos com cloroquina e hidroxicloroquina foram dezesseis vezes maiores do que em 2019, totalizando mais de R$ 30 milhões.[757] Como mencionado anteriormente, os gastos da União com os medicamentos chegaram a R$ 90 milhões só até janeiro de 2021. E os estados e municípios também gastaram seus próprios recursos com esses produtos. Para citar alguns exemplos, Piracicaba e Limeira (407 mil e 308 mil habitantes, respectivamente), no interior paulista, compraram mais de R$ 800 mil em remédios ineficazes;[758] a pequena Redenção (PA), de 85 mil habitantes, gastou R$ 900 mil;[759] e Itajaí (SC), reduto bolsonarista que afirma ter tratado mais de 200 mil pessoas com o kit covid (entre 223 mil habitantes), gastou mais de R$ 4,5 milhões com 3 milhões de comprimidos.[760] A cidade também testou a ozonioterapia e o óleo de cânfora na população.

Os dados da plataforma *Tá de Pé Compras Emergenciais*, da Transparência Brasil, mostram ainda que só os governos de Rio Grande do Sul e Pernambuco gastaram entre 2020 e 2021 mais de R$ 5 milhões com hidroxicloroquina, ivermectina e azitromicina.[761] Em Pernambuco, cerca de 80% das compras do período foram feitas via distribuidoras. No Rio Grande do Sul, dos 312 processos de compras emergenciais no período, cerca de 210 envolveram distribuidoras, somando mais de R$ 3 milhões.[762]

No caso gaúcho, o Tribunal de Contas do estado (TCE-RS) abriu uma investigação, acolhendo recomendação do Procurador Geral Geraldo Da Camino, que disse: "O possível estímulo ao uso de medicamentos sem eficácia comprovada apresenta potencial para causar prejuízos à saúde, sobremaneira diante da vulnerabilidade técnica, informacional e econômica de parcela da população, instada a consentir com aplicação de tratamento sem comprovação científica de sua eficácia, em possível violação a preceitos constitucionais fundamentais, como o direito à saúde".[763] A Assembleia Legislativa do Estado do Rio Grande do Sul instaurou uma CPI sobre o tema, cujo relatório foi aprovado e sugere o indiciamento de 68 distribuidoras. Há suspeitas de superfaturamentos nas transações de até 10.000%.[764]

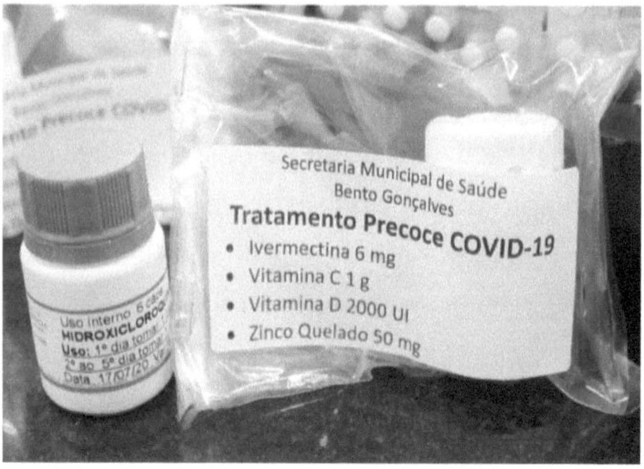

Imagem de kit covid pré-pronto divulgada pela própria prefeitura de Bento Gonçalves.[765]

Casos como este se multiplicaram por todo o Brasil. No Rio de Janeiro, o relatório final da Comissão Especial de Fiscalização dos Gastos da Saúde no Combate ao Coronavírus investigou as irregularidades nas compras emergenciais realizadas na gestão de Wilson Witzel (PSL),[766] indicando seu impeachment, que viria a ser aprovado no dia 30 de abril de 2020. Segundo auditoria da Controladoria-Geral do Estado do Rio de Janeiro, o processo mostrou diversas irregularidades nos processos de compra junto a distribuidoras de medicamentos, entre elas ausência de justificativa quanto às quantidades, indícios de sobrepreço e superfaturamento.[767]

Com o engajamento no setor público e o poderio econômico das distribuidoras, é possível ver casos de relação direta entre os empresários do setor e políticos. Segundo *O Antagonista*, o Ministro da Casa

Civil, Ciro Nogueira, estaria promovendo a candidatura de Jadyel Silva Alencar, dono da Dimensão Distribuidora de Medicamentos, ao cargo de deputado federal pelo Piauí. De acordo com o site, o empresário é investigado por corrupção, lavagem de dinheiro e organização criminosa.[768] Alencar é alvo de operação da Polícia Federal por irregularidades em contratos durante a pandemia, e em 2017 foi condenado pela venda de soro fisiológico roubado.[769]

NO BALCÃO

Farmácias e drogarias também não podem reclamar da *cloroquinação* do país. Entre agosto de 2020 e julho de 2021, o setor cresceu cerca de 15% em relação ao período anterior, com faturamento de R$ 66 bilhões.[770] Segundo a Associação Brasileira de Redes de Farmácias e Drogarias (Abrafarma), o ano de 2021 foi o de maior crescimento percentual na última década.[771]

Números levantados pela Agência Pública no Sistema Nacional de Gerenciamento de Produtos Controlados (SNGPC)*, [772] mostram que somente com medicamentos do kit covid (hidroxicloroquina, ivermectina, azitromicina e nitazoxanida) foram mais de 6,6 milhões de unidades (caixas e frascos) vendidas em farmácias e drogarias, entre março de 2020 e março de 2021.[773] Entretanto, dados obtidos com a consultoria IQVIA,** que audita o setor em escala mundial, mostram

* O SNGPC monitora as movimentações de compra, venda, transferências e perdas de medicamentos em farmácias e drogarias privadas do país. Medicamentos sujeitos à Portaria n. 344/1998 (como os entorpecentes e os psicotrópicos) e os antimicrobianos são particularmente monitorados.

** IQVIA, auditoria PMB, base de dez. 21, canal varejo, total Brasil. Métricas em unidades de caixas e em valores R$ a preço PPP (Pharmacy Purchase Price) - Dados obtidos, após solicitação, em 9 fev. 2022.

que a demanda* das farmácias para os mesmos quatro medicamentos em igual período foi de cerca de 142 milhões de unidades, *mais de vinte vezes do valor obtido nas bases de dados do governo*.

Só no primeiro ano de pandemia, a ivermectina apresentou números astronômicos, chegando à demanda de 82 milhões de embalagens, muito à frente da hidroxicloroquina, com 2,7 milhões. A média de embalagens de hidroxicloroquina para os meses de janeiro e fevereiro de 2020 foi de 79 mil, e saltaria para 231 mil em março, mês em que a emergência sanitária foi declarada e o *frisson* em torno do medicamento começou. Já a ivermectina sairia de uma média de 800 mil embalagens mensais (janeiro a março de 2020) para 2 milhões em abril. O remédio para piolho é o grande responsável pelo incremento em vendas. De março de 2020 até dezembro de 2021, as farmácias compraram das indústrias 102 milhões de embalagens de ivermectina**, por cerca de R$ 800 milhões. Nesse mar de vermífugo, o produto da Vitamedic se tornou o remédio sob prescrição*** mais vendido no país entre junho de 2020 e junho de 2021, com faturamento de R$ 1,16 bilhão, gerando um lucro enorme ao varejo farmacêutico.[774] O mesmo produto terminaria o ano em 4º lugar na lista das drogas mais vendidas no geral.[775]

Se expandirmos o período para o fim de 2021, azitromicina, hidroxicloroquina, ivermectina e nitazoxanida tiveram, juntas, uma demanda

---

* A demanda no mercado farmacêutico é o que o estabelecimento compra para repor os seus estoques de produtos vendidos. De forma geral, esse número reflete o tamanho das vendas nas farmácias e drogarias.

** Em período equivalente (março de 2018 até dezembro de 2019), as farmácias compraram 14.373.225 unidades de ivermectina para atender ao mercado. Mais de 7 vezes a demanda usual!

*** A ivermectina é um medicamento de tarja vermelha, ou seja, necessita ser prescrita por um médico, mas pode ser comprada nas farmácias sem retenção da receita, o que facilita o descumprimento dessa regra. Em julho de 2020, a Agência Nacional de Vigilância Sanitária (Anvisa) passou a exigir a retenção de receita para tentar conter o uso indiscriminado e errôneo do medicamento, mas a resolução foi derrubada (com pressão de Bolsonaro) em setembro de 2020.

de *193,6 milhões* de embalagens. O tamanho desse mercado impressiona ainda mais se avaliados os principais medicamentos componentes de kits covid. Levando em consideração os seguintes produtos, menos midiáticos, mas muito prescritos: ácido ascórbico (vitamina C), azitromicina, cefalexina, levofloxacina e ciprofloxacina (antibióticos), colchicina e dexametasona (anti-inflamatórios) e colecalciferol (vitamina D3), além dos quatro midiáticos citados anteriormente; o número de embalagens nas farmácias chegou a *mais de meio bilhão de unidades* (509.609.614).

O efeito pandemia é muito claro no mercado. O interesse do consumidor acompanha os momentos de alta na transmissão viral. No auge da segunda onda, em março de 2021, um dos meses mais letais da pandemia, azitromicina (5,9 milhões), hidroxicloroquina (469 mil) e ivermectina (15,6 milhões) tiveram seus picos de demanda. Dados obtidos com uma fonte sigilosa durante a apuração para este livro mostram que em período equivalente de anos anteriores (março de 2018 até dezembro de 2019) as farmácias compraram cerca de 72 milhões de caixas de ivermectina, nitazoxanida, hidroxicloroquina e azitromicina. Ou seja, quase três vezes menos que durante a pandemia. Por isso, não é difícil inferir que o consumo das farmácias subiu para atender a uma demanda relacionada à covid-19. Os estabelecimentos investiram mais de *R$ 10 bilhões* nesses catorze medicamentos,* entre março de 2020 e dezembro de 2021.

No fim das contas, a avalanche de medicamentos circulando no país na pandemia incluiu uma leva considerável de produtos para além dos que ganharam os holofotes. Se incluirmos na conta, além de todos os medicamentos mencionados, dipirona, ibuprofeno e paracetamol, utilizados para alívio da febre e dor nas receitas, o número de caixas nas

* Valores correspondentes aos preços de compra da farmácia, segundo a consultoria IQVIA.

prateleiras de farmácias passa de *1 bilhão* (1.017.368.137) entre março de 2020 e dezembro de 2021.*

Sim, você leu certo: foi mais de um bilhão de caixas de comprimidos requisitadas pelas drogarias para atender seus desesperados consumidores**. Um bilhão. Com exceção de dipirona e paracetamol, usados no tratamento dos sintomas como dor e febre, o restante são, como chamou Margareth Dalcolmo, da Fiocruz, "saquinhos de ilusão".[776] E esse mercado bilionário alcança os clientes de farmácias, mas também as instituições governamentais.

As farmácias, incluindo as de manipulação, também podem concorrer com as distribuidoras em processos de licitação ao setor público. Durante a pandemia, muitas empresas do varejo farmacêutico venderam medicamentos a estados e municípios, como exemplificam os dados da Transparência Brasil para Pernambuco e Rio Grande do Sul.[777] Do chão da fábrica ao balcão da farmácia, os empresários do setor farmacêutico viram a saúde financeira de suas empresas imunes e até estimuladas pelo vírus, enquanto a saúde pública pagou caro, com dinheiro e vidas, pela busca da cura milagrosa. Não foram só eles que ganharam, é claro.

Políticos estreitaram seus laços e garantiram mais alguns anos de apoio. E médicos, como pessoas físicas, lucraram não só quando bancados pela indústria, mas ao atender pacientes com a cura milagrosa que só eles teriam. Teve para todos os bolsos. Como o médico Marcos

---

* Dados obtidos de fontes durante a apuração para este livro mostram que o tamanho do mercado de farmácias e drogarias, para os medicamentos aqui discutidos, é muito maior do que aquele de hospitais, planos de saúde e outras instituições. Entre março de 2020 e março de 2021, esse setor comprou cerca de 68 milhões de embalagens, incluindo os analgésicos e antitérmicos (dipirona, ibuprofeno e paracetamol). Ou seja, um número bem inferior ao comercializado diretamente ao público.

** Os números obtidos com a IQVIA são superiores a todas as cifras envolvendo o assunto, incluindo os levantamentos do Conselho Federal de Farmácia e das próprias farmacêuticas na CPI da Pandemia. Optamos, contudo, por manter as outras cifras ao longo do livro.

Falcão, que se tornou influencer na pandemia. Mais novo e menos conhecido, estava cobrando R$ 150 por consulta.[778] Se foi procurado por 2 mil pessoas, como afirma, lucrou R$ 300 mil. Falcão demonstrou também pretensões políticas com o anúncio que pretendia se candidatar a deputado federal em 2022. Nise Yamaguchi, cobrando R$ 2 mil por uma consulta, também anunciou que iria concorrer ao posto de deputada federal em 2022. Roberto Zeballos, doutor em imunologia que não faz parte do corpo clínico de nenhum hospital, afirmou ter tratado 6 mil pacientes. Sua consulta custava R$ 1,8 mil. Fazendo as contas por baixo, seriam mais de R$ 10 milhões em ganhos só para ele à custa de promessas.

Quando os pacientes que procuram esses médicos pioram, segundo diversos outros profissionais ouvidos durante a pesquisa para este livro, os picaretas deixam de atender ao telefone, obrigando a pessoa a procurar socorro em outro lugar. Assim, suas estatísticas se mantêm positivas. E o caixa de todos esses atores segue cada vez mais fornido.

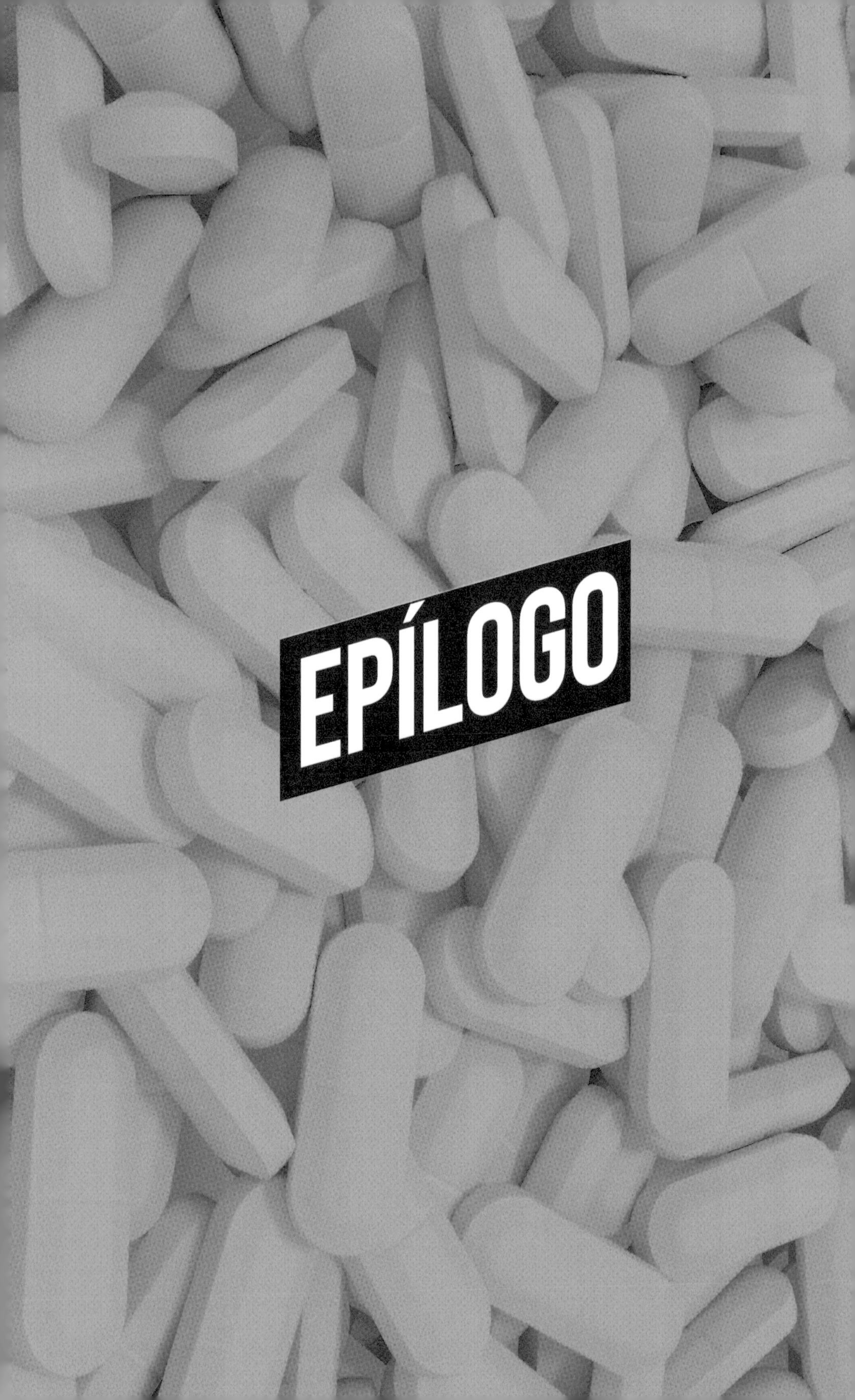

EPÍLOGO

"Rita, estou revivendo o mesmo dia sem parar."

JOHN CONNORS (BILL MURRAY)
em *Feitiço do Tempo*[779]

Em novembro de 2021, o Brasil parecia quase feliz de novo. Cerca de 61% da população completava o primeiro ciclo vacinal e, com isso, as calçadas voltavam a se encher, shows eram remarcados, fofocas saíam das redes sociais para a mesa do bar, os avós já beijavam os netos sem pudor e as pessoas recuperavam o traquejo social perdido. Voltamos a dar abraços e a fazer planos. Era o reinício no "novo normal", mais acostumado do que nunca com a tragédia. De país da cloroquina, o Brasil passou a figurar entre os países com melhor cobertura vacinal. Por trás do sonho do carnaval próximo e do fim do distanciamento, contudo, ainda eram registrados 10 mil casos de covid por dia e duzentas pessoas morriam de uma doença evitável. Mas parecia pouco para um país que havia chegado a mais de 70 mil casos e 4,2 mil mortes em 24 horas.[780]

Então, feito um meteoro para o qual só se olha no último minuto, aportou no país uma nova variante. A ômicron. E, como no filme *Feitiço do Tempo,* assim que o ano virou, o despertador tocou e acordamos de novo em 1º de janeiro de 2021. Com um agravante: na versão 2.0 de 2021, nosso quarto estava totalmente no escuro. Não sabíamos de fato quantos casos e quantas mortes estavam acontecendo, nem quantas pessoas estavam vacinadas, porque a nova onda coincidiu com o apagão nos sistemas de informação do Ministério da Saúde, motivado por um suposto ataque pirata. O apagão começou em 10 de dezembro e, no final de janeiro de 2022, ainda não estava solucionado. O ministério culpou um hacker, mas havia indícios fortes de que o ataque pode ter vindo de dentro do próprio governo[781] – a investigação estava a cargo da Polícia Federal e do Gabinete de Segurança Institucional da Presidência da República. Com esse nível extra de dificuldade, passamos a reviver os mesmos erros frente à chegada de uma mutante muito mais transmissível, e que dribla melhor as vacinas – os estudos mostraram que a eficácia dos imunizantes da Pfizer e da AstraZeneca contra a infecção (ter qualquer tipo de sintoma e/ou testar positivo) podem cair para até cerca de 35% e subir para 70% após a dose de reforço.[782]

A lista de falhas repetidas frente a esse novo desafio ficou longa. Para começar, a campanha do governo federal contra os imunizantes – que, embora não impeçam 100% a infecção, seguiam prevenindo casos graves e mortes com uma eficácia superior a 70% para hospitalizações e maior que 95% para mortes. Depois, a inexistência de uma política de testagem, a falta de coordenação e comunicação da Saúde, a leniência de governos estaduais e municipais em retomar medidas restritivas contra aglomerações. E o mais lamentável: a politização de uma pauta que é interesse de todos, a saúde pública. Isso passou, sobretudo, pelo movimento antivacina e pela defesa de remédios ineficazes como alternativa a elas. Não só por picaretas sem credibilidade, mas principalmente por quem estava no comando do país, que tinha caneta, dinheiro e holofote.

Em janeiro de 2022, mais de quinze meses depois de a comunidade científica ter chegado ao consenso de que cloroquina, ivermectina e azitromicina *não funcionavam* contra a covid-19, bolsonaristas do Ministério da Saúde seguiam brigando para emplacar o kit covid enquanto entregavam as vacinas infantis em caixas de papelão. E com atraso: a imunização infantil, combatida com histeria por vários membros do governo – Bolsonaro à frente, revelando não querer proteger a própria filha, de 11 anos[783] –, começou mais de um mês depois de ter sido aprovada pela Anvisa. Vale dizer que a vacinação da população adulta também quase não saiu, porque o governo adiou ao máximo[784] a compra das doses do Instituto Butantan e da Pfizer enquanto seus aliados negociavam doses superfaturadas de outras empresas, contando inclusive com a intercessão do próprio Bolsonaro. A Covaxin, vacina da Bharat Biotech, jamais aprovada no Brasil, chegou a ser negociada por um valor quatro vezes superior[785] ao pago pelas doses da AstraZeneca (Fiocruz), e o presidente escreveu uma carta ao governo indiano avisando que o país tinha interesse no imunizante. Já o imunizante da chinesa Cansino, representado por uma distribuidora pequena, alvo de investigações por corrupção na venda de testes para a covid-19, seria comercializado em um negócio de R$ 5 bilhões por intermédio de um aliado de Ricardo Barros, suspenso quando as suposições de irregularidades vieram à tona na CPI da Pandemia.[786]

Se as vacinas próprias não vingaram, o lobby dos remédios seguiu firme. Em 21 de janeiro de 2022, o então secretário de Ciência, Tecnologia e Insumos Estratégicos do Ministério da Saúde (SCTIE), Hélio Angotti, derrubou o parecer da Comissão Nacional de Incorporação de Tecnologias ao Sistema Único de Saúde (Conitec) contrário ao tratamento precoce com uma nota técnica duvidosa,[787] que, dentre outras coisas, assume que os estudos clínicos indicam que a hidroxicloroquina é efetiva para covid-19 enquanto as vacinas não, e a possibilidade de suspeição dos especialistas que avaliaram o tratamento precoce. Era, enfim, a promoção do kit covid à política pública, depois de quase dois anos de muitas gambiarras para fazer com que ele soasse "oficial" – seja tentando alterar a bula da cloroquina por decreto, seja divulgando notas por secretarias que nada tinham a ver com o uso de remédios.

A SCTIE é a entidade responsável por recomendar ou não a inclusão de medicamentos e procedimentos nos protocolos do Sistema Único de Saúde (SUS). É com base em seu parecer que a Saúde passa a comprar um medicamento. Isso pode ser feito por outras vias, mas o parecer oficial do Conitec é determinante para viabilizar um uso mais amplo. Entre junho de 2020 e fevereiro de 2022, a SCTIE foi ocupada por Angotti, do qual já falamos (médico oftalmologista, notório seguidor do ideólogo bolsonarista Olavo de Carvalho), que iniciou carreira pública em 2019 nomeado por Mayra Pinheiro, a Capitã Cloroquina. Desde que se tornou secretário, Angotti se dedicou a implementar o kit covid no SUS – embora, na prática, o kit já estivesse sendo usado. Em outubro de 2021, a Conitec, que já não recomendava o uso de cloroquina, hidroxicloroquina, azitromicina e ivermectina, passou a discutir a exclusão definitiva do termo "tratamento precoce" das diretrizes da Saúde.[788]

Era claro que a Conitec baniria de vez o kit, afinal, não havia nenhuma evidência sólida em seu favor. Para evitar o óbvio, Angotti passou a exercer pressão sobre a secretária executiva do comitê, Vânia Canuto. Sua ideia era nomear ao cargo um biólogo defensor dos medicamentos, Régis Bruni Andriolo, da Universidade Estadual do Pará (UEPA).* Andriolo foi uma das pessoas que ajudaram Mayra Pinheiro a se preparar para a CPI da Pandemia, ensinando-a a inventar um viés científico a sua visão para a defesa politizada dos medicamentos. Esse embate com Canuto ocorreu em meados de dezembro. Na época, os índices da popularidade do governo Bolsonaro se mantinham em baixa, 22% de aprovação e 53% de reprovação, enquanto os índices de novos casos de covid subiam – e os de gripe junto, para ajudar. Dar de presente à sua base a institucionalização das "cloroquinas"** seria

* O Pará tem um papel importante na união de médicos e governo em prol do tratamento precoce. Para saber mais, ver capítulo 1.

** O termo "cloroquinas" serve para qualificar os medicamentos adotados em kits covid e tratamento precoces na pandemia.

repetir uma estratégia que já segurou sua popularidade nos momentos mais duros da pandemia.[789]

A estratégia do governo federal outra vez falhou. Em dezembro, a Conitec aprovou uma nova versão das *Diretrizes Brasileiras para Tratamento Medicamentoso Ambulatorial do Paciente com covid-19*,[790] que descartava completamente os medicamentos. Vale dizer que a votação foi apertada, sete votos contra seis, apesar de não haver espaço para a dúvida nas evidências e no próprio relatório apresentado pelo Núcleo de Avaliação de Tecnologia em Saúde (NATS), grupo responsável por analisar criticamente a incorporação de tratamentos. Isso mostra o espaço para a politização mesmo nas áreas técnicas do ministério. Para tentar reverter a situação, Angotti encaminhou ao ministro Marcelo Queiroga, em 29 de dezembro de 2021, o pedido de demissão de Canuto.[791] De novo não deu certo. A cloroquinação definitiva, contudo, ainda estava para chegar, com o decreto de 21 de janeiro, em que Angotti decide não aprovar o parecer.

Para piorar, Angotti usa como argumento a Nota Técnica n.º 2/2022-SCTIE/MS.[792] O documento, assinado pelo próprio, era um show de horror. Em primeiro lugar, coloca em xeque o trabalho e a ética dos membros do comitê: "Diante das diversas inadequações, fragilidades, riscos éticos e técnicos e inconsistências capazes de comprometer negativamente o processo e as recomendações feitas [...]...não aprovo *[as diretrizes]*". Em seguida, Angotti tentou comparar os estudos com as vacinas aos estudos da hidroxicloroquina, alegando que havia mais estudos comprovando a eficácia da cloroquina que para os imunizantes – sim, em pleno 2022, com Didier Raoult proscrito da medicina na França. Para isso, a nota de Angotti destacou dois trabalhos, que são revisões sistemáticas e meta-análises cheias de dados duvidosos, que contrariam todo um consenso científico construído em cima de dezenas de estudos de qualidade verificável *[ver capítulo 5]*. Ainda por cima, a nota omitiu os resultados de estudos clínicos para as vacinas já publicados. O resultado seria risível, não fosse trágico:

Tabela 1 - Tecnologias em saúde propostas para COVID-19 e respectivas informações usualmente relevantes para suas eventuais recomendações.

Tecnologia	Há demonstração de Efetividade em estudos controlados e randomizados?	Há demonstração de segurança em estudos experimentais e observacionais adequados para tal propósito?	Estudos predominantemente financiados pela indústria?	Custo	As sociedades médicas recomendam?
Manobra de prona *	não	não	não	baixo	**sim**
Hidroxicloroquina**	sim	sim	não	baixo	**não**
Vacinas***	não	não	sim	alto	**sim**
Ventilação não invasiva****	não	não	não	alto	**sim**
Anticorpos monoclonais*****	sim	sim	sim	alto	**sim**

Tabela presente na Nota Técnica publicada por Hélio Angotti, comparando vacinas com tratamento precoce.[793]

Há indícios de que Mayra Pinheiro tenha colaborado para o texto.[794] Poucos dias depois, Angotti republicou a nota, agora sem a tabela, mas com o mesmo conteúdo; disse que a figura foi "mal interpretada". Com ou sem o quadro, a decisão da SCTIE gerou repúdio da classe política e médica, que emitiu posicionamentos veementes – dirigidos especialmente ao ministro Marcelo Queiroga, chefe de Angotti, que fez vista grossa para tal absurdo. A Associação Médica Brasileira (AMB) declarou que Queiroga "age à margem das mais simples normas de conduta e preceitos éticos esperados para a função".

O ministro vivia se esquivando de falar contra os medicamentos. E o curioso é que, quando ainda era só médico, a postura era outra. Em live promovida em setembro de 2020 pela revista *Veja Saúde* recuperada pelo podcast *Ciência Suja*,[795] ele disse: "Com os estudos, em indivíduos mais graves *[a hidroxicloroquina]* não tem utilidade, em covid moderada também não. Usar precocemente, não parece que a medicação aumenta a mortalidade, mas também não está comprovado que tenha eficácia".

Após a lambança de Angotti, Queiroga enfim reuniu coragem para enfrentar seu chefe Bolsonaro e declarar que a "... evidência científica dos medicamentos (cloroquinas) não é comprovada", e que a confusão era nada mais que "uma guerra de narrativas".[796] No entanto, faltou assumir a inutilidade da cloroquina, que, sabe bem o ministro, está largamente demonstrada.

Com o apoio do Ministério da Saúde, o kit covid seguiu sendo a aposta do Brasil, agora para conter a ômicron. No dia 17 de janeiro de 2022, a Assembleia Legislativa do Estado de Rondônia aprovou lei que autoriza a prescrição de hidroxicloroquina e ivermectina, dentre outros, para o tratamento da covid-19.[797] E parte dos médicos envolvidos na difusão do tratamento precoce agora voltam suas armas contra as vacinas, como Maria Emilia Gadelha Serra e a infectologista Roberta Lacerda. Uma coisa anda perigosamente perto da outra. Quem defende a cloroquina não gosta de vacina. Por quê? É uma pensata mais fácil de fazer no caso de Mayra Pinheiro, Hélio Angotti, Nise Yamaguchi e outros médicos com pretensões políticas, e também no caso dos *cloroquiners* que lucram com teleconsultas: *se não há doença, não há produto a vender nem salvação a oferecer*. Ninguém quer voltar aos postos de pouca relevância que ocupavam antes da pandemia. Assim, agitaram um até então insípido movimento antivacina no Brasil, agora um corpo em crescimento, composto de médicos contraindicando a vacinação infantil aos pais, políticos promovendo audiências em câmaras municipais e influenciadores digitais descredibilizando as doses. Mesmo que morram notórios personagens não vacinados, como ocorreu com o ideólogo Olavo de Carvalho, que exaltou a cloroquina e combateu a vacinação em massa, ou que se vacinem escondidos – como pode ser o caso do próprio presidente Bolsonaro, que determinou sigilo de cem anos (!) para seu cartão de vacinação.[798]

E quem vai sofrer com esse caos contínuo seremos nós, brasileiros – presos, como Bill Murray, em um perpétuo dia da marmota *cloroquiner*.

A ômicron não foi "o fim da pandemia", embora nos tenha feito ver uma luz no fim do túnel. "O fato de a variante ser menos agressiva e mais transmissível nos sugere que podemos estar vendo uma adaptação do vírus, que sinaliza para um momento em que os casos se tornarão mais leves e, com a vacinação andando, a doença se torne endêmica. Uma das possibilidades para esse 'próximo passo' é o surgimento de uma variante mais branda, mas há colegas demonstrando outra preocupação, a de que o vírus, circulando tanto, possa dar origem a uma variante mais agressiva, mas é menos provável que isso ocorra", comentou o epidemiologista Pedro Hallal, da Universidade Federal de Pelotas (UFPel), em entrevista aos autores.[799]

Ou seja: a pandemia não acabou só porque uma variante passou. Foi feita uma previsão de que mais mutações do coronavírus vão aparecer e dependemos tanto da sorte quanto da cobertura vacinal para lidar bem com elas. Mas a cobertura esbarrou na falta de coordenação da Saúde, na campanha difamatória que correu nas redes sociais e à boca miúda, de consultório em consultório – sim, médicos que seguiam prescrevendo o kit covid, em consultas pelas quais cobravam dos pacientes R$ 2 mil.

Após dois anos de pandemia, a pergunta que nos motivou é a mesma que ainda nos atormenta: "*Como viramos o país da cloroquina?*". Depois de escrever este livro, entendemos um pouco melhor o *como*, mas seguimos à mercê dessa estratégia, ainda longe de desvendar o mistério principal: mesmo participando do sucesso da vacinação em larga escala, *por que o governo federal seguiu insistindo na contramão do mundo e incentivando a superstição da cloroquina?*

As quase 670 mil lápides fincadas até junho de 2022 em terra ainda fresca exigem respostas. Milhões de sobreviventes, que sofrem com as severas sequelas da covid longa, exigem respostas. Milhões de familiares exigem respostas. E nós, os vivos, além de exigir punição severa aos culpados por milhares de mortes evitáveis, esperamos não passar mais um ano presos neste maligno feitiço do tempo. Este livro é uma reunião de evidências de crimes em massa. Caberá à sociedade brasileira se organizar para investigá-los, julgá-los e se livrar de uma vez por todas dos males que a vitimaram em cheio: desinformação, o aparelhamento da saúde pública e o uso ideológico da ciência (e da pseudociência) e da medicina. Antes que chegue a próxima variante – ou a próxima pandemia.

Julho de 2022

Tabela com alguns fármacos mencionados no decorrer do livro.

MEDICAMENTO	CLASSE	USO PRINCIPAL	RECEITA
ÁCIDO ASCÓRBICO (VITAMINA C)	vitamina	deficiência vitamínica	isento de prescrição[A]
BICALUTAMIDA	antiandrogênico não esteroidal	câncer de próstata metastático e não metastático	venda sob prescrição médica
CEFALEXINA	antibiótico cefalosporínico	infecções bacterianas diversas	venda sob prescrição médica, com retenção de receita
CIPROFLOXACINA	antibiótico fluoroquinolônico	infecções bacterianas diversas	venda sob prescrição médica, com retenção de receita
CLOROQUINA	antimalárico	prevenção e tratamento de malária[B]	venda sob prescrição médica (de março de 2020 até maio de 2022 foi vendida com retenção de receita[C])
COLCHICINA	anti-inflamatório	crises agudas de gota e na prevenção das crises agudas nos pacientes com artrite gotosa crônica	venda sob prescrição médica
COLECALCIFEROL (VITAMINA D3)	vitamina	deficiência vitamínica, prevenção e tratamento de desminerilazação óssea, dentre outros	venda sob prescrição médica[D]
DUTASTERIDA	antiandrogênico	hiperplasia prostática benigna	venda sob prescrição médica
ENZALUTAMIDA	antiandrogênico	câncer de próstata metastático	venda sob prescrição médica
FLUTAMIDA	antiandrogênico	câncer de próstata	venda sob prescrição médica
HIDROXICLOROQUINA	antimalárico e antirreumático (DMARD)[E]	malária[F]; artrite reumatoide; lúpus eritematoso sistêmico; lúpus eritematoso discoide	venda sob prescrição médica (de março de 2020 até maio de 2022 foi vendida com a retenção de receita[G])
IVERMECTINA	antiparasitário	escabiose (sarna) e pediculose (piolho)	venda sob prescrição médica (de julho a setembro de 2020 foi vendida com retenção de receita[H])

LEVOFLOXACINA	antibiótico	infecções bacterianas diversas	venda sob prescrição médica, com retenção de receita
NITAZOXANIDA	anti-infeccioso	infecções causadas por helmintos, rotavírus, amebas, giárdias e outros[I]	venda sob prescrição médica (de abril a setembro de 2020 foi vendida com a retenção de receita[J])
PARACETAMOL	antipirético (antitérmico) e analgésico	controle da febre e dor	isento de prescrição
PREDNISONA	corticosteroide	controle de processos inflamatórios e doenças autoimunes[K]	venda sob prescrição médica
PROXALUTAMIDA	antiandrogênico	em estudo clínico contra câncer de próstata metastático	ainda não foi aprovado

A Quando não registrado como suplemento vitamínico.

B Também indicado para amebíase hepática, lúpus eritematoso sistêmico e lúpus discoide e artrite reumatoide.

C Com a publicação da Portaria GM/MS n. 913, de 22 de abril de 2022, foi declarado o encerramento da Emergência em Saúde Pública de Importância Nacional (ESPIN) em decorrência da infecção humana pelo novo coronavírus (2019-nCoV) e revogada a Portaria GM/MS n. 188, de 3 de fevereiro de 2020. Com esta portaria, várias normas foram revogadas, inclusive as que definiam que cloroquina e hidroxicloroquina passariam a ser controladas, com retenção de receita.

D Ver nota A.

E DMARD - *disease modifying anti-rheumatic drug* (antirreumático modificador da doença).

F Também indicado para afecções reumáticas e dermatológicas. Em malária: crises agudas e tratamento supressivo de malária por *Plasmodium vivax*, *P. ovale*, *P. malariae* e cepas sensíveis de *P. falciparum*. Tratamento radical da malária provocada por cepas sensíveis de *P. falciparum*.

G Ver nota C.

H A retenção de receita foi revogada pela RDC 420/2020.

I Anti-infeccioso de amplo espectro indicado para: gastroenterites virais provocadas por rotavírus e norovírus; helmintíases provocadas por nematódeos, cestódeos e trematódeos, como: *Enterobius vermicularis*, *Ascaris lumbricoides*, *Strongyloides stercolaris*, *Ancylostoma duodenale*, *Necator americanus*, *Trichuris trichiura*, *Taenia sp* e *Hymenolepis nana*; amebíase, para tratamento da diarreia por amebíase intestinal aguda ou disenteria amebiana causada pelo complexo *Entamoeba histolytica*/díspar; giardíase, para tratamento da diarreia causada por *Giardia lamblia* ou *Giardia intestinalis*; criptosporidíase, para tratamento da diarreia causada por *Cryptosporidium parvum*; blastocistose, balantidíase e isosporíase, causadas, respectivamente, por *Blastocistis hominis*.

J Ver nota F.

K É indicado para o tratamento de doenças endócrinas, osteomusculares, reumáticas, do colágeno, dermatológicas, alérgicas, oftálmicas, respiratórias, hematológicas, neoplásicas.

ENTREVISTADOS

1. Alexandre Zavascki, médico infectologista, professor da Universidade Federal do Rio Grande do Sul (UFRGS).
2. Ana Carolina Peçanha, médica intensivista do Hospital das Clínicas, de Porto Alegre (RS).
3. André Moreira, advogado trabalhista, de Vitória (ES).
4. Bruna Morato, advogada especialista em saúde, de São Paulo (SP).
5. Caio Machado, cientista social, doutorando na Universidade de Oxford, na Inglaterra.
6. Carlos Orsi, jornalista, fundador do Instituto Questão de Ciência (IQC).
7. Dayane Machado, jornalista e pesquisadora da Universidade Estadual de Campinas (Unicamp).
8. Denizar Vianna, médico, pró-reitor de saúde da Universidade do Estado do Rio de Janeiro. Secretário de ciência, ex-secretário da Secretaria de Ciência, Insumos e Tecnologia (SCIT) na Saúde.
9. Felipe Bonow Soares, jornalista e pesquisador, doutor pela Universidade Federal do Rio Grande do Sul (UFRGS).
10. Geciane Porto, administradora e professora da Faculdade de Economia, Administração e Contabilidade de Ribeirão Preto (FEARP/USP).
11. Gerson Salvador, médico infectologista do Hospital das Clínicas da Universidade de São Paulo (USP).
12. José Romério Rabelo Melo, farmacêutico e servidor da Agência Nacional de Vigilância Sanitária (Anvisa).
13. Leonardo Pereira, farmacêutico e professor da Universidade de São Paulo (USP).
14. Letícia Cesarino, antropóloga e professora da Universidade Federal de Santa Catarina (UFSC).
15. Luís Correia, médico cardiologista, professor de medicina baseada em evidências na Escola Bahiana de Medicina.

16. Luiz Henrique Mandetta, médico e ex-ministro da Saúde (2019-2020).
17. Marcus Lacerda, médico infectologista, do Instituto Leônidas e Maria Deane (Fiocruz Amazônia).
18. Matheus Falcão, advogado e analista do programa de Saúde do Instituto de Defesa do Consumidor (Idec).
19. Natalia Pasternak, microbiologista e fundadora do Instituto Questão de Ciência (IQC).
20. Pedro Hallal, epidemiologista, professor da Universidade Federal de Pelotas (UFPel).
21. Pedro Nakamura, jornalista do Matinal Jornalismo, de Porto Alegre (RS).
22. Raquel Recuero, jornalista e professora da Universidade Federal de Pelotas (UFPel).
23. Ronaldo Pilati, psicólogo social e professor da Universidade de Brasília (UnB).
24. Suzy Martins, jornalista e redatora de Manaus (AM).
25. Victor Hugo Silva, jornalista independente de Goiânia (GO).
26. Walter Correa, médico e ex-funcionário da Prevent Senior.
27. Wellington Barros, farmacêutico e conselheiro ad hoc do Conselho Federal de Farmácia (CFF).

AGRADECIMENTOS

CHLOÉ PINHEIRO

Em primeiro lugar, preciso agradecer mil vezes o Flávio. Sem ele, este livro não teria sido escrito. Você é um exemplo de por que é necessário investir em ciência e, em especial, nas universidades brasileiras.

Agradeço à Meghie Rodrigues, minha mentora na bolsa da Fundación Gabo que financiou parte da produção da obra, que trabalhou bem além do previsto e deu *insights* preciosos nos capítulos de desinformação e método científico. Aproveito para estender o agradecimento à Fundación Gabo como um todo, em especial a Jaime Beltrán, que me recebeu na Colômbia e proporcionou um dos momentos mais maravilhosos do trabalho: escrever na "casa" de Gabriel García Márquez, em Cartagena.

Meu professor de escrita criativa, Ronaldo Bressane, foi outra peça fundamental, com sua edição refinada que deixou o livro mais instigante e certeiro. Obrigada por acreditar no meu trabalho, pela sua sinceridade e por contribuir como parte da equipe. E por, antes disso, ter me provocado a escrever melhor em tantas noites regadas a vinho.

Meu muito obrigada também à Tainã Bispo e a todo o pessoal da Paraquedas, que em tempo recorde se mobilizou para colocar o projeto de pé. Aos meus amigos Diogo Sponchiato e Theo Ruprecht, que me ensinaram os meandros do jornalismo e não fugiram da missão de enfrentar estas 370 páginas. Agradeço também a Thaís Manarini, Pedro Belo e Felipe Barbosa, do Ciência Suja, que confiaram na minha apuração antes mesmo de o livro sair.

Por fim, não daria para ter escrito um livro sem um apoio tão grande na minha vida pessoal. Nesse sentido, agradeço a minha irmã Esther e à família que escolhi, Georgia, Denise, Stela e Gama. Vocês me dão a segurança pra pular de olhos fechados em qualquer presepada que eu quiser me enfiar. Falando em família, Maria Rosana, seu amor pelas letras e sua vontade de mudar o mundo com amor e poesia me inspiram muito. Agradeço também à minha avó, Regina Helena Cunha de Oliveira, loba e bruxa, que despertou em mim o amor pelas palavras. É uma pena que o meu livro não vá chegar na sua cabeceira, mas você está em todas as coisinhas maravilhosas da vida, como colocar o ponto-final num projeto como este. Por fim, agradeço à minha mãe, a principal razão de eu ter escrito esse livro. Mãe, tudo que pesquisei, li e escrevi aqui foi por amor a você.

FLAVIO EMERY

Eu devo começar agradecendo a Chloé Pinheiro. E não só pelo processo ou produto final, mas por ter me colocado várias vezes na posição de aprendiz. Artesã que é das palavras, me ensinou caminhos novos para expressar o que minha cabeça teimava em divagar. E deixou a caminhada que nos levou a criar algo único bem mais simples. Por mais Chloés neste mundo. Uma já faz barulho e vai fazer muito mais. Obrigado pela parceira, paciência e dedicação.

Agradeço a Gustavo Vidal, Leonardo Pereira, Renata Correa, Vinícius Detoni Lopes e todos os colegas do grupo "Projeto Suposto Podcast" (base de mensagens do podcast *Contém Referência*) pelo suporte técnico em tantos assuntos relacionados a medicamentos. A minha vida como autor ficou mais fácil com a ajuda de vocês.

Agradeço também à diretoria e ao conselho consultivo da Associação Brasileira de Ciências Farmacêuticas (ABCF, gestão 2019 e 2020) – Alexandre Macedo, Andréa Diniz, Denise Brentan, Fávero Paula, Leonardo Pereira, Maíra Pitta, Raquel Gordani, Ricardo Marreto, Sandra Farsky, Tânia Bresolin e Wanda Almeida. Estar ao lado de vocês durante o primeiro ano da pandemia só aumentou meu respeito pela área da farmácia. Obrigado pelo apoio, companheirismo e pela inspiração.

A Tainã Bispo nos conquistou! Mas, muito mais do que isso, apostou em nós e no projeto, e moveu mundos (e principalmente fundos) para que ele se tornasse aquilo que estava destinado a ser: um livro. Obrigado, Tainã! Este agradecimento se estende ao time Paraquedas, que comprou a ideia e nos fez crer que poderíamos conquistar o mundo. Este otimismo, ambição pelo melhor e alto-astral só me deixaram confortável e seguro de nossa escolha. Agradeço ao Ronaldo Bressane também que, além de todo o trabalho no livro, nos brindava com adjetivos fabulosos que só elevavam nosso moral. E também à Mayara Martins pelas transcrições de entrevistas.

As fontes são personagens fundamentais deste enredo distópico. Sem elas não haveria como alcançar o que buscávamos com o livro. Ao compartilharem conosco suas histórias, experiências e conhecimentos, tornaram-se parte desta obra. Não há como agradecer por tudo que nos deram. Sejam lágrimas, histórias bizarras, contextos ou até um boa sorte, tudo que nos foi confiado está compartilhado nestas páginas e guardado em nossos corações e mentes.

Mas eu não estaria aqui sem ter tido o privilégio de ter dois pilares que me sustentaram a vida toda: a Universidade Pública e meus pais, amigos e esposa.

Mais do que conhecimento, a universidade pública e plural moldou o profissional que eu sou hoje. Agradeço à universidade por ter me dado um CEP para buscar meus sonhos. E às agências de fomento por terem investido em mim. O momento atual exige lembrar que sem financiamento à pesquisa, sem valorização de bolsas de iniciação científica, de pós-graduação e pós-doutorado, não seremos capazes de transformar o país com base na educação e ciência de qualidade para todos, e mergulharemos mais profundamente ainda no mar de obscurantismo.

Eu não poderia esquecer que a universidade colocou no meu caminho jovens brilhantes, que passaram ou estão no grupo de pesquisa que coordeno, e que me ensinam e estimulam continuamente. Pela força de vontade, obstinação e profissionalismo, engajamento com a ciência e responsabilidade com o recurso público, eu os agradeço.

Agradeço também a todos que me inspiraram e inspiram neste caminho científico. E também a FCFRP e colegas pela confiança e suporte. Obrigado Giuliano Clososki, Mônica Pupo e Renata Lopez pelas palavras de apoio constante!

Eu não conseguiria passear pelo mundo das palavras sem saber que uma rede de proteção estaria sempre pronta, caso fosse necessário. Bianca Shimizu, Fernando Fumagalli, Luciana Coitinho, Ricardo Chaguri, Rogério Perez, Shaiani Gil e Tatiana Souza são tão importantes para mim, e transmitem tanta força, que nem a distância é capaz de dissipar. Sem essa energia, tudo seria diferente.

Eu não poderia deixar de agradecer àqueles que dedicaram suas vidas para que tivesse estudo. Que abdicaram de muito, para que eu seguisse o sonho que eles não tiveram como viver. Meus pais são terra e céu para mim. Me deram um chão para pisar a cada passo dado, e um céu para voar a cada sonho sonhado. Minha mãe é meu exemplo de professora, que aprendia o que me era passado em sala de aula, para me ensinar e me fazer entender, mesmo que ela nunca tivesse visto aquilo na vida, como história, geografia e as demais. São exemplos de amor, que não se esvai com a mente. Por tudo... agradecer é pouco.

No fim, eu estaria com a Rita. E não poderia ser diferente. Não há nada na vida como ter alguém que lhe motive, proteja, ame, desafie, estremeça, segure, entenda, ouça, fale e lhe dê vida, plenamente. Nada como ter como exemplo alguém que você ama. Este livro tem a sua mão, voz, olhos, ouvidos e tudo mais... como não agradecer por isso? Muito obrigado, eu só consegui escrever o livro porque sua presença ao meu lado me torna forte.

NOTAS

INTRODUÇÃO

1 SCHWARCZ, L. M.; STARLING, H. M. **A Bailarina da Morte**: a gripe espanhola no Brasil. 1. ed. São Paulo: Companhia das Letras, 2020, p. 175.

2 CALAIS, B.; SARAIVA, M. L. Da Peste Negra à Covid-19, quatro erros que se repetem em toda pandemia. **Esquina – Revista Digital Laboratório da Faculdade Cásper Líbero**, 29 abr. 2020. Disponível em: https://revistaesquinas.casperlibero.edu.br/educacao/historia/da-peste-negra-a-covid-19-boatos-e-fake-news-se-repetem-em-cenarios-pandemicos/. Acesso em: 24 jan. 2022.

3 BOCCACCIO, G. **Decameron**. Trad. Ivone C. Benedetti. Rio Grande do Sul: L&PM Editores, 2013, p. 29.

4 SCHWARCZ, L. M.; STARLING, H. M. Op. cit., p. 184.

5 CALAIS, B.; SARAIVA, M. L. Op. cit.

6 PARIERA DINKINS, C. Persecution of the Jews during the Great Plagues of the 14th Century. **Montana State University, Essays on Yersinia pestis**, 2005. Disponível em: https://www.montana.edu/historybug/yersiniaessays/pariera-dinkins.html. Acesso em: 29 jun. 2022.

7 WITHERS, R. Down Witrh the "Spanish Flu". **Slate**, 22 out. 2018. Disponível em: https://slate.com/technology/2018/10/spanish-flu-1918-influenza-pandemic-name-misnomer.html. Acesso em: 04 jun. 2022.

8 1918 PANDEMIC (H1N1 virus). **Centers for Disease Control and Prevention**, 20 mar. 2019. Disponível em: https://www.cdc.gov/flu/pandemic-resources/1918-pandemic-h1n1.html. Acesso em: 25 mar. 2022.

9 BARRY, J.M. The site of origin of the 1918 influenza pandemic and its public health implications. **J Transl Med**, jan. 2004 doi: 10.1186/1479-5876-2-3. PMID: 14733617; PMCID: PMC340389. Disponível em: https://www.ncbi.nlm.nih.gov/pmc/articles/PMC340389/. Acesso em: 04 jun. 2022.

10 RESENDE, R. Pesquisadores apontam pelo menos 120 mil mortes evitáveis no primeiro ano da pandemia. **Rádio Senado**, 24 jun. 2021. Disponível em: https://www12.senado.leg.br/radio/1/noticia/2021/06/24/pesquisadores-apontam-pelo-menos-120-mil-mortes-evitaveis-no-primeiro-ano-da-pandemia. Acesso em: 25 jan. 2022.

11 Agência Senado. Pesquisas apontam que 400 mil mortes poderiam ser evitadas: governistas questionam. **Senado Notícias**, 24 jun. 2021. Disponível em: https://www12.senado.leg.br/noticias/materias/2021/06/24/pesquisas-apontam-

que-400-mil-mortes-poderiam-ser-evitadas-governistas-questionam. Acesso em: 25 jan. 2022

12 LEE, B. Y. Death Toll Associated With Trump Administration Goes Beyond Covid-19, Says Lancet Report. **Forbes**, 11 fev. 2021. Disponpivel em: https://www.forbes.com/sites/brucelee/2021/02/11/report-trump-associated-with-461000-deaths-in-2018-others-deserve-blame-though/?sh=5b6475722a31. Acesso em: 24 jan. 2022.

13 MACHADO, C.C.V.; SANTOS, J. G.; SANTOS, N.; BANDEIRA, L. Scientific [self] isolation. **LAUT, INCTDD, DFRLab, Vero**, nov. 2020. Disponível em: https://laut.org.br/wp-content/uploads/2020/11/Political-Self-Isolation-vF.pdf. Acesso em: 24 jan. 2022.

14 ELEJALDE, L.L.B. Lo que deve saber de la ivermectina y por qué se le está dando uso contra el covid-19. **La Republica**, 11 jul. 2020. Disponível em: https://www.larepublica.co/empresas/lo-que-debe-saber-de-la-ivermectina-y-por-que-se-le-esta-dando-uso-contra-el-covid-19-3029740. Acesso em: 24 jan. 2022.

15 MAJCHROWICZ, M. Claim that ivermectin is bringing down COVID-19 mortality rate in Lexico lacks evidence. **PolotiFact**, 4. Ago. 2021. Disponível em: https://www.politifact.com/factchecks/2021/aug/04/facebook-posts/claim-ivermectin-bringing-down-covid-19-mortality-/. Acesso em: 24 jan. 2022.

16 ROBINS-EARLY, N. Desperation, misinformation: how the ivermectin craze spread across the wolrd. **The Guardian**, 24 set. 2021. Disponível em: https://www.theguardian.com/world/2021/sep/24/ivermectin-covid-peru-misinformation. Acesso em: 24 jan. 2022.

17 MADURO, N. Felicito al personal científico de la salud de nuestro país, quienes trabajan con buena fe y amor para proteger la salud del pueblo. Con ellos avanzamos en la producción de Cloroquina Difosfato, fármaco efectivo para el tratamiento contra el Covid-19. ¡Sí Se Puede Venezuela! Twitter: NicolasMaduro. Disponível em: https://twitter.com/NicolasMaduro/status/1261116520920485888?ref_src=twsrc%5Etfw%7Ctwcamp%5Etweetembed%7Ctwterm%5E1261116520920485888%7Ctwgr%5E%7Ctwcon%5Es1_&ref_url=https%3A%2F%2Fwww.bbc.com%2Fportuguese%2Fbrasil-52675419. Acesso em: 24 jan. 2022.

18 AMÉRICAS notificam aumento de infecções resistentes a medicamentos devido ao uso indevido de antimicrobianos durante pandemia. **OPAS**, 17 nº. 2021. Disponível em: https://www.paho.org/pt/noticias/17-11-2021-americas-notificam-aumento-infeccoes-resistentes-medicamentos-devido-ao-uso. Acesso em: 24 jan. 2022.

19 AXFORS, C., SCHMITT, A.M., JANIAUD, P. et al. Mortality outcomes with hydroxychloroquine and chloroquine in COVID-19 from an international collaborative meta-analysis of randomized trials. **Nat Commun 12**, 2349 (2021). Disponível em: https://www.nature.com/articles/s41467-021-22446-z. Acesso em: 24 jan. 2022.

20 MACHADO, C.C.V.; SANTOS, J. G.; SANTOS, N.; BANDEIRA, L. Op. cit.

21 EM 1.279 DIAS como presidente, Bolsonaro deu 5.686 declarações falsas ou distorcidas. **Aos Fatos**, 3 jul. 2022 (última atualização). Disponível em: https://www.aosfatos.org/todas-as-declara%C3%A7%C3%B5es-de-bolsonaro/. Acesso em: 24 jan. 2022.

22 DOCUMENTOS mostram que mais de 30 morreram nos dois dias de colapso por falta de oxigênio em Manaus. **G1 AM**, 25 jan. 2021. Disponível em: https://g1.globo.com/am/amazonas/noticia/2021/01/25/documentos-mostram-que-mais-de-30-morreram-nos-dois-dias-de-colapso-por-falta-de-oxigenio-em-manaus.ghtml. Acesso em: 4 jun. 2022.

23 MENDES, G (a). Venda de ivermectina sobe 857%, mesmo sem eficácia contra covid. **UOL Congresso em Foco**, 23 jun. 2021. Disponível em: https://congressoemfoco.uol.com.br/temas/saude/farmaceuticas-kit-covid-cpi-da-covid/. Acesso em: 24 jan. 2022.

24 Senado Federal - Comissão Parlamentar de Inquérito da Pandemia. (Instituída pelos Requerimentos n.os 1.371 e 1.372, de 2021.) **Relatório Final**. Texto atualizado em 26 out. 2021. p. 120.

25 VENAGLIA, G. Anvisa derruba retenção de receita para cloroquina e ivermectina, diz Bolsonaro. **CNN Brasil**, 13 ago. 2020. Disponível em: https://www.cnnbrasil.com.br/saude/anvisa-derruba-retencao-de-receita-para-cloroquina-e-ivermectina-diz-bolsonaro/. Acesso em: 25 jan. 2022.

26 RIBEIRO, W. Urgente: Anvisa derruba restrição de receita para ivermectina e nitazoxanida. **ICTQ**. Disponível em: https://ictq.com.br/assuntos-regulatorios/1985-urgente-anvisa-derruba-restricao-de-receita-para-ivermectina-e-nitazoxanida. Acesso em: 15 jul. 2022.

27 ATILA Iamarino comenta "Kit Covid". **Facebook**. Disponível em: https://www.facebook.com/ponteafuso/videos/467918477871063/. Acesso em: 31 maio 2022.

28 Ibidem.

1. POR CAUSA DO BOLSONARO

29 MANDETTA, L. H. **Um Paciente Chamado Brasil**. São Paulo: Companhia das Letras, 2020, p. 85.

30 Idem, p. 71.

31 Idem, p. 65.

32 BUMP, P. The rise and fall of Trump's obsession with hydroxychloroquine. **The Whashington Post**, 24 abr. 2020. Disponível em: https://www.washingtonpost.com/politics/2020/04/24/rise-fall-trumps-obsession-with-hydroxychloroquine/. Acesso em: 25 jan. 2022.

33 APEX BRASIL organiza seminário empresarial Brasil-EUA na Flórida. **Apex Brasil**. Disponível em: https://portal.apexbrasil.com.br/noticia/apex-brasil-organiza-seminario-empresarial-brasil-eua-na-florida/. Acesso em: 25 jan. 2022.

34 BOLSONARO e Trump se encontram nos Estados Unidos. **G1**, 7 mar. 2022. Disponível em: https://g1.globo.com/mundo/noticia/2020/03/07/bolsonaro-e-trump-se-encontram-nos-estados-unidos.ghtml. Acesso em: 15 jul. 2022.

35 CHAIB, J. Sobre para 24 número de pessoas com coronavírus que tiveram contato com Bolsonaro. **Folha de S.Paulo**, 20 mar. 2020. Disponível em: https://www1.folha.uol.com.br/poder/2020/03/sobe-para-23-numero-de-pessoas-com-coronavirus-que-tiveram-contato-com-bolsonaro.shtml. Acesso em: 25 jan. 2022.

36 NGUYEN, T. How a chance Twitter thread launched Trump's favorite coronavirus drug. **Politico**, 7 abr. 2020. Disponível em: https://www.politico.com/news/2020/04/07/twitter-thread-launched-trump-coronavirus-drug-170557. Acesso em: 25 jan. 2022.

37 Ibidem.

38 BROKER, T.R.; TODARO, J. M.; RIGANO, J. G. Na Effective Treatment for Coronavirus (COVID-19). Stanford University School of Medicine, UAB School of Medicine e National Academy of Sciences Researchers, 13 mar. 2020. Disponível em: https://bafybeiad72h4siv3br5yqqhen6r5tp4djil57rw674urjx7ihkwdqkltla.ipfs.infura-ipfs.io/. Acesso em: 24 jan. 2022.

39 ROGERS, S. The Strange and Twisted Tale of Hydroxychloroquine. **Wired**, 11 nov. 2020. Disponível em: https://www.wired.com/story/hydroxychloroquine-covid-19-strange-twisted-tale/. Acesso em: 25 jan. 2022.

40 RANKOVIC, D. Google censors Google Doc of medical hydroxychloroquine coronavírus treatment trial paper. **Reclaim The Net**, 25 mar. 2020. Disponível em: https://reclaimthenet.org/google-censors-google-doc-hydroxychloroquine/. Acesso em: 25 jan. 2022.

41 WISE, J. How Donald Trump Chloroquine Campaign Started. **Vanity Fair**, 24 mar. 2020. Disponível em: https://www.vanityfair.com/news/2020/03/trumps-touting-of-an-untested-coronavirus-drug-is-dangerous. Acesso em: 25 jan. 2022.

42 SAYARE, S. O arauto da cloroquina. **piauí**, edição 165, junho 2020. Disponível em: https://piaui.folha.uol.com.br/materia/o-arauto-da-cloroquina/. Acesso em: 25 jan. 2022.

43 Ibidem.

44 IDOETA, P. A. Covid-19: a cientista 'detetive' que acendeu alerta sobre hidroxicloroquina. **BBC**, 11 maio 2021. Disponível em: https://www.bbc.com/portuguese/geral-56988541. Acesso em: 8 nov. 2021.

45 DALE, D. Fact check: Trump wrongly claims FDA 'approved' drug chloroquine to treat the coronavírus. **CNN Politics**, 20 mar. 2020. Disponível em: https://edition.cnn.com/2020/03/19/politics/fact-check-chloroquine-trump-fda/index.html. Acesso em: 4 jun. 2022.

46 IDOETA, P. A. A história de Bolsonaro com a hidroxicloroquina em 6 pontos: de tuítes de Trump à CPI da Covid. **BBC News Brasil**, 21 mai. 2021. Disponível em: https://www.bbc.com/portuguese/brasil-57166743. Acesso em: 25 jan. 2022

47 SPAGNULO, S.; ORRICO, A. Coronavírus: interesse sobre cloroquina disparou após vídeo de Bolsonaro. **Núcleo**, 23 mar. 2020. Disponível em: https://www.nucleo.jor.br/reportagem/2020-03-23-cloroquina-bolsonaro-video-coronavirus/. Acesso em: 4 jun. 2022.

48 LASCO, G., & CURATO, N. (2019). Medical populism. **Social Science & Medicine**, 221, 1-8.

49 CASARÕES, G.; MAGALHÃES, D. The hydroxychloroquine alliance: how far-right leaders and alt-science preachers came together to promote a miracle drug. **Brazilian Journal of Public Administration**. Rio de Janeiro, jan.-feb. 2021. Disponível em: https://bibliotecadigital.fgv.br/ojs/index.php/rap/article/view/83154/79010. Acesso em: 25 jan. 2022.

50 Caio Machado. Entrevista concedida aos autores em 15 dez. 2021.

51 Letícia Cesarino. Entrevista concedida aos autores em 21 jul. 2021.

52 VARGAS, M. Hidroxicloroquina de Trump encalha no Exército, apesar de defesa do kit Covid. **Folha de S.Paulo**, 6 fev. 2022. Disponível em: https://www1.folha.uol.com.br/amp/equilibrioesaude/2022/02/hidroxicloroquina-de-trump-encalha-no-exercito-apesar-de-defesa-do-kit-covid.shtml. Acesso em: 24 mar. 2022.

53 PLANALTO usa lema que evoca nazismo; Secom contesta interpretação... **Poder 360**, 17 mai. 2020. Disponível em: https://www.poder360.com.br/governo/planalto-usa-lema-que-evoca-nazismo-secom-contesta-interpretacao/. Acesso em: 24 jan. 2022.

54 AMADO, G. (a). Sem licitação, comunicação digital do Planalto vai custar R$ 4,8 milhões. **Época**, 27 mar. 2020. Disponível em: https://oglobo.globo.com/epoca/guilherme-amado/sem-licitacao-comunicacao-digital-do-planalto-vai-custar-48-milhoes-24332699. Acesso em: 24 jan. 2022.

55 SECOM apaga posts e diz que campanha "O Brasil não pode parar" não existe. **Exame**, 28 mar. 2020. Disponível em: https://exame.com/brasil/secom-apaga-posts-e-diz-que-campanha-o-brasil-nao-pode-parar-nao-existe/. Acesso em: 24 jan. 2022.

56 11% DOS TRABALHADORES estiveram em trabalho remoto em 2020 no Brasil. **IPEA**, 15 jul. 2021. Disponível em: https://www.ipea.gov.br/portal/index.php?option=com_content&view=article&id=38263. Acesso em: 2 jun. 2022.

57 MAPA da Desigualdade revela as discrepâncias sociais da cidade de São Paulo. **Notícias de Impacto**. Disponível em: https://noticiasdeimpacto.com.br/mapa-da-desigualdade-revela-as-discrepancias-sociais-da-cidade-de-sao-paulo/. Acesso em: 2 jun. 2022.

58 SOUZA, R.C. de; ALMEIDA, E.R.M.; FORTALEZA, C.M.C.B.; MIOT, H.A. Factors associated with COVID-19 mortality in municipalities in the state of São Paulo (Brazil): an ecological study. Short Communication, **Rev. Soc. Bras. Med. Trop. 55**, 2022, https://doi.org/10.1590/0037-8682-0447-2021. Disponível em: https://www.scielo.br/j/rsbmt/a/mzJVYYY9drWdmwMVZxDL35h/?lang=en#. Acesso em: 2 jun. 2022.

59 LEVIN, A.T.; OWUSU-BOAITEY, N.; PUGH, S. et al. Assessing the burden of COVID-19 in developing countries: systematic review, meta-analysis and public policy implications. **BMJ Global Health 2022**. Disponível em: https://gh.bmj.com/content/7/5/e008477. Acesso em: 2 jun. 2022.

60 NO BRASIL, mulheres negras têm maior mortalidade por covid que qualquer grupo na base do mercado de trabalho. **Jornal da USP**, 28 set. 2021. Disponível em: https://jornal.usp.br/ciencias/mulheres-negras-tem-maior-mortalidade-por-covid-19-do-que-restante-da-populacao/. Acesso em: 2 jun. 2022.

61 RIBEIRO, K.B.; RIBEIRO, A.F.; VERAS, M.A. de S.M.; CASTRO, M.C. de. Social inequalities and COVID-19 mortality in the city of São Paulo, Brazil. **International Journal of Epidemiology**, Volume 50, Issue 3, June 2021, Pages 732–742, https://doi.org/10.1093/ije/dyab022. Disponível em: https://academic.oup.com/ije/article/50/3/732/6154379. Acesso em: 2 jun. 2022.

62 DIFERENÇAS sociais: pretos e pardos morrem mais de COVID-10 do que brancos, segundo NT11 do NOIS. **CTC PUC-Rio**, 27 mai. 2020. Disponível em: https://www.ctc.puc-rio.br/diferencas-sociais-confirmam-que-pretos-e-pardos-morrem-mais-de-covid-19-do-que-brancos-segundo-nt11-do-nois/. Acesso em: 3 jun. 2022.

63 GOVERNO do RJ confirma a primeira morte por coronavírus. **G1 RJ**, 19 mar. 2020. Disponível em: https://g1.globo.com/rj/rio-de-janeiro/noticia/2020/03/19/rj-confirma-a-primeira-morte-por-coronavirus.ghtml. Acesso em: 2 jun. 2022.

64 CASARÕES, G.; MAGALHÃES, D. Op. cit.

65 É MENTIRA que lockdown levou morador de Araraquara a comer gato. **UOL Congresso em Foco**, 22 jun. 2021. Disponível em: https://congressoemfoco.uol.com.br/area/governo/ararauqara-fake-news-lockdown-jovem-pan/. Acesso em: 3 fev. 2022.

66 LIMA, S. Estudo não revisado sobre Itajaí (SC) é insuficiente para atestar eficácia da ivermectina contra covid. **O Estado de S. Paulo**, 21 dez. 2021. Disponível em: https://politica.estadao.com.br/blogs/estadao-verifica/estudo-itajai-ivermectina/. Acesso em: 4 jun. 2022

67 ITAJAÍ lidera ranking de letalidade da covid em SC mesmo com distribuição de ivermectina. **Yahoo! Notícias**, 15 jan. 2021. Disponível em: https://esportes.yahoo.

com/noticias/itajai-lidera-ranking-de-letalidade-da-covid-em-sc-mesmo-com-distribuicao-de-ivermectina-150721495.html. Acesso em: 4 jun. 2022.

68 LUPION, B. Bolsonaristas violam mais a quarentena, mostra estudo. **Deutsche Welle**, 15 mai. 2020. Disponível em: https://www.dw.com/pt-br/estudo-aponta-evid%C3%AAncias-de-que-bolsonaristas-violam-mais-a-quarentena/a-53443459. Acesso em: 4 jun. 2022.

69 QUEM é de direita toma cloroquina, quem é de esquerda, Tubaína, diz Bolsonaro. 2020. Vídeo (0:30) Pulicado pelo canal Poder 360. Disponível em: https://www.youtube.com/watch?v=UrD5nNfVNDE. Acesso em: 25 fev. 2022.

70 Tweet disponível em: https://twitter.com/FelipePedri/status/1247155585331519489. Acesso em: 25 jan. 2022.

71 MORRE Olavo de Carvalho. **Folha de S.Paulo**. Disponível em: https://www1.folha.uol.com.br/poder/2022/01/morre-olavo-de-carvalho-guru-do-bolsonarismo-disse-que-covid-era-historinha-de-terror.shtml. Acesso em: 25 jan. 2022.

72 MENEZES, L. F. É falso que premiê e ministro franceses foram demitidos por suspender uso da hidroxicloroquina. **Aos Fatos**, 16 jul. 2020. Disponível em: https://www.aosfatos.org/noticias/e-falso-que-premie-e-ministro-franceses-foram-demitidos-por-suspender-uso-da-hidroxicloroquina/. Acesso em: 11 nov. 2021.

73 LALWANI. P.; SALGADO, B.B.; FILHO, I.V.P. et al. SARS-CoV-2 seroprevalence and associated factors in Manaus, Brazil: baseline results from the DETECTCoV-19 cohort study. **Int J Infect Dis.** 2021; 14 (Published online July). Acesso em: 25 jan. 2022.

74 BELTRÃO, H. Liberem a hidroxicloroquina. **Folha de S.Paulo**, 25 mar. 2020. Disponível em: https://www1.folha.uol.com.br/colunas/helio-beltrao/2020/03/liberem-a-hidroxicloroquina.shtml. Acesso em: 25 jan. 2022.

75 HIDROXICLOROQUINA com o Dr. Paolo Zanotto – USP. 2020. Vídeo (1:44:02). Publicado pelo canal Nelson Cantarino. Disponível em: https://www.youtube.com/watch?v=nTPGCsMT8ww. Acesso em: 25 jan. 2022.

76 BELTRÃO, H. Agora às 15h! Com Dr Paolo Zanotto da USP, e Dr Pedro Batista Jr, da Prevent Senior. https://www.youtube.com/watch?v=nTPGCsMT8ww. 4 abr. 2020. Twitter: heliobeltrao. Disponível em: https://twitter.com/heliobeltrao/status/1246493759694688263. Acesso em: 25 jan. 2022.

77 BOLSONARO, E. A @xpinvestimentos fará interessante live hoje 17:000h: - Dr. Paolo Zanotto - Dra. Nise Yamaguchi - Dr. Pedro Batista Jr (prevent Senior) - Dr. Fernando Parrillo (Prevent Senior) Acompanhe AO VIVO 17h via youtube: https://www.youtube.com/user/xpinvestimentos. 5 abr. 2020. Twitter: BolsonaroSP. Disponível em: https://twitter.com/bolsonarosp/status/1246842843177594882. Acesso em: 25 jan. 2022.

78 MUNIZ, B.; FONSECA, B. (a). Ministério da Saúde pediu a Exército envio de cloroquina para todo o Brasil com emergência. **Agência Pública**, 24 jun. 2021. Disponível em: https://apublica.org/2021/06/ministerio-da-saude-pediu-a-exercito-envio-de-cloroquina-para-todo-o-brasil-com-emergencia/. Acesso em: 25 jan. 2022.

79 SASSINE, V. (a). TCU aponta “indícios robustos” de fraude por fornecedora de insumo para cloroquina do Exército. **Folha de S.Paulo**, 17 fev. 2022. Disponível em: https://www1.folha.uol.com.br/equilibrioesaude/2022/02/tcu-aponta-indicios-robustos-de-fraude-por-fornecedora-de-insumo-para-cloroquina-do-exercito.shtml?utm_source=twitter&utm_medium=social&utm_campaign=comptw. Acesso em: 24 mar. 2022

80 TOLEDO, L. F. Sem evidência, Exército justifica cloroquina como “esperança a

milhares de corações aflitos". **Fiquem Sabendo**, 21 dez. 2020. Disponível em: https://fiquemsabendo.com.br/saude/cloroquina-exercito-tcu/. Acesso em: 25 jan. 2022.

81 BOLSONARO, J. M. - Hospital Albert Einstein e a possível cura dos pacientes com Covid-19. 21 mar. 2020. Twitter: jairbolsonaro. Disponível em: https://twitter.com/jairbolsonaro/status/1241434576049840130. Acesso em: 4 jun. 2022.

82 ROSSI, M.; OLIVEIRA, R. Exército assegura que produziu cloroquina a mando da Defesa e da Saúde, mas ministérios não admitem que ordem partiu deles. **El País**, 13 jul. 2021. Disponível em: https://brasil.elpais.com/brasil/2021-07-13/exercito-assegura-que-produziu-cloroquina-a-mando-da-defesa-e-da-saude-mas-ministerios-nao-admitem-que-ordem-partiu-deles.html. Acesso em: 4 jun. 2022.

83 Denizar Vianna. Entrevista aos autores em 6 out. 2021.

84 MANDETTA, L. H. Op. cit., p. 124.

85 MAIA, G.; VENTURA, M.; GULLINO, D. Planalto acaba com entrevistas do Ministério da Saúde e vai concentrar informações sobre o novo coronavírus. **O Globo**, 20 mar. 2020. Disponível em: https://oglobo.globo.com/politica/planalto-acaba-com-entrevistas-do-ministerio-da-saude-vai-concentrar-informacoes-sobre-novo-coronavirus-24338981. Acesso em: 4 jun. 2022.

86 BRIGUET, P. "Cloroquina é o remédio para vencer a epidemia". **Brasil sem medo**, 3 abr. 2020. Disponível em: https://brasilsemmedo.com/cloroquina-e-o-remedio-para-vencer-a-epidemia/. Acesso em: 25 jan. 2022.

87 SP2; Jornal Nacional. VIGILÂNCIA Epidemiológica constata irregularidades em hospital que morreram pacientes com coronavírus em SP. **G1 SP**, 19 mar. 2020. Disponível em: https://g1.globo.com/sp/sao-paulo/noticia/2020/03/19/vigilancia-sanitaria-faz-inspecao-em-hospital-onde-morreram-pacientes-com-coronavirus-em-sp.ghtml. Acesso em: 4 jun. 2022.

88 BERGAMO, M. Prefeitura investiga Prevent Senior por não informar casos de coronavírus. **Folha de S.Paulo**, 18 mar. 2020. Disponível em: https://www1.folha.uol.com.br/colunas/monicabergamo/2020/03/prefeitura-investiga-prevent-senior-por-nao-informar-casos-de-coronavirus.shtml. Acesso em: 25 jan. 2022.

89 SP2; Jornal Nacional. Op. cit. Acesso em: 25 jan. 2022.

90 JUNQUEIRA, C. Mandetta alertou Planalto sobre a Prevent Senior. **CNN Brasil**, 23 set. 2021. Disponível em: https://www.cnnbrasil.com.br/politica/mandetta-alertou-planalto-sobre-prevent-senior/. Acesso em: 7 fev. 2022.

91 As pesquisas da Prevent Senior com a cloroquina. 2020. Vídeo (15:01). Publicado por TV GGN. Disponível em: https://www.youtube.com/watch?v=lg--W1ShlLo. Acesso em: 4 jun. 2022.

92 Diretor da Prevent Senior fala com Datena sobre o uso de cloroquina. 2020. Vídeo (4:59). Publicado por Brasil Urgente. Disponível em: https://www.youtube.com/watch?v=iTGOpF6UMTQ. Acesso em: 4 jun. 2022

93 OLIVEIRA, T. R. Exemplo de sucesso da cloroquina, Prevent Senior tem UTIs no limite... **Carta Capital**, 17 mai. 2020. Disponível em: https://www.cartacapital.com.br/politica/exemplo-de-sucesso-da-cloroquina-prevent-senior-tem-utis-no-limite/. Acesso em: 7 fev. 2022.

94 MOMENTO é de capacitar médicos para a hidroxicloroquina, diz Nise Yamaguchi. **CNN Brasil**, 22 abr. 2020. Disponível em: https://www.cnnbrasil.com.br/saude/momento-e-de-capacitar-medicos-para-a-hidroxicloroquina-diz-nise-yamaguchi/. Acesso em: 7 fev. 2022.

95 Nise Yamaguchi nega relações com Prevent Senior e tratamento a Wong e Mainardi. **Gazeta do Povo**, 29 set. 2021. Disponível em: https://www.gazetadopovo.com.br/vida-e-cidadania/nise-yamaguchi-nega-trabalho-prevent-senior-tratamento-wong-mainardi/. Acesso em: 7 fev. 2022.

96 MUNIZ, M.; CAPPELLI, P.; PORTINARI, N. Gabinete paralelo tinha ligação com Prevent Senior, diz documento. **O Globo**, 18 set. 2021. Disponível em: https://oglobo.globo.com/politica/gabinete-paralelo-tinha-ligacao-com-prevent-senior-diz-documento-1-25203199. Acesso em: 07/02/2022.

97 ANGELO, T. Virologista Paolo Zanotto diz que "gabinete das sombras" foi só metáfora... **Poder 360**, 4 jun. 2021. Disponível em: https://www.poder360.com.br/governo/virologista-paolo-zanotto-diz-que-gabinete-das-sombras-foi-so-metafora/. Acesso em: 25 jan. 2022.

98 BOLSONARO, J. M. – Segundo o CEO Fernando Parrillo (...). 18 abr. 2020. Facebook: Jair Messias Bolsonaro. Disponível em: https://www.facebook.com/jairmessias.bolsonaro/posts/-segundo-o-ceo-fernando-parrillo-a-prevent-senior-reduziu-de-14-para-7-dias-o-te/1873242916158019/. Acesso em: 4 jun. 2022

99 VARELLA, D. Cloroquina contra covid é a nova fosfo? – Recorte #03. **UOL, Drauzio**. Disponível em: https://drauziovarella.uol.com.br/videos/recorte/cloroquina-contra-covid-e-a-nova-fosfo-recorte-03/. Acesso em: 25 jan. 2022.

100 BOLSONARO se embaralha ao defender uso da hidroxicloroquina contra covid 19. 2020. Vídeo (0:33). Publicado pelo canal Poder 360. Disponível em: https://www.youtube.com/watch?v=fMXL6u2QHIs&feature=emb_logo.

101 Natalia Pasternak. Entrevista concedida aos autores, em 10 abr. 2021.

102 MAURIZIO, F. **A Saga da Fosfoetanolamina**. São Paulo: Primavera Editorial, 2019, p. 68.

103 CIÊNCIA Suja #1: A farsa da pílula do câncer. Locução de Felipe Barbosa, Pedro Belo, Thaís Manarini e Theo Ruprecht. São Paulo: NAV Reportagens, 19 ago. 2021. Disponível em: https://open.spotify.com/episode/4PwmxgVc3WhDv2PUhOzt6s?si=aea840d492bd424d. Acesso em: 25 jan. 2022.

104 Luiz Henrique Mandetta. Entrevista concedida aos autores, em 26 ago. 2021.

105 Declaração dada durante a entrevista concedida aos autores.

106 PIVETTA, M. **A prova final da fosfoetanolamina**. Pesquisa FAPESP, edição 243, mai. 2016. Disponível em: https://revistapesquisa.fapesp.br/a-prova-final-da-fosfoetanolamina/. Acesso em: 4 jun. 2022.

107 LAMBERT, N. Entre esperança e fraude. **Correio Braziliense**, 21 jan. 2018. Disponível em: https://www2.senado.leg.br/bdsf/bitstream/handle/id/541436/noticia.html?sequence=1&isAllowed=y. Acesso em: 15 jul. 2022.

108 COSTA, J.L. Sócio de fabricante de suplemento alimentar é alvo de ação policial. **GZH Grupo de Investigação**, 4 jan. 2018. Disponível em: https://gauchazh.clicrbs.com.br/grupo-de-investigacao/noticia/2018/01/socio-de-fabricante-de-suplemento-alimentar-e-alvo-de-acao-policial-cjc0bxwyj009q01p5n8a6je31.html. Acesso em: 25 jan. 2022.

109 Marcus Lacerda. Entrevista concedida aos autores em 16 jul. 2021.

110 Ronaldo Pilati. Entrevista concedida aos autores em 25 jun. 2021.

111 MANDETTA, L.H. Op. cit, p. 160

112 NUNES, V.; FERNANDES, A. Covid-19: tenente da Marinha preparou mudança na bula da cloroquina. **Correio Braziliense**, 24 mai. 2021. Disponível em: https://www.correiobraziliense.com.br/brasil/2021/05/4926460-covid-19-

tenente-da-marinha-preparou-mudanca-na-bula-da-cloroquina.html. Acessado em 25/01/2022.

113 Denizar Vianna. Op. cit.

114 MINISTÉRIO DA SAÚDE. (a). Orientações para manuseio medicamentoso precoce de pacientes com diagnóstico da covid-19. **Nota Informativa n.º 9/2020-SE/GAB/SE/MS.** Disponível em: http://www.mpf.mp.br/go/sala-de-imprensa/docs/not2496%20-%20Nota%20Informativa%20MS-nr%209.pdf. Acesso em: 25 jan. 2022.

115 CONSELHO FEDERAL DE MEDICINA(a). Tratamento de pacientes portadores de COVID-19 com cloroquina e hidroxicloroquina. **Processo-consulta CFM n.º 8/2020 - Parecer CFM n.º 4/2020.** Disponível em: https://sistemas.cfm.org.br/normas/visualizar/pareceres/BR/2020/4. Acesso em: 4 jun. 2022.

2. POR CAUSA DOS MÉDICOS

116 GØTZSCHE, P. (a). **Medicamentos Mortais e Crime Organizado.** Porto Alegre: Editora Bookman, 2016, p. 96.

117 VEJA E leia a íntegra do discurso de Bolsonaro na Assembleia Geral das Nações Unidas. **G1 - Brasília**, 21 set. 2021. Disponível em: https://g1.globo.com/politica/noticia/2021/09/21/veja-a-integra-do-discurso-de-bolsonaro-na-assembleia-geral-da-onu.ghtml. Acesso em: 4 jun. 2022.

118 LIMA, L. Manaus virou laboratório para "tratamento precoce". **Amazônia Real**, 19 mai. 2021. Disponível em: https://amazoniareal.com.br/manaus-laboratorio-tratamento-precoce/. Acesso em: 4 jun. 2022.

119 CONSELHO FEDERAL DE MEDICINA(a). Op. cit.

120 MARIZ, R. CFM, um conselho nada científico. **Época**, 26 mar. 2021. Disponível em: https://oglobo.globo.com/epoca/sociedade/cfm-um-conselho-nada-cientifico-24942379. Acesso em: 25 jan. 2022.

121 Luiz Henrique Mandetta. Op. Cit.

122 LARA, B de. Cúpula do CFM é peça-chave da tragédia que nos levou a 290 mil mortos por covid-19. **The Intercept Brasil**, 19 mar. 2021. isponível em: https://theintercept.com/2021/03/19/cfm-290-mil-mortos-por-covid-19/. Acesso em: 8 fev. 2022.

123 MARTINS, L. Médicos do CFM participaram de reunião de "gabinete paralelo" com Bolsonaro. **UOL Notícias**, 8 jun. 2021. Disponível em: https://noticias.uol.com.br/saude/ultimas-noticias/redacao/2021/06/08/cfm-gabinete-paralelo-bolsonaro-conselheiros.htm. Acesso em: 25 jan. 2022.

124 THE INTERCEPT BRASIL. Vice-presidente do @Medicina_CFM, o médico Emmanuel Fortes disse a colegas em reunião inédita até agora que quem não receitassem cloroquina teriam mais problemas que os adeptos do remédio. Assista ao que ele diz. 11 out. 2021. Twitter: TheInterceptoBr. Disponível em: https://twitter.com/theinterceptbr/status/1447700791058436098. Acesso em: 8 fev. 2022.

125 JANSEN, R. Presidente do CFM se recusa a vetar cloroquina para covid; OMS é contra. **O Estado de S. Paulo**, 8 out. 2021. Disponível em: https://politica.estadao.com.br/noticias/geral,cloroquina-nao-deve-ser-descartada-contra-a-covid-so-por-pesquisas-diz-presidente-do-cfm,70003863514. Acesso em: 25 jan. 2022.

126 MAURO RIBEIRO - DIRETO AO PONTO. 2021. Vídeo (1:30:53). Publicado pelo canal Jovem Pan News. Disponível em: https://www.youtube.com/watch?v=oHncRFx0ODU. Acesso em: 25 jan. 2022.

127 YAMASHITA, M.; ORSI, C. Brasileiros preferem médico convencional e tratamento com base científica. **Questão de Ciência, Questão de Fato**, 19 mai. 2019. Disponível em: https://www.revistaquestaodeciencia.com.br/questao-de-fato/2019/05/19/brasileiros-preferem-medico-convencional-e-tratamento-com-base-cientifica. Acesso em: 4 jun. 2022.

128 GØTZSCHE, P. (a). Op. cit., p. 78.

129 CFM não recomenda prescrição da fosfoetanolamina. **CFM**, 14 abr. 2016. Disponível em: https://portal.cfm.org.br/noticias/cfm-nao-recomenda-prescricao-da-fosfoetanolamina/. Acesso em: 17 nov. 2021.

130 Gerson Salvador. Entrevista concedida aos autores em 23 fev. 2021.

131 PEIXOTO. G. Médicos repudiam críticas do presidente do CFM à CPI da COVID-19. **Estado de Minas**, 3 jun. 2021. Disponível em: https://www.em.com.br/app/noticia/nacional/2021/06/03/interna_nacional,1273355/medicos-repudiam-criticas-do-presidente-do-cfm-a-cpi-da-covid-19.shtml. Acesso em: 19 nov. 2021.

132 FREITAS, C. Em sete anos, só 3,7% dos médicos punidos perderam registro profissional. **UOL**, 17 jul. 2017. Disponível em: https://noticias.uol.com.br/saude/ultimas-noticias/redacao/2017/07/17/em-sete-anos-so-37-das-punicoes-a-medicos-levaram-a-cassacao-de-registro.htm. Acesso em: 17 nov. 2021.

133 HADDAD, F. Se eu entendi bem, o presidente do CFM afirmou que, como Bolsonaro atendeu reivindicações corporativas da categoria, ele liberou o governo para promover desinformação que causou a morte de milhares de brasileiros. Isso é caso para tribunal internacional. 8 out. 2021. Twitter: Haddad_Fernando. Disponível em: https://twitter.com/1446535800817082373?ref_src=twsrc%5Etfw%7Ctwcamp%5Etweetembed%7Ctwterm%5E1446535800817082373%7Ctwgr%5E%7Ctwcon%5Es1_&ref_url=https%3A%2F%2Fwww.brasil247.com%2Fbrasil%2Fpresidente-do-cfm-reconhece-que-liberou-cloroquina-sem-evidencia-cientifica-ataca-dilma-e-se-diz-fiel-a-bolsonaro-video. Acesso em: 25 jan. 2022.

134 NASCIMENTO, S. Os pequenos que se foram. **piauí**, edição 184, janeiro 2022. Disponível em: https://piaui.folha.uol.com.br/materia/os-pequenos-que-se-foram/. Acesso em: 25 jan. 2022.

135 PARAGUASSU, L. De secretária sem espaço à "Capitã Cloroquina", Mayra Pinheiro chega à CPI como porta-voz do tratamento precoce. **Isto É**, 14 maio 2021. Disponível em: https://www.istoedinheiro.com.br/de-secretaria-sem-espaco/. Acesso em: 16 nov. 2021.

136 FEDERAÇÃO MÉDICA BRASILEIRA. FMB repudia perseguição política à ex-presidente de Sindicato dos Médicos do Ceará. **Federação Médica Brasileira**, 25 out. 2018. Disponível em: http://portalfmb.org.br/2018/10/25/fmb-repudia-perseguicao-politica-a-ex-presidente-de-sindicato-dos-medicos-do-ceara/. Acesso em: 25 jan. 2022.

137 MINISTÉRIO DA SAÚDE. (a). Op. cit.

138 MATTOS, M.; BORGES, B.; RESENDE, S.; G1; TV Globo. Ex-secretário relata 'ênfase' de Mayra Pinheiro por tratamento com drogas sem eficácia às vésperas do colapso em Manaus. **G1**, 15 jun. 2021. Disponível em: https://g1.globo.com/politica/noticia/2021/06/15/ex-secretario-relata-enfase-de-mayra-pinheiro-por-tratamento-com-drogas-sem-eficacia-as-vesperas-do-colapso-em-manaus.ghtml. Acesso em: 25 jan. 2022.

139 ORIENTAÇÕES, estudos e protocolos nacionais para tratamento precoce da covid-19. 2020. Vídeo (2:27:20). Publicado por COVID-19 Tem Tratamento Sim.

(Originalmente publicado por Data SUS ao vivo.) Disponível em: https://www.youtube.com/watch?v=aWX-HFqjxWQ. Acesso em: 25 jan. 2022.

140 STARGARDTER, G. The man behind Brazil's search for miracle COVID-19 cures. **Reuters**, 14 mai. 2019. Disponível em: https://www.reuters.com/business/healthcare-pharmaceuticals/man-behind-brazils-search-miracle-covid-19-cures-2021-05-14/. Acesso em: 25 jan. 2022.

141 "AUTONOMIA não é indicar remédio ineficaz", diz AMB após banir cloroquina. **UOL Notícias**, 25 mar. 2021. Disponível em: https://noticias.uol.com.br/saude/ultimas-noticias/redacao/2021/03/25/cloroquina-covid-tratamento-precoce-amb.htm. Acesso em: 25 jan. 2022.

142 Disponível em: https://revistacult.uol.com.br/home/diagnosticando-o-medico-bolsonarista. Acesso em: 25 jan. 2022.

143 CONSELHO FEDERAL DE MEDICINA(b). **Código de Ética Médica. Resolução CFM n.º 1.931/09**. Disponível em: https://portal.cfm.org.br/images/stories/biblioteca/codigo%20de%20etica%20medica.pdf. Acesso em: 25 jan. 2022.

144 DOURADO, D. Autonomia médica tem limite. **Carta Capital**, Opinião, 1 out. 2021. Disponível em: https://www.cartacapital.com.br/opiniao/autonomia-medica-tem-limite/. Acesso em: 25 jan. 2022.

145 CLOROQUINA pode ajudar a combater o coronavírus? Médicos analisam | AQUI NA BAND. Publicado por Aqui na Banda. Disponível em: https://www.youtube.com/watch?v=-ETlytGpNVs. Acesso em: 31 maio. 2022.

146 LOPES, A.D. Ganha força a ideia de tratamento precoce contra a Covid-19. **Veja**, 17 jul. 2020. Disponível em: https://veja.abril.com.br/saude/cresce-a-ideia-de-tratamento-precoce-contra-a-covid-19/. Acesso em: 25 jan. 2022.

147 VEJA. Grupo com nomes de peso sai em defesa da cloroquina contra Covid-19. 25 jul. 2020. Facebook: VEJA. Disponível em: https://www.facebook.com/watch/?v=2617343061859806. Acesso em: 25 jan. 2022.

148 COMPROVA UOL. Site engana ao afirmar que há consenso médico para tratamento de covid-19. **Uol Notícias**, 8 jul. 2020. Disponível em: https://noticias.uol.com.br/comprova/ultimas-noticias/2020/07/07/site-engana-ao-afirmar-que-ha-consenso-medico-para-tratamento-de-covid-19.htm. Acesso: em 25 jan. 2022.

149 MÉDICA diz ter sido afastada de hospital por defender uso da hidroxicloroquina. **SBT News**, 10 jul. 2020. Disponível em: https://www.sbtnews.com.br/noticia/sbt-brasil/144931-medica-diz-ter-sido-afastada-de-hospital-por-defender-uso-da-hidroxicloroquina. Acesso em: 19 nov. 2021.

150 NISE Yamaguchi nega relações com Prevent Senior e tratamento a Wong e Mainardi. **Gazeta do Povo**, 29 set. 2021. Disponível em: https://www.gazetadopovo.com.br/vida-e-cidadania/nise-yamaguchi-nega-trabalho-prevent-senior-tratamento-wong-mainardi/. Acesso em: 25 jan. 2022.

151 COMPROVA UOL. Op. cit. Acesso em: 4 jun. 2022.

152 GARCIA, R.; SCHIMITT, G. Carlos Wizard, o mago da cloroquina. **Época**, 2 out. 2020. Disponível em: https://oglobo.globo.com/epoca/brasil/carlos-wizard-mago-da-cloroquina-24672484. Acesso em: 4 jun. 2022.

153 MAZIEIRO, G. "O Padrinho" Vídeo: Senador da CPI trabalhou com "gabinete paralelo" de Carlos Wizard para popularizar cloroquina. **The Intercept Brasil**, 1 out. 2021. Disponível em: https://theintercept.com/2021/10/07/cloroquina-video-senador-cpi-marcos-do-val-carlos-wizard/. Acesso em: 4 jun. 2022.

154 DRA. LUCIANA CRUZ: MÉDICOS UNIDOS SALVANDO VIDAS. 2020. Vídeo. Publicado por Canal Leda Nagle. Disponível em: https://ledanagle.com.br/dra-luciana-cruz-medicos-unidos-salvando-vidas-leda-nagle/. Acesso em: 4 jun. 2022. (vídeo atualmente indisponível)

155 ESTEVES, B. Jalecos em guerra. **piauí**, Edição 169, out. 2020. Disponível em: https://piaui.folha.uol.com.br/materia/jalecos-em-guerra/. Acesso em: 25 jan. 2022.

156 ALVIM, M. O grupo de '10 mil' médicos pró-cloroquina que se aproximou de Bolsonaro com 'evento histórico'. **BBC**, 3 set. 2020. Disponível em: https://www.bbc.com/portuguese/brasil-53994532. Acesso em: 6 dez. 2021.

157 SILVA, V.H.V. Quem é Luciana Cruz no "Gabinete Paralelo"? **Crônicas do Titanic**, 13 jun. 2021. Disponível em: https://cronicasdotitanic.substack.com/p/quem-e-luciana-cruz-no-gabinete-paralelo. Acesso em: 5 dez. 2022.

158 ZEBALLOS, R., CRUZ, L., BRILHANTE, V., LIMA, A., MARTINS, C., LIMA, K., LEÃO, M., CRUZ, B., DYSARZ, A., LOBATO, P., ALMEIDA, E., COSTA, R., ARAÚJO, K., ALMEIDA, A., JUNIOR, L., HARADA, K., ARAÚJO, R., PRESTES, E., SOUZA, I., PEREIRA, A., ROCHA, A., ESTEVÃO, I., CARVALHO, F. e MELO, P. (2021) Resolutive Results with Oral Corticosteroids for Patients with COVID-19 in Pulmonary Inflammatory Phase. Successful Outpatient Experience during the Collapse of Belem Do Para Health System—Brazil. Health, 13, 830-838. doi: 10.4236/health.2021.138063. Disponível em: https://www.scirp.org/pdf/health_2021080915155338.pdf. Acesso em: 5 dez. 2022.

159 Roberto Zeballos. Entrevista concedida aos autores em 28 jul. 2021.

160 COMPROVA UOL. Op. cit.

161 HANG NEGA envolvimento no aplicativo TrateCov, e CPI o confronta com vídeo. **UOL Notícias**, 29 set. 2021. Disponível em: https://noticias.uol.com.br/politica/ultimas-noticias/2021/09/29/hang-nega-envolvimento-no-aplicativo-tratecov-e-cpi-o-confronta-com-video.htm. Acesso em: 25 jan. 2022.

162 SILVA, V. O que dizem do WhatsApp médicos a favor da cloroquina. **Folha de S.Paulo**, Ilustríssima, 19 jun. 2021. Disponível em: https://www1.folha.uol.com.br/ilustrissima/2021/06/o-que-dizem-no-whatsapp-medicos-a-favor-da-cloroquina.shtml. Acesso em: 25 jan. 2022.

163 SANTOS, M.C. Reunião Do "gabinete das sombras" foi solicitada por médicos pernambucanos. **Marco Zero**, 6 jun. 2021. Disponível em: https://marcozero.org/reuniao-do-gabinete-das-sombras-foi-solicitada-por-medicos-pernambucanos/. Acesso em: 6 dez. 2021.

164 BOLSONARO, J.M. Audiência com o movimento "Médicos pela Vida" (1/4). 8 set. 202. Facebook: Jair Messias Bolsonaro. Disponível em: https://www.facebook.com/watch/live/?ref=watch_permalink&v=1260166757657138. Acesso em: 6 dez. 2021.

165 MÉDICOS PELA VIDA. SUPER live multidisciplinar de atualização TRATAMENTO PRECOCE DA COVID-19. **Médicos pela Vida Covid19**, 2021. Disponível em: https://medicospelavidacovid19.com.br/sem-categoria/jornada/. Acesso em: 4 jun. 2022.

166 CAMBRICOLI, F. (a). Grupo que produz ivermectina apoia associação de médicos pró-tratamento precoce contra covid. **O Estado de S. Paulo**, 15 abr. 2021. Disponível em: https://saude.estadao.com.br/noticias/geral,empresa-que-faz-ivermectina-banca-site-de-associacao-de-medicos-pro-tratamento-precoce-contra-covid,70003682358. Acesso em: 6 dez. 2021.

167 Senado Federal - Comissão Parlamentar de Inquérito da Pandemia. Op. cit. p. 122.
168 JUNQUEIRA, D. (a). Farmacêutica e grupo de médicos são processados em R$ 55 milhões por anúncio de “tratamento precoce”. **Repórter Brasil**, 19 ago. 2021. Disponível em: https://reporterbrasil.org.br/2021/08/farmaceutica-e-grupo-de-medicos-sao-processados-em-55-milhoes-de-reais-por-anuncio-de-tratamento-precoce/. Acesso em: 6 dez. 2021.
169 CÓDIGO de Ética Médica. Disponível em: https://portal.cfm.org.br/images/PDF/cem2019.pdf. Acesso em: 6 dez. 2021.
170 Ibidem.
171 Senado Federal - Comissão Parlamentar de Inquérito da Pandemia. Op. cit. p.126
172 CMQV. 1º Congresso Internacional - Médicos pela Vida. **CMQV**, Cursos e eventos, 2021. Disponível em: https://cmqv.org/cursos/1-congresso-internacional-medicos-pela-vida/. Acesso em: 25 jan. 2022.
173 BELLINGHINI, R. H. Medo de vacina também pode ser doença: o caso do Acre. **Questão de Ciência, Questão de Fato**, 6 dez. 2019. Disponível em: https://www.revistaquestaodeciencia.com.br/questao-de-fato/2019/12/06/medo-de-vacina-tambem-pode-ser-doenca-o-caso-do-acre. Acesso em: 26 nov. 2021.
174 BETIM, F.; OLIVEIRA, R.; BENITES, A. Prevent Senior, em busca do macabro milagre da cura pela cloroquina que alimentou Bolsonaro. **El País**, Brasil, 22 set. 2021. Disponível em: https://brasil.elpais.com/brasil/2021-09-23/prevent-senior-em-busca-do-macabro-milagre-da-cura-pela-cloroquina-que-alimentou-bolsonaro.html. Acesso em: 29 nov. 2021.
175 COSTA, A.C. (a). A morte em segredo. **piauí**, 21 set 2021. Disponível em: https://piaui.folha.uol.com.br/morte-em-segredo/. Acesso em: 29 nov. 2021.
176 TEÓFILO, S. Diretor da Prevent assinou manifesto por “tratamento precoce”. **R7**, 22 set. 2021. Disponível em: https://noticias.r7.com/brasilia/diretor-da-prevent-assinou-manifesto-por-tratamento-precoce-22092021. Acesso em: 6 dez. 2021.
177 SILVA, V. Op. cit. Acesso em: 22 nov. 2021.
178 Luís Correia. Entrevista concedida aos autores em 24 out. 2021.
179 FELIZ, P. Pesquisa diz que 1/3 dos médicos ainda acredita na cloroquina, comprovadamente ineficaz contra covid. **O Estado de S. Paulo**, 2 fev. 2021. Disponível em: https://saude.estadao.com.br/noticias/geral,pesquisa-diz-que-13-dos-medicos-ainda-acredita-na-cloroquina-comprovadamente-ineficaz-contra-covid,70003603180. Acesso em: 16 nov. 2021.
180 Alexandre Zavascki. Entrevista concedida aos autores em 19 fev. 2021.
181 PINHEIRO, C. Fake news colocam a saúde em risco - saiba como se blindar. **Veja Saúde**, 2 set. 2021. Disponível em: https://saude.abril.com.br/medicina/fake-news-colocam-a-saude-em-risco-saiba-como-se-blindar/. Acesso em: 4 jun. 2021.
182 BAIMA, C. Tentando transformar lixo científico em ouro. **Questão de Ciência**, Artigo, 10 mai. 2021. Disponível em: https://www.revistaquestaodeciencia.com.br/artigo/2021/04/30/meta-analises-e-tentativas-de-transformar-lixo--em-ouro-cientifico. Acesso em: 23 nov. 2021.
183 ESTEVES, B. Op. cit. Acesso em: 6 dez. 2021.
184 PENSAMENTOS mágicos | artigo. Drauzio Varella, 4 ago. 2015. Disponível em: https://drauziovarella.uol.com.br/drauzio/pensamentos-magicos-artigo/. Acesso em: 3 jul. 2022.

185 PASTERNAK, N.; ORSI, C. Brasil desperdiça recursos com terapias alternativas. **Jornal da USP**, 28 nov. 2019. Disponível em: https://jornal.usp.br/artigos/brasil-desperdica-recursos-com-terapias-alternativas/. Acesso em: 3 jul. 2022.

186 PROJETO autoriza uso da ozonioterapia como tratamento complementar para Covid-19. **Agência Câmara de Notícias**, 14 abr. 2020. Disponível em: https://www.camara.leg.br/noticias/653829-projeto-autoriza-uso-da-ozonioterapia-como-tratamento-complementar-para-covid-19. Acesso em: 3 jul. 2022.

187 PRÁTICAS Integrativas no SUS - quem são os dogmáticos? **MBE**, 31 maio 2018. Disponível em: http://medicinabaseadaemevidencias.blogspot.com/2018/05/praticas-integrativas-no-sus-quem-sao.html. Acesso em: 31 maio 2022.

188 POLÍTICA Nacional de Práticas Integrativas e Complementares no SUS. **Ministério da Saúde**. Disponível em: https://aps.saude.gov.br/ape/pics. Acesso em: 31 maio. 2022.

189 Natalia Pasternak. Op. cit.

190 FILHO, J. As dicas do médico Lair Ribeiro, defensor da ozonioterapia e da cloroquina, são um risco à saúde pública. **The Intercept Brasil**, 9 ago. 2020. Disponível em: https://theintercept.com/2020/08/09/ozonioterapia-cloroquina-covid-lair-ribeiro-saude/. Acesso em: 31 maio. 2022.

191 BERGAMASCO, D.; KUSUMOTO, M. Marcelo Rezende: a opção pelo tratamento alternativo. **Veja**, 22 set. 2017. Disponível em: https://veja.abril.com.br/revista-veja/a-escolha-de-rezende/. Acesso em: 26 nov. 2021.

192 FERREIRA, L. Anvisa proíbe remédio que vendia falsa cura para aids e autismo. **O Globo**, 9 mai. 2019. Disponível em: https://www.cremerj.org.br/midia/ exibe/78642;jsessionid=49944879F371277A138701206C8A54E1. Acesso em: 26 nov. 2021.

193 FILHO, J. Op. cit.

194 BARBOSA, B.; FÁVERO, B.; ELY, D.; BARBOSA, J. Impulsionados pela imprensa, médicos que desinformam sobre Covid-19 somam 30 mi de visualizações no YouTube. **Aos Fatos**, Radar, 26 fev. 2021. Disponível em: https://www.aosfatos.org/noticias/impulsionados-pela-imprensa-medicos-que-desinformam-sobre-covid-19-somam-30-mi-de-visualizacoes-no-youtube/. Acesso em: 4 jun. 2021.

195 Idem. Acesso em: 26 nov. 2021.

196 ALONSO, G. O charlatanismo em tempos de covid-19. **Migalhas**, Migalhas de peso, 29 mai. 2020. Disponível em: https://www.migalhas.com.br/depeso/327920/o-charlatanismo-em-tempos-de-covid-19. Acesso em: 26 nov. 2021.

197 CASASSUS, B. French research institute faces criminal charges over "serious breaches" BMJ 2022; doi:10.1136/bmj.o1117. Disponível em: https://www.bmj.com/content/377/bmj.o1117. Acesso em: 3 jul. 2022.

198 SAYARE, S. Op. cit. Acesso em: 26 nov. 2021.

199 BIK, E. Concerns about Marseille's IHUMI/AMU papers – Part 1. **Science Integrity Digest**, 2 jun. 2021. Disponível em: https://scienceintegritydigest.com/2021/06/02/concerns-about-marseilles-ihumi-amu-papers-part-1/. Acesso em: 26 nov. 2021.

200 SAYARE, S. Op. cit. Acesso em: 26 nov. 2021.

201 MENDES, S (b). Ascensão e queda de Didier Raoult: o "doutor cloroquina" vira livro na França. **RFI**, A Semana na Imprensa, 5 jun. 2021. Disponível em: https://www.rfi.fr/br/podcasts/a-semana-na-imprensa/20210605-ascens%C3%A3o-e-queda-de-didier-raoult-o-doutor-cloroquina-vira-livro-na-fran%C3%A7a. Acesso em: 26 nov. 2021.

202 THE LOCAL. Five minutes to understand: Whatever happened to French professor

Didier Raoult? **The Local FR**, 21 ago. 2021. Disponível em: https://www.the-local.fr/20210819/five-minutes-to-understand-whatever-happened-to-french-professor-didier-raoult/. Acesso em: 26 nov. 2021.

203 ELLER, J. Mortalidade em estudo com proxalutamida no Amazonas não se repetiu em outras pesquisas. **O Globo**, Blog da Malu Gaspar, 26 out. 2021. Disponível em: https://blogs.oglobo.globo.com/malu-gaspar/post/mortalidade-em-estudo-com-proxalutamida-no-amazonas-nao-se-repetiu-em-outras-pesquisas.html. Acesso em: 26 nov. 2021.

204 MENDES, G (a). Op. cit. Acesso em: 26 nov. 2021.

205 MÉDICOS PELA VIDA COVID19. Encontre um médico. **Médicos pela Vida COVID19.** Disponível em: https://medicospelavidacovid19.com.br/medicos/. Acesso em: 22 nov. 2021.

206 GONÇALVES, E. Médico vice-presidente do Conselho Federal de Medicina é bolsonarista filiado ao PSL. **O Globo**, 9 out. 2021. Disponível em: https://oglobo.globo.com/politica/medico-vice-presidente-do-conselho-federal-de-medicina-bolsonarista-filiado-ao-psl-25231622. Acesso em: 22 nov. 2021.

207 DEFESA DE KIT covid vira palanque político para médicos. **Exame**, 18 abr. 2021. Disponível em: https://exame.com/brasil/defesa-de-kit-covid-vira-palanque-politico-para-medicos/. Acesso em: 22 nov. 2021.

208 CAMBRICOLI, F. (b). Defesa de kit covid vira capital político para médicos. **O Estado de S. Paulo**, 18 abr. 2021. Disponível em: https://saude.estadao.com.br/noticias/geral,defesa-de-kit-covid-vira-capital-politico-para-medicos,70003685163. Acesso em: 22 nov. 2021.

209 DRA. RAISSA SOARES: DA MEDICINA RUMO À POLÍTICA. 2022. Vídeo (53:38) Publicado por Canal Leda Nagle. Disponível em: https://www.youtube.com/watch?v=56fRY2CVCDY. Acesso em: 4 jun. 2022.

210 DEFESA DE KIT covid vira palanque político para médicos. Op. cit. Acesso em: 22 nov. 2021.

211 AUGUSTO, O. Médico bolsonarista pró-abstinência sexual assume secretaria na Saúde. **Metrópoles**, 23 jun. 2020. Disponível em: https://www.metropoles.com/brasil/politica-brasil/medico-bolsonarista-pro-abstinencia-sexual-assume-secretaria-na-saude. Acesso em: 3 jul. 2022.

212 ARAÚJO, H. A disputa pelo voto conservador no Ceará. **O Povo**, Política, 15 mai. 2022. Disponível em: https://mais.opovo.com.br/jornal/politica/2022/05/15/a-disputa-pelo-voto-conservador-no-ceara.html. Acesso em: 26 nov. 2021.

213 SNYDER, T. **Sobre a Tirania**: Vinte Lições do Século XX Para o Presente. São Paulo: Companhia das Letras, 2017, p. 45.

3. POR CAUSA DA DESINFORMAÇÃO

214 CALLIARI, M. Global Advisor: Fake News. **Ipsos**, Sociedade, 2 out. 2018. Disponível em: https://www.ipsos.com/pt-br/global-advisor-fake-news. Acesso em: 26 nov. 2021.

215 TARTÁGUILA, C. #ComDados. Cloroquina e dióxido de cloro: as "mentiras zumbis" da pandemia na América Latina. **Premio Roche**, Notícias, 5 mai. 2021. Disponível em: https://premiorochedeperiodismo.com/pt-br/2021/05/comdados-cloroquina-e-dioxido-de-cloro-as-mentiras-zumbis-da-pandemia-na-america-latina/. Acesso em: 12 dez. 2021.

216 MACHADO, C.C.V.; SANTOS, J. G.; SANTOS, N.; BANDEIRA, L. Op. cit. Acesso em: 12 dez. 2021.
217 Caio Machado. Op. cit.
218 Raquel Recuero. Entrevista concedida aos autores em 10 dez. 2021.
219 RECUERO, R. **Desinformação, mídia social e COVID-19 no Brasil**: relatório, resultados e estratégias de combate. [livro eletrônico.] Pelotas: MIDIARS – Grupo de Pesquisa em Mídia e Discurso e Análise de Redes Sociais, 2021. Disponível em: https://wp.ufpel.edu.br/midiars/files/2021/05/Desinformac%CC%A7a%CC%83o-covid-midiars-2021-1.pdf. Acesso em: 12 dez. 2021.
220 Felipe Bonow Soares. Entrevista concedida aos autores em 10 dez. 2021.
221 RECUERO, R. Op. cit.
222 Felipe Bonow Soares. Op. cit.
223 SOARES, F.B.; RECUERO, R.; VOLCAN, T.; FAGUNDES, G.; SODRÉ, G. Desinformação sobre o Covid-19 no WhatsApp: a pandemia enquadrada como debate político. **Ciência da Informação em Revista**, Maceió, v. 8, n.1, p.74-94, jan./ abr. 2021. Disponível em: https://www.seer.ufal.br/index.php/cir/article/view/11246/8561. Acesso em: 25 jan. 2022.
224 SINTONIA COM A SOCIEDADE. Pandemia e o consumo de notícias nas redes sociais. **O Globo**, Gente, 10 jul. 2020. Disponível em: https://gente.globo.com/pandemia-e-o-consumo-de-noticias-nas-redes-sociais/. Acesso em: 25 jan. 2022.
225 NÚCLEO DE INFORMAÇÃO E COORDENAÇÃO DO PONTO BR. (ed.) **Pesquisa web sobre o uso da Internet no Brasil durante a pandemia do novo coronavírus**: Painel TIC COVID-19. [livro eletrônico.] 1. ed. São Paulo. Comitê Gestos da Internet Brasil, 2021. Disponível em: https://cetic.br/media/docs/publicacoes/2/20210426095323/painel_tic_covid19_livro_eletronico.pdf. Acesso em: 25 jan. 2022.
226 Dayane Machado. Entrevista concedida aos autores em 3 dez. 2021.
227 SAID, F.; CONGRESSO EM FOCO. Ex-aliados de Bolsonaro mostram como funciona o gabinete do ódio. **UOL Congresso em Foco**, 29 mai. 2020. Disponível em: https://congressoemfoco.uol.com.br/area/governo/ex-aliados-de-bolsonaro-detalham-modus-operandi-do-gabinete-do-odio/. Acesso em: 25 jan. 2022.
228 MELLO, P.C. Por que os brasileiros deveriam ter medo do gabinete do ódio. **The New York Times**, Opinion, The World, 4 ago. 2020. Disponível em: https://www.nytimes.com/pt/2020/08/04/opinion/international-world/bolsonaro-gabinete-do-odio.html. Acesso em: 12 dez. 2021.
229 SAID, F.; CONGRESSO EM FOCO. Op. cit. Acesso em: 25 jan. 2022.
230 PATRIOLINO, L.; CORREIO BRAZILIENSE. Moraes e o gabinete do ódio: "Grupo treinado pela extrema direita fascista". **Estado de Minas**, Política, 28 out. 2021. Disponível em: https://www.em.com.br/app/noticia/politica/2021/10/28/interna_politica,1317906/moraes-e-o-gabinete-do-odio-grupo-treinado-pela-extrema direita-fascista.shtml. Acesso em: 25 jan. 2022.
231 Senado Federal – Comissão Parlamentar de Inquérito da Pandemia. Op. cit., p. 735.
232 OLIVEIRA, J. Bolsonaro é "líder e porta-voz" das 'fake news' no país, diz relatório final da CPI da Pandemia. **El País**, Brasil, 20 out. 2021. Disponível em: https://brasil.elpais.com/brasil/2021-10-20/bolsonaro-e-lider-e-porta-voz-das-fake-news-no-pais-diz-relatorio-final-da-cpi-da-pandemia.html. Acesso em: 25 jan. 2022.

233 Ibidem.
234 Caio Machado. Op. cit.
235 AHMED, I. The anti-vax industry. **Center for Countering Digital Hate**, 1 jul. 2020. Disponível em: https://www.counterhate.com/anti-vaxx-industry. Acesso em: 25 jan. 2022.
236 CANAIS NA internet ganharam dinheiro com fake news sobre Covid, informa Google à CPI. **Valor Econômico**, Política, 12 jun. 2021. Disponível em: https://valor.globo.com/politica/noticia/2021/06/12/canais-na-internet-ganharam-dinheiro-com-fake-news-sobre-covid-informa-google-cpi.ghtml. Acesso em: 4 jun. 2022.
237 Raquel Recuero. Op. cit.
238 SCHMIDT, S. Os caminhos da desinformação nas redes sociais na pandemia. **Pesquisa FAPESP**, Comunicação, 7 out. 2021. Disponível em: https://revistapesquisa.fapesp.br/os-caminhos-da-desinformacao-nas-redes-sociais-na-pandemia/?utm_source=newsletter&utm_medium=email&utm_campaign=online. Acesso em: 25 jan. 2022.
239 RECUERO, R. Op. cit. Acesso em: 10 dez. 2021.
240 BOLSONARO, J.M. joão 8:32 – "E conhecereis a verdade, e a verdade voz libertará". 3 mai. 2016. Twitter: jairbolsonaro. Disponível em: https://twitter.com/jairbolsonaro/status/727618002737348608. Acesso em: 4 jun. 2022.
241 CILLIZZA, C. A fact checker looked into 158 things Donald Trump said. 78 percent were false. **The Washington Post**, 1 jul. 2016. Disponível em: https://www.washingtonpost.com/news/the-fix/wp/2016/07/01/donald-trump-has-been-wrong-way-more-often-than-all-the-other-2016-candidates-combined/. Acesso em: 10 dez. 2021.
242 EM 1.283 DIAS como presidente, Bolsonaro deu 5.718 declarações falsas ou distorcidas. **Aos Fatos**, 7 jul. 2022 (última atualização). Disponível em: https://www.aosfatos.org/todas-as-declara%C3%A7%C3%B5es-de-bolsonaro/. Acesso em: 10 dez. 2021.
243 SNYDER, T. Op. cit., p. 37.
244 Idem, p. 35-37.
245 ABRAMSON, S. QAnon is an ARG (Alternate Reality Game). It was set up that way and is managed that way. QAnoners are playing an ARG and refuse to stop for the very reason transreality gaming can be hazardous: you can forget what's game and what's reality. QAnoners are lost in a dangerous game. 16 dez. 2020. Twitter: SethAbramson. Disponível em: https://twitter.com/sethabramson/status/1339045051859677186. Acesso em: 15 dez. 2021.
246 Ibidem.
247 Ibidem.
248 MORTON, T. (a). **Hyperobjects**: Philosophy and Ecology After the End of the World. Ed. Il. Minneapolis: University Of Minnesota Press, 2013.
249 MORTON, T. (b). Introducing the idea of 'hyperobjects'. **High Coubtry News**, Essay, 19 jan. 2015. Disponível em: https://www.hcn.org/issues/47.1/introducing-the-idea-of-hyperobjects. Acesso em: 25 jan. 2022.
250 Caio Machado. Op. cit.
251 PROJETO DE LEI n.º 2630, de 2020 (Lei das Fake News). Senado Federal, Atividade Legislativa. Disponível em: https://www25.senado.leg.br/web/atividade/materias/-/materia/141944. Acesso em: 25 jan. 2022.

252 Dayane Machado. Op. cit.
253 ZUCKERMAN, E. Facebook has a misinformation problem, and is blocking access to data about how much there is and who is affected. **The Conversation**, 2 nov. 2021. Disponível em: https://theconversation.com/facebook-has-a-misinformation-problem-and-is-blocking-access-to-data-about-how-much-there-is-and-who-is-affected-164838. Acesso em: 25 jan. 2022.
254 SCHMIDT, S. Op. cit.
255 HORWITZ, J. Facebook Says Its Rules Apply to All. Company Documents Reveal a Secret Elite That's Exempt. **The Wall Street Journal**, The Facebook Files, 13 set. 2021. Disponível em: https://www.wsj.com/articles/facebook-files-xcheck-zuckerberg-elite-rules-11631541353. Acesso em: 25 jan. 2022.
256 WELLS, G.; SEETHARAMAN, D.; HORWITZ, J. Is Facebook bad for you? It is for about 360 million users, company surveys suggest. **The Wall Street Journal**, The Facebook Files, 5 nov. 2021. Disponível em: https://www.wsj.com/articles/facebook-bad-for-you-360-million-users-say-yes-company-documents-facebook-files-11636124681. Acesso em: 25 jan. 2022.
257 Caio Machado. Op. cit.
258 GARCIA, L.; SHANE, T. A guide to prebunking: a promising way to inoculate against misinformation. First Draft, 29 jun. 2021. Disponível em: https://firstdraftnews.org/articles/a-guide-to-prebunking-a-promising-way-to-inoculate-against-misinformation/. Acesso em: 25 jan. 2022.
259 Felipe Bonow Soares. Op. cit.
260 ABRAMSON, S. Op. cit. Acesso em: 25 jan. 2022.
261 RUDNITZKI, E.; SCOFIELD, L. Sete das dez imagens mais compartilhadas em grupos de WhatsApp durante a pandemia são falsas. **Agência Pública**, 28 jul. 2020. Disponível em: https://apublica.org/2020/07/sete-das-dez-imagens-mais-compartilhadas-em-grupos-de-whatsapp-durante-a-pandemia-sao-falsas/. Acesso em: 25 jan. 2022.
262 LEWANDOWSKY, S., COOK, J., SCHMID, P., HOLFORD, D. L., FINN, A., LEASK, J., THOMSON, A., LOMBARDI, D., AL-RAWI, A. K., AMAZEEN, M. A., ANDERSON, E. C., ARMAOS, K. D., BETSCH, C., BRUNS, H. H. B., ECKER, U. K. H., GAVARUZZI, T., HAHN, U., HERZOG, S., JUANCHICH, M., KENDEOU, P., NEWMAN, E. J., PENNYCOOK, G., RAPP, D. N., SAH, S., SINATRA, G. M., TAPPER, K., VRAGA, E. K. (2021) The COVID-19 Vaccine Communication Handbook. A practical guide for improving vaccine communication and fighting misinformation. Disponível em: https://sks.to/c19vax. Traduzido por: Aldo Fernandes, Claudia Groposo, Dayane Machado, Luciano Marquetto, Minéya Fantim e Rafael Pegoraro. Disponível em: https://hackmd.io/@scibehC19vax/lang-pt. Acesso em: 25 jan. 2022.
263 BICHARRA, C. **Falácias Lógicas ou Sofismas** – Curso ILC UNIRIOTEC. 16 mai. 2019. Disponível em: https://wwwp.uniriotec.br/cristinabicharra/wp-content/uploads/sites/16/2019/05/Curso_ILC_Falacias.pdf. Acesso em: 25 jan. 2022.
264 DIETA de mídia. **Internetlab**, 2019-2021. Disponível em: https://internetlab.org.br/pt/projetos/dieta-de-midia/. Acesso em: 31 maio. 2022.
265 FESTINGER, L.; RIECKEN, H. W.; SCHACHTER, S. **When prophecy fails**. Minneapolis: University of Minnesota Press, 1956, p. 3. Disponível em: https://ia802802.us.archive.org/4/items/pdfy-eDNpDzTy_dR1b0iB/Festinger-Riecken-Schachter-When-Prophecy-Fails-1956.pdf.

266 HARARI, Y.N. **Sapiens** – Uma Breve História da Humanidade. Porto Alegre: LP&M Pocket, 2018, p. 155.

4. PORQUE SOMOS CRÉDULOS

267 PESQUISAS apontam que 400 mil mortes poderiam ser evitadas; governistas questionam. Senado Federal, **Senado Notícias**, 24 jun. 2021. Disponível em: https://www12.senado.leg.br/noticias/materias/2021/06/24/pesquisas-apontam-que-400-mil-mortes-poderiam-ser-evitadas-governistas-questionam. Acesso em: 25 jan. 2022.

268 PILATI, R. **Ciência e Pseudociência**: Por que Acreditamos Naquilo que Queremos Acreditar. São Paulo: Contexto, 2018, p. 32.

269 OGDEN, Thomas H.; MUSZKAT, Susana. Sobre três formas de pensar: o pensamento mágico, o pensamento onírico e o pensamento transformativo. **Rev. bras. psicanálise**, São Paulo, v. 46, n. 2, p. 193-214, jun. 2012. Disponível em: http://pepsic.bvsalud.org/scielo.php?script=sci_arttext&pid=S0486-641X2012000200016. Acesso em: 25 jan. 2022.

270 ORSI, C. (a). Pensamento mágico e desespero político. **Questão de Ciência**, Apocalipse Now, 14 fev. 2020. Disponível em: https://www.revistaquestaodeciencia.com.br/apocalipse-now/2020/02/14/pensamento-magico-e-desespero-politico. Acesso em: 25 jan. 2022.

271 COMPORTAMENTO – A aurora do pensamento mágico. **Super Interessante**, 31 out. 2016. Disponível em: https://super.abril.com.br/historia/comportamento-a-aurora-do-pensamento-magico/. Acesso em: 25 jan. 2022.

272 SHERMER, M. **The Believing Brain**. Nova York: Griffin, 2012, p. 5.

273 PILATI, R. Op. cit., p. 80.

274 Ronaldo Pilati. Op. Cit.

275 Ibidem.

276 Luís Correia. Op. cit.

277 KAHNEMAN, D. **Rápido e Devagar [recurso eletrônico]**: duas formas de pensar. Trad. Cássio de Arantes Leite. Rio de Janeiro: Objetiva, 2012, p. 39.

278 CORREIA, Luís. O crepúsculo do Novembro azul. **MBE – Medicina Baseada em Evidências**, 19 nov. 2017. Disponível em: http://medicinabaseadaemevidencias.blogspot.com/2017/11/o-crepusculo-do-novembro-azul.html. Acesso em: 25 jan. 2022.

279 SAGAN, C. (a). **O Mundo Assombrado Pelos Demônios**. Trad. Rosaura Eichenberg. São Paulo, Companhia de Bolso, 2006, p. 547.

280 SEU vício no cigarro pode estar encobrindo o quê? **Saúde Brasil**, 15 out. 2019. Disponível em: https://saudebrasil.saude.gov.br/eu-quero-parar-de-fumar/seu-vicio-no-cigarro-pode-estar-encobrindo-o-que. Acesso em: 31 maio 2022.

281 HARARI, Y.N. Op. Cit., p. 226.

282 Ronaldo Pilati. Op. Cit.

283 BALLOUSSIER, A. V. Ex-negacionistas se convertem, aceitam vacina e descartam "kit Covid". **Folha de S.Paulo**, 19 jun. 2021. Disponível em: https://www1.folha.uol.com.br/equilibrioesaude/2021/06/ex-negacionistas-se-convertem-aceitam-vacina-e-descartam-kit-covid.shtml. Acesso em: 25 jan. 2022.

284 MÉDICA QUE tratou grávidas com Covid com nebulização de hidroxicloroquina no Amazonas diz que usou último recurso disponível. **G1 AM**, 18 abr. 2021.

Disponível em: https://g1.globo.com/am/amazonas/noticia/2021/04/18/medica-que-tratou-gravidas-com-covid-com-nebulizacao-de-hidroxicloroquina-no-am-diz-que-usou-ultimo-recurso-disponivel.ghtml. Acesso em: 4 jun. 2022.

285 IVERMECTIN Day – Faça sua inscrição. **Médicos Pela Vida Covid19**, 2021. Disponível em: https://medicospelavidacovid19.com.br/ivermectina-day/ Acesso em: 25 jan. 2022.

286 BECK, J. This Article Won't Change Your Mind. **The Atlantic**, 13 mar. 2017. Disponível em: https://www.theatlantic.com/science/archive/2017/03/this-article-wont-change-your-mind/519093/. Acesso em: 25 jan. 2022.

287 Ronaldo Pilati. Op. cit.

288 Ibidem.

289 PILATI, R. Op. cit., p. 14.

290 Ronaldo Pilati. Op. cit.

291 Ibidem.

292 Dayane Machado. Op. cit.

293 USLANER, E. M. Trust as a moral value. (2001). In: CASTIGLIONE, D.; VAN DETH, J. W.; WOLLEB, G. (eds.). **The Handbook of Social Capital**. Nova York: Oxford University Press, 2008, pp. 101-122.

294 PESQUISA CFM/DATAFOLHA: Médicos são os profissionais em quem os brasileiros mais confiam e depositam credibilidade. **IstoÉ Dinheiro**, 20 jul. 2020. Disponível em: https://portal.cfm.org.br/noticias/pesquisa-cfm-datafolha-medicos-sao-os-profissionais-em-quem-os-brasileiros-mais-confiam-e-depositam-credibilidade/. Acesso em: 25 jan. 2022.

295 Ronaldo Pilati. Op. cit.

296 Carlos Orsi. Entrevista concedida aos autores em 10 abr. 2021.

297 EVANGÉLICOS apoiam Bolsonaro e negam riscos do coronavírus. **Deutsche Welle**, Política, 2 abr. 2020. Disponível em: https://www.dw.com/pt-br/evang%C3%A9licos-fazem-coro-com-bolsonaro-e-negam-riscos-do-coronav%C3%ADrus/a-53000050. Acesso em: 25 jan. 2022.

298 PROJETO COMPROVA. Silas Malafaia publica vídeo enganoso sobre prescrição da ivermectina contra covid-19. **O Estado de S. Paulo**, 30 dez. 2020. Disponível em: https://politica.estadao.com.br/blogs/estadao-verifica/silas-malafaia-publica-video-enganoso-sobre-prescricao-da-ivermectina-contra-covid-19/. Acesso em: 25 jan. 2022.

299 GONÇALVES, E. (a). Universal comemora cura da Covid de Edir Macedo por hidroxicloroquina. **Veja**, 12 jun. 2020. Disponível em: https://veja.abril.com.br/brasil/universal-comemora-cura-da-covid-de-edir-macedo-por-hidroxocloroquina/. Acesso em: 25 jan. 2022.

300 MORI, L. Como a crise do coronavírus expõe racha entre evangélicos no Brasil. **BBC News Brasil**, 28 abr. 2020. Disponível em: https://www.bbc.com/portuguese/brasil-52313890. Acesso em: 28 jun. 2021.

301 Homeopatia para prevenção da Covid-19: Relato de uma intervenção em uma empresa brasileira do setor de serviços. **AMHB**, 15 out. 2021. Disponível em: https://amhb.org.br/noticias/homeopathy-for-covid-19-prevention-reportof-an-intervention-at-a-brazilian-service-sectorcompany/. Acesso em: 31 maio 2022.

302 MORAES, F. Entre a cloroquina e o namastê: conheça a direita gratiluz. **The Intercept Brasil**, 4 mai. 2021. Disponível em: https://theintercept.com/2021/05/04/entre-cloroquina-namaste-conheca-direita-gratiluz/. Acesso em: 25 jan. 2022.

303 WARD, C.; VOAS, D., Prof. The emergence of Conspirituality. **Journal of Contemporary Religion**, vol. 26, issue 1, 2011, pp. 103-121. DOI: 10.1080/13537903.2011.539846. Disponível em: https://www.tandfonline.com/doi/abs/10.1080/13537903.2011.539846?journalCode=cjcr20. Acesso em: 25 jan. 2022.

304 LEWANDOWSKY, S.; COOK, J. **The Conspiracy Theory Handbook**. George Mason University, Center for Climate Change Communication, 2020. Disponível em: https://www.climatechangecommunication.org/conspiracy-theory-handbook/. Acesso em: 25 jan. 2022.

305 CASTELFRANCHI, Y. et al. As opiniões dos brasileiros sobre ciência e tecnologia: o 'paradoxo' da relação entre informação e atitudes. **História, Ciências, Saúde – Manguinhos**, Rio de Janeiro, v.20, supl., nov. 2013, p.1163-1183. Disponível em: https://www.scielo.br/j/hcsm/a/7JGKDbkgfn5XBLTg8TzRC9S/?lang=pt&format=pdf. Acesso em: 18 mar. 2022.

306 ORESKES, N.; CONWAY, E. M. **Merchants of doubt**: How a Handful of Scientists Obscured the Truth on Issues from Tobacco Smoke to Global Warming. Nova York: Bloomsbury Publishing, 2010.

307 ENGBER, D. The Grandfather Of Alt-Science. **FiveThirtyEight**, 12 out. 2017. Disponível em: https://fivethirtyeight.com/features/the-grandfather-of-alt-science; WALDMAN, S. C. House Science Committee Calls on Alt-Science to Drive Policy. **Scientific American**, E&E News, 29 mar. 2017. Disponível em: https://www.scientificamerican.com/article/house-science-committee-calls-on-alt-science-to-drive-policy. Acesso em: 25 jan. 2022.

5. PORQUE PARECE CIÊNCIA

308 CASARÕES, G., & MAGALHÃES, D. (2021). A aliança da hidroxicloroquina: como líderes de extrema direita e pregadores da ciência alternativa se reuniram para promover uma droga milagrosa. **Revista de Administração Pública**, 55(1), 197–214. https://doi.org/10.1590/0034-761220200556. Disponível em: https://bibliotecadigital.fgv.br/ojs/index.php/rap/article/view/83154. Acesso em: 25 jan. 2022.

309 KUHN, T.S. **A estrutura das revoluções científicas**. Trad. Beatriz Vianna e Nelson Boeira. Coleção Debates. 5. ed. São Paulo: Perspectiva, 1998, p. 24. Disponível em: https://edisciplinas.usp.br/pluginfile.php/4103727/mod_resource/content/1/Kuhn-Estrutura-das-revolucoes-cientificas%201989.pdf. Acesso em: 25 jan. 2022.

310 PILATI, R. Op. cit., p. 83.

311 Ronaldo Pilati. Op. cit.

312 ORSI, C. (b). Pandemia de zumbis. **Questão de Ciência**, Apocalipse Now, 24 out. 2020. Disponível em: https://www.revistaquestaodeciencia.com.br/apocalipse-now/2020/10/24/pandemia-de-zumbis. Acesso em: 25 jan. 2022.

313 Natalia Pasternak. Op. cit.

314 Ibidem.

315 OUR definition of Science. **Science Council.** Disponível em: https://sciencecouncil.org/about-science/our-definition-of-science/. Acesso em: 25 jan. 2022.

316 CHALMERS, A. F. **O Que é a Ciência Afinal?** Coleção Primeiros Passos. 1. ed. São Paulo: Editora Brasiliense, 1993, p. 64.

317 DAVYT, A.; VELHO, L. A avaliação da ciência e a revisão por pares: passado e presente. Como será o futuro? **Scielo**, jun. 2000, https://doi.org/10.1590/

S0104-59702000000200005. Disponível em: https://www.scielo.br/j/hcsm/a/QYbkKSZJ4hfBnq4xDsLhDpx/?lang=pt#. Acesso em: 3 jul. 2022.

318 CASTILHO, E. A.; KALIL, J. Ética e pesquisa médica: princípios, diretrizes, regulamentações. **Scielo**, jul.-ago., 2005. Disponível em: https://www.scielo.br/j/rsbmt/a/GZy9PjftnYchjHYc3tW6fwt/?format=pdf&lang=pt. Acesso em: 3 jul. 2022.

319 GALVÃO, C. M. Níveis de evidência. **Scielo**, jun. 2006, https://doi.org/10.1590/S0103-21002006000200001. Disponível em: https://www.scielo.br/j/ape/a/JXrfXqCfD4vPztQFQBrkB7g/?lang=pt. Acesso em: 3 jul. 2022.

320 OLIVEIRA, D.A.L. de. **Práticas Clínicas Baseadas em Evidências – Módulo Pedagógico**. UMA-SUS; UNIFESP – Especialização em Saúde da Família. Disponível em: https://files.cercomp.ufg.br/weby/up/19/o/Pr__ticas_cl__nicas_baseadas_em_evid__ncias.pdf. Acesso em: 25 jan. 2022.

321 Luís Correia. Op. cit.

322 COVID-19 Studies from the World Health Organization Database. **U.S. National Library of Medicine, ClinicalTrials.gov**. Disponível em: https://clinicaltrials.gov/ct2/who_table. Acesso em: 25 jan. 2022.

323 Denizar Vianna. Op. cit.

324 CHAIB, J.; MACHADO, R. Teich critica cloroquina e diz à CPI que pediu demissão a Bolsonaro por falta de autonomia. **Folha de S.Paulo**, Política, 5 mai. 2021. Disponível em: https://www1.folha.uol.com.br/poder/2021/05/teich-critica-cloroquina-e-diz-a-cpi-que-pediu-demissao-a-bolsonaro-por-falta-de-autonomia.shtml. Acesso em: 25 jan. 2022.

325 CONSELHO FEDERAL DE MEDICINA(a). Op. cit. Acesso em: 10 jan. 2022.

326 Idem. Acesso em: 29 dez. 2021.

327 INFORME ENSP. Marcus Lacerda: Cientista precisou de escolta por provar que a cloroquina não funciona. **Escola Nacional de Saúde Pública Sergio Arouca**, 15 abr. 2021. Disponível em: https://informe.ensp.fiocruz.br/noticias/51215. Acesso em: 5 jan. 2022.

328 PESQUISADORES repudiam ataques de apoiadores de Bolsonaro contra ex-reitor da UFPel. **Brasil de Fato**, 25 jan. 2021. Disponível em: https://www.brasildefato.com.br/2021/01/25/pesquisadores-repudiam-ataques-de-apoiadores-de-bolsonaro-contra-ex-reitor-da-ufpel. Acesso em: 6 jan. 2022.

329 WANG, M., CAO, R., ZHANG, L. et al. Remdesivir and chloroquine effectively inhibit the recently emerged novel coronavirus (2019-nCoV) in vitro. **Cell Res 30**, 269–271 (2020). https://doi.org/10.1038/s41422-020-0282-0. Disponível em: https://www.nature.com/articles/s41422-020-0282-0. Acesso em: 25 jan. 2022.

330 Idem. Acesso em: 28 jun. 2022.

331 GAO, J.; TIAN, Z.; YANG, X. Breakthrough: Chloroquine phosphate has shown apparent efficacy in treatment of COVID-19 associated pneumonia in clinical studies. (Letter.) **BioScience Trends**. 2020; 14(1):72-73. DOI: 10.5582/bst.2020.01047. Disponível em: https://www.jstage.jst.go.jp/article/bst/14/1/14_2020.01047/_pdf/-char/en. Acesso em: 25 jan. 2022

332 XU, Y.; CHEN, Y.; TANG, X. Guidelines for the diagnosis and treatment of coronavirus disease 2019 (COVID-19) in China. (Policy Forum.) **Global Health & Medicine**. 2020; 2(2):66-72. DOI: 10.35772/ghm.2020.01015. Disponível em: https://www.jstage.jst.go.jp/article/ghm/2/2/2_2020.01015/_pdf/-char/en. Acesso em: 25 jan. 2022.

333 GAO, J.; TIAN, Z.; YANG, X. Op. Cit.

334 LIU, J., CAO, R., XU, M. et al. Hydroxychloroquine, a less toxic derivative of chloroquine,

is effective in inhibiting SARS-CoV-2 infection in vitro. **Cell Discov 6**, 16 (2020). https://doi.org/10.1038/s41421-020-0156-0. Disponível em: https://www.nature.com/articles/s41421-020-0156-0. Acessado em 25/01/2022

335 CORONAVIRUS: VERS UNE SORTIE DE CRISE? 2020. Vídeo (1:44). Publicado pelo canal **IHU Méditerranée-Infection**. Disponível em: https://www.youtube.com/watch?v=8L6ehRif-v8. Acesso em: 19 dez. 2021.

336 CORONAVIRUS: DIAGNOSTIQUONS ET TRAITONS ! PREMIERS RÉSULTATS POUR LA CHLOROQUINE. 2020. Vídeo (18:25). Publicado pelo canal **IHU Méditerranée-Infection**. Disponível em: https://www.youtube.com/watch?v=n4J8kyd Ovbc. Acesso em: 25 jan. 2022.

337 GAUTRET, P.; LAGIER, J-C.; PAROLA, P.; HOANG,V.T.; MEDDEB, L.; MAILHE, M.; DOUDIER, B.; COURJON, J.; GIORDANENGO, V.; VIEIRA, V.E.; DUPONT, H. T.; HONORÉ, S.; COLSON, P.; CHABRIÈRE, E.; LA SCOLA, B.; ROLAIN, J-M.; BROUQUI, P.; RAOULT, D. Hydroxychloroquine and azithromycin as a treatment of COVID-19: results of an open-label non-randomized clinical trial. International Journal of Antimicrobial Agents, Volume 56, Issue 1, 2020, 105949. ISSN 0924-8579. https://doi.org/10.1016/j.ijantimicag.2020.105949. Disponível em: https://www.sciencedirect.com/science/article/pii/S0924857920300996. Acesso em: 19 dez. 2021.

338 Idem. Acesso em: 12 jun. 2022.

339 TREATMENT of Coronavirus SARS-Cov2 REspiratory Infections with Hydroxychloroquine. **EU Clinical Trials Register**, Clinical trials. Disponível em: https://www.clinicaltrialsregister.eu/ctr-search/trial/2020-000890-25/FR#N. Acesso em: 25 jan. 2022.

340 GARCIA, V. INQUIRY. At the IHU, Didier Raoult's little arrangements with ethics (and law) Citizen4Science, 28 jul. 2021. Disponível em: https://citizen4science.org/inquiry-at-the-ihu-didier-raoults-little-arrangements-with-ethics-and-law/#.Yb-jcBPMJQI. Acesso em: 25 jan. 2022.

341 BORBA, M.G.S.; VAL, F.F.A.; SAMPAIO, V.S. et al. Effect of High vs Low Doses of Chloroquine Diphosphate as Adjunctive Therapy for Patients Hospitalized With Severe Acute Respiratory Syndrome Coronavirus 2 (SARS-CoV-2) Infection: A Randomized Clinical Trial. **JAMA Netw Open**. 2020;3(4):e208857. DOI:10.1001/jamanetworkopen.2020.8857. Disponível em: https://jamanetwork.com/journals/jamanetworkopen/fullarticle/2765499. Acesso em: 22 dez. 2021.

342 Chloroquine Diphosphate for the Treatment of Severe Acute Respiratory Syndrome secondary to SARS-CoV2 (CloroCOVID19). **U.S. National Library of Medicine**, ClinicalTrials.gov. Disponível em: https://clinicaltrials.gov/ct2/show/NCT04323527?term=NCT04323527&draw=2&rank=1. Acesso em: 22 dez. 2021.

343 BRASIL. Ministério da Saúde. Conselho Nacional de Saúde. Comissão Nacional de Ética em Pesquisa. **Boletim Ética em Pesquisa** - Edição Especial Coronavírus (Covid-19). Versão 1.0. Brasília: CONEP/CNS/MS, 2020. Disponível em: http://conselho.saude.gov.br/images/comissoes/conep/img/boletins/Boletim-Eticaem-Pesquisa-ED6.pdf. Acesso em: 22 dez. 2021.

344 Idem.

345 Marcus Lacerda. Op. cit.

346 CHIN J Tuberc Respir Dis, 2020, doi: 10.3760/cma.j.issn.1001-0939.2020.03.009 Disponível em: http://rs.yiigle.com/CN112147202003/1184469.htm. Acesso em: 22 dez. 2021.

347 WATSON, J.A.; TARNING, J.; HOGLUND, R. M.; BAUD, F. J.; MEGARBANE, B.;

CLEMESSY, J-L.; WHITE, N.J. (2020) Concentration-dependent mortality of chloroquine in overdose. eLife 9:e58631. https://doi.org/10.7554/eLife.58631. Disponível em: https://elifesciences.org/articles/58631. Acesso em: 22 dez. 2021.

348 PROJETO COMPROVA. Abril/2020: Estudo não usou dose letal de cloroquina para matar pacientes. **Exame**, 24 abr. 2020. Disponível em: https://exame.com/brasil/estudo-nao-usou-dose-letal-de-cloroquina-para-matar-pacientes-com-covid-19/. Acesso em: 22 dez. 2021.

349 BORBA, M.G.S. et al. Chloroquine diphosphate in two different dosages as adjunctive therapy of hospitalized patients with severe respiratory syndrome in the context of coronavirus (SARS-CoV-2) infection: Preliminary safety results of a randomized, double-blinded, phase IIb clinical trial (CloroCovid-19 Study). **MedRxiv**, p. 1-30, 2020. Disponível em: https://www.arca.fiocruz.br/handle/icict/40857. Acesso em: 13 jun. 2022.

350 Marcus Lacerda. Op. cit.

351 STATEMENT from the Chief Investigators of the Randomised Evaluation of COVid-19 thERapY (RECOVERY) Trial on hydroxychloroquine. 5 jun. 2020. Disponível em: https://www.recoverytrial.net/files/hcq-recovery-statement-050620-final-002.pdf. Acesso em: 22 dez. 2021.

352 WORLD Health Organization. Coronavirus disease (COVID-19): Solidarity Trial and hydroxychloroquine. **World Health Organization**, Q&A, 19 jun. 2020. Disponível em: https://www.who.int/news-room/questions-and-answers/item/coronavirus-disease-covid-19-hydroxychloroquine. Acesso em: 22 dez. 2021.

353 WHO Solidarity Trial Consortium. Repurposed Antiviral Drugs for Covid-19 – Interim WHO Solidarity Trial Results. **The New England Journal of Medicine 2021**; 384: 497-511. DOI: 10.1056/NEJMoa2023184. Disponível em: https://www.nejm.org/doi/full/10.1056/nejmoa2023184. Acesso em: 22 dez. 2021.

354 OFFORD, C. **The Surgisphere Scandal**: What Went Wrong? The Scientist, 1 out. 2020. Disponível em: https://www.the-scientist.com/features/the-surgisphere-scandal-what-went-wrong--67955. Acesso em: 23 dez. 2021.

355 MINISTÉRIO DA SAÚDE. (a). **Orientações para manuseio medicamentoso precoce de pacientes com diagnóstico da covid-19.** Disponível em: https://www.gov.br/saude/pt-br/centrais-de-conteudo/arquivos/orientacoes-manuseio-medicamentoso-covid19-pdf. Acesso em: 22 dez. 2021.

356 Marcus Lacerda. Op. cit.

357 RÉA-NETO, Á., BERNARDELLI, R.S., CÂMARA, B.M.D. et al. An open-label randomized controlled trial evaluating the efficacy of chloroquine/hydroxychloroquine in severe COVID-19 patients. **Sci Rep 11**, 9023 (2021). https://doi.org/10.1038/s41598-021-88509-9. Disponível em: https://www.nature.com/articles/s41598-021-88509-9. Acesso em: 22 dez. 2021.

358 FOWKS, J. Grupo evangélico peruano injeta medicamento veterinário em milhares de pessoas para a Covid-19. **El País**, Sociedade, 20 jun. 2020. Disponível em: https://brasil.elpais.com/sociedade/2020-06-20/grupo-evangelico-peruano-injeta-medicamento-veterinario-em-milhares-de-pessoas-para-a-covid-19.html. Acesso em: 22 dez. 2021.

359 ROBINS-EARLY, N. Op. cit. Acesso em: 23 dez. 2021.

360 AFIUNE, G.; ANJOS, A. B.; DOLCE, J.; OLIVEIRA, R. Era uma vez no país da cloroquina. **Agência Pública**, 13 out. 2020. Disponível em: https://apublica.org/2020/10/era-uma-vez-no-pais-da-cloroquina/. Acesso em: 22 dez. 2021.

361 PORTER, T. The roots of ivermectine mania: How South America incubated a fake-medicine craze that took the US by storm. **Insider**, 6 nov. 2021. Disponível em: https://www.businessinsider.com/how-south-america-misinformation-fuelled-the-ivermectin-craze-2021-10. Acesso em: 25 jan. 2022.

362 RAPID INCREASE in Ivermectin Prescriptions and Reports of Severe Illness Associated with Use of Products Containing Ivermectin to Prevent or Treat COVID-19. **CDC Health Alert Network**, 26 ago. 2021. Disponível em: https://emergency.cdc.gov/han/2021/han00449.asp. Acesso em: 28 dez. 2021.

363 Métricas em unidades de caixas e em valores reais à preço PPP (Pharmacy Purchase Price). IQVIA, Auditoria PMB, base de dezembro 2021, canal varejo, total Brasil. Dados enviados pela IQVIA aos autores do livro.

364 CUNHA, J. Venda de ivermectina salta de 1,5 milhão para 5,5 milhões em janeiro. **Folha de S.Paulo**, Painel S.A., 28 fev. 2022. Disponível em: https://www1.folha.uol.com.br/colunas/painelsa/2022/02/venda-de-ivermectina-salta-de-15-milhao-para-55-milhoes-em-janeiro.shtml. Acesso em: 18 mar. 2022

365 RUDNITZKI, E. Deputado do RN administra grupos de WhatsApp que promovem falso tratamento precoce contra Covid-19. **Agência Pública**, 14 mai. 2021. Disponível em: https://apublica.org/2021/05/deputado-do-rn-administra-grupos-de-whatsapp-que-promovem-falso-tratamento-precoce-contra-covid-19/. Acesso em: 25 jan. 2022.

366 Ibidem.

367 CALY, l.; DRUCE, j.d.; CATTON, M.G.; JANS, D.A.; WAGSTAFF, K.M. The FDA-approved drug ivermectin inhibits the replication of SARS-CoV-2 in vitro. **Antiviral Research**, Volume 178, 2020, 104787. ISSN 0166-3542. https://doi.org/10.1016/j.antiviral.2020.104787. Disponível em: https://www.sciencedirect.com/science/article/pii/S0166354220302011?via%3Dihub#bib5. Acesso em: 22 dez. 2021.

368 Idem. Acesso em: 23 dez. 2021.

369 SCHMITH, V.D.; ZHOU, J.; LOHMER, L.R. (2020), The Approved Dose of Ivermectin Alone is not the Ideal Dose for the Treatment of COVID-19. **Clinical. Pharmacology. Therapeutics.**, 108: 762-765. https://doi.org/10.1002/cpt.1889. Disponível em: https://ascpt.onlinelibrary.wiley.com/doi/full/10.1002/cpt.1889. Acesso em: 23 dez. 2021.

370 PEÑA-SILVA, r.; DUFFULL, S.B.; STEER, A.C.; JARAMILLO-RINCON, S.X.; GWEE, A.; ZHU, X. (2021) Pharmacokinetic considerations on the repurposing of ivermectin for treatment of COVID-19. **British Journal of Clinical Pharmacology**, 87: 1589-1590. https://doi.org/10.1111/bcp.14476. Disponível em: https://www.ncbi.nlm.nih.gov/pmc/articles/PMC7404744/pdf/BCP-9999-na.pdf. Acesso em: 23 dez. 2021.

371 Elgazzar, A.G. Efficacy and Safety of Ivermectin for Treatment and prophylaxis of COVID-19 Pandemic. **Research Square** license: doi.org/10.21203/rs.3.rs-100956. Clinical trial gov. Identifier: NCT 04668469. Disponível em: https://www.researchsquare.com/article/rs-100956/v3. Acesso em: 23 dez. 2021.

372 SILVA, Y.P.; BERNARDI, A.; FROZZA, R.L. The Role of Short-Chain Fatty Acids From Gut Microbiota in Gut-Brain Communication. **Frontiers in endocrinology**, 31 jan. 2020. Sec. Neuroendocrine Science. Doi: 10.3389/fendo.2020.00025. Disponível em: https://www.frontiersin.org/articles/10.3389/fendo.2020.00025/full. Acesso em: 13 jun. 2022.

373 SILVA, Y.P.; BERNARDI, A.; FROZZA, R.L. Op.cit. Métrica obtida em **Altametric**.

Disponível em: https://frontiers.altmetric.com/details/74833746. Acesso em: 13 jun. 2022.

374 BORBA, M.G.S.; VAL, F.F.A.; SAMPAIO, V.S. et al. Op. cit. Métrica obtida em **Altametric**. Disponível em: https://jamanetwork.altmetric.com/details/80485120#score. Acesso em: 31 mai. 2022.

375 RAOULT, D.; GAUTRET, P. et al. Hydroxychloroquine and azithromycin as a treatment of COVID-19: results of an open-label non-randomized clinical trial. International Journal of Antimicrobial Agents, jul. 2020. DOI: 10.1016/j.ijantimicag.2020.105949. Métrica obtida em **Altametric**. Disponível em: https://www.altmetric.com/details/77952531. Acesso em: 31 mai. 2022.

376 REARDON, S. Flawed ivermectin preprint highlights challenges of COVID drug studies. **Nature**, 2 ago. 2021. Disponível em: https://www.nature.com/articles/d41586-021-02081-w. Acesso em: 23 dez. 2021.

377 SCHRAER, R.; GOODMAN, J. Ivermectin: How false science created a Covid "miracle" drug. **BBC NEWS**, Reality Check, 6 out. 2021. Disponível em: https://www.bbc.com/news/health-58170809. Acesso em: 23 dez. 2021.

378 LAWRENCE, J. Why Was a Major Study on Ivermectin for COVID-19 Just Retracted? **GRFTR News**, 15 jul. 2021. Disponível em: https://grftr.news/why-was-a-major-study-on-ivermectin-for-covid-19-just-retracted/. Acesso em: 23 dez. 2021.

379 DAVEY, M. Huge study supporting ivermectin as Covid treatment withdrawn over ethical concerns. **The Guardian**, Medical Research, 15 jul. 2021. Disponível em: https://www.theguardian.com/science/2021/jul/16/huge-study-supporting-ivermectin-as-covid-treatment-withdrawn-over-ethical-concerns. Acesso em: 27 dez. 2021.

380 Index of Ahmed Elgazzar. **Nick Brown's Blog**, 9 ago. 2021. Disponível em: http://nickbrown.fr/blog/elgazzar. Acesso em: 12 jun. 2022.

381 MARCUS, A.; ORANSKY, I. Meet the "data thugs" out to expose shoddy and questionable research. **Science**, 14 fev. 2018. Disponível em: https://www.science.org/content/article/meet-data-thugs-out-expose-shoddy-and-questionable-research. Acesso em: 28 dez. 2021

382 DAVEY, M. Op. cit.

383 SAGAN, C. (b). **Broca's Brain**: Reflections on the Romance of Science. Nova York: Ballantine Books, 1979, p. 83.

384 Trial Specifications. **Together Clinical Trials** – COVID-19. Disponível em: https://www.togethertrial.com/trial-specifications. Acesso em: 27 dez. 2021.

385 BRYANT, A. MSc; LAWRIE, T. A. MBBCh, PhD; DOWSWELL, T. PhD; FORDHAM, E. J. PhD; MITCHELL, S. MBChB, MRCS; HILL, S. R. PhD; THAM, T. C. MD, FRCP. Ivermectin for Prevention and Treatment of COVID-19 Infection: A Systematic Review, Meta-analysis, and Trial Sequential Analysis to Inform Clinical Guidelines. **American Journal of Therapeutics**: July/August 2021 - Volume 28 - Issue 4 - p e434-e460 doi: 10.1097/MJT.0000000000001402. Disponível em: https://journals.lww.com/americantherapeutics/Fulltext/2021/08000/Ivermectin_for_Prevention_and_Treatment_of.7.aspx#. Acesso em: 27 dez. 2021.

386 BAIMA, C. Op. cit. Acesso em: 23 dez. 2021.

387 LÓPEZ-MEDINA, E.; LÓPEZ, P.; HURTADO, I.C. et al. Effect of Ivermectin on Time to Resolution of Symptoms Among Adults With Mild COVID-19: A Randomized Clinical Trial. **JAMA**. 2021;325(14):1426–1435. doi:10.1001/

jama.2021.3071. Disponível em: https://jamanetwork.com/journals/jama/fullarticle/2777389. Acesso em: 23 dez. 2021.

388 LÓPEZ-MEDINA, E.; LÓPEZ, P.; HURTADO, I.C. et al. Op. cit. 12.496: métrica obtida em **Altametric**. Disponível em: https://www.altmetric.com/details/101307585. Acesso em: 31 de mai. 2022.

389 TRATAMENTO precoce de pacientes covid-19 (pré-hospitalar) e profilaxia nós trabalhadores em saúde. Disponível em: https://www.taquarussu.ms.gov.br/site/wp-content/uploads/2020/08/PROTOCOLO-TRATAMENTO-COVID-19-TAQUARUSSU-2020.pdf. Acesso em: 3 jul. 2022.

390 SOARES, G. Médicos de 3 planos receitam tratamento precoce antes mesmo de exame de covid. **Poder 360**, 10 abr. 2021. Disponível em: https://www.poder360.com.br/brasil/medicos-de-3-planos-receitam-tratamento-precoce-antes-mesmo-de-exame-de-covid/. Acesso em: 3 jul. 2022.

391 CORONAVÍRUS: Tratamento profilático com ivermectina continua disponível no Centreventos. **Município de itajaí**, 3 set. 2020. Disponível em: https://itajai.sc.gov.br/noticia/25671/coronavirus-tratamento-profilatico-com-ivermectina-continua-disponivel-no-centreventos#.YubGZi2tE_N. Acesso em: 3 jul. 2022.

392 Trial Specifications. Op. cit. Acesso em: 23 dez. 2021.

393 ROGERS, A. Better Data on Ivermectin Is Finally on Its Way. **Wired**, 8 set. 2021. Disponível em: https://www.wired.com/story/better-data-on-ivermectin-is-finally-on-its-way/. Acesso em: 23 dez. 2021.

394 RESULTADOS Inaf, Alfabetismo Brasil. **Indicador de Alfabetismo Funcional**. Disponível em: https://alfabetismofuncional.org.br/alfabetismo-no-brasil/. Acesso em: 27 dez. 2021.

395 SAGAN, C. (a). Op. cit., p. 45.

396 CONHEÇA o Brasil – População. Educação. **IBGE**. Disponível em: https://educa.ibge.gov.br/jovens/conheca-o-brasil/populacao/18317-educacao.html. Acesso em: 3 jul. 2022.

397 CASTELFRANCHI, Y. et al. Op. cit. Acesso em: 27 dez. 2021.

398 KAHAN, D.M. (2015) Climate-Science Communication and the Measurement Problem. **Political Psychology**, 36: 1-43. Disponível em: https://onlinelibrary.wiley.com/doi/abs/10.1111/pops.12244. Acesso em: 25 jan. 2022.

399 CASTELFRANCHI, Y. et al. Op. cit. Acesso em: 25 jan. 2022.

400 REZENDE, C.; LOPES, R. Governo desviou R$ 52 mi de publicidade da Covid para propaganda de suas ações. **Folha de S.Paulo**, 12 jun. 2021. Disponível em: https://www1.folha.uol.com.br/equilibrioesaude/2021/06/governo-desviou-r-52-mi-de-publicidade-da-covid-para-propaganda-de-suas-acoes.shtml. Acesso em: 25 jan. 2022.

401 Natalia Pasternak. Op. cit.

402 POSNER, P. (a). **O Farmacêutico de Auschwitz**. 1. ed. 2. reimp. Rio de Janeiro: Globo Livros, 2018, p. 93.

403 ALTARES, G. A fuga interminável de Josef Mengele, o médico de Auschwitz. **El País**, Cultura, 18 dez. 2017. Disponível em: https://brasil.elpais.com/brasil/2017/12/17/cultura/1513522332_391009.html. Acesso em: 25 jan. 2022.

404 Experimentação humana. **Código de Nuremberg**, 1947. Disponível em: https://bvsms.saude.gov.br/bvs/publicacoes/codigo_nuremberg.pdf. Acesso em: 25 jan. 2022.

405 Disponível em: https://super.abril.com.br/ciencia/doutores-da-agonia/ Acessado em: 4 jan. 2022.

406 POSNER, P. (b). **O Farmacêutico de Auschwitz**. [livro eletrônico.] Rio de Janeiro: Globo Livros, 2018, p. 55.

407 Ibidem.

408 POSNER, P. (b). Op. cit., p. 88.

409 LOPES, J.A. Bioética – uma breve história: de Nuremberg (1947) a Belmont (1979). **Revista Médica de Minas Gerais** 2014; 24(2): 262-273. DOI: 10.5935/2238-3182.20140060. Disponível em: http://www.rmmg.org/artigo/detalhes/1608. Acesso em: 4 jan. 2022.

6. PORQUE FOMOS COBAIAS

410 WORLD MEDICAL Association Declaration of Helsinki – Ethical Principles for Medical Research Involving Human Subjects. Adotado na 18ª Assembleia Geral WMA, Helsinki, Finlândia, jun. 1964. Disponível em: https://www.wma.net/what-we-do/medical-ethics/declaration-of-helsinki/doh-oct2000/. Acesso em: 31 mai. 2022.

411 GOLDIM, J.R. (1999) O Caso Tuskgee: quando a ciência se torna eticamente inadequada. **Núcleo Internacional de Bioética – HCPA/UFRGS**. Disponível em: https://www.ufrgs.br/bioetica/tueke2.htm. Acesso em: 4 jan. 2022.

412 POSNER, P. (b). Op. cit., p. 157.

413 Luiz Henrique Mandetta. Op. cit.

414 Dulce [nome fictício]. Entrevista concedida aos autores em regime de anonimato em 20 set. 2021.

415 BOA notícia! #JuntosSomosMais. Publicado por Prevent Senior. Disponível em: https://www.youtube.com/watch?v=TqaoNzh15pU. Acesso em: 3 jul. 2022.

416 PASTERNAK, N.; ORSI, C. Uma aula de como não se deve testar um medicamento. **Questão de Ciência**, Questão de Fato, 18 abr. 2020. Disponível em: https://www.revistaquestaodeciencia.com.br/questao-de-fato/2020/04/18/uma-aula-de-como-nao-se-deve-testar-um-medicamento. Acesso em: 4 jan. 2022.

417 BOLSONARO, J. M. **Facebook**. Disponível em: https://www.facebook.com/jairmessias.bolsonaro/posts/-segundo-o-ceo-fernando-parrillo-a-prevent-senior-reduziu-de-14-para-7-dias-o-te/1873242916158019/. Acesso em: 3 jul. 2022.

418 BALZA, G.; GloboNews; G1 SP. EXCLUSIVO: Prevent Senior ocultou mortes em estudo sobre cloroquina, indicam documentos e áudios. **G1**, 16 set. 2021. Disponível em: https://g1.globo.com/sp/sao-paulo/noticia/2021/09/16/investigada-na-cpi-da-covid-prevent-senior-ocultou-mortes-em-estudo-sobre-cloroquina-apoiado-por-bolsonaro.ghtml. Acesso em: 4 jan. 2022.

419 MINISTÉRIO PÚBLICO DO ESTADO DE SÃO PAULO. Compromisso de Ajustamento de Conduta entre Ministério Público do Estado de São Paulo, Prevent Senior Private Operadora de Saúde Ltda., com anuentes. 22. out 2021. Disponível em: https://preventsenior.com.br/wordpress/wp-content/uploads/2021/11/TAC_PREVENT_SENIOR.pdf. Acesso em: 4 jan. 2022.

420 Senado Federal – Comissão Parlamentar de Inquérito da Pandemia. Op. cit. p. 953; Entrevistas concedidas em off aos autores; Bruna Morato, entrevista concedida aos autores em 3 jan. 2022. Walter Correa. Entrevista concedida aos autores em 4 set. 2021.

421 Walter Correa. Entrevista concedida aos autores em 4 set. 2021.

422 MONTEIRO, D. Estudo sobre mortes por Covid-19 em hospitais públicos e privados da capital é destaque na CPI da Prevent Senior. **Câmara Municipal do Estado**

de São Paulo, Notícias, 17 fev. 2022. Disponível em: https://www.saopaulo.sp.leg.br/blog/estudo-sobre-mortes-por-covid-19-em-hospitais-publicos-e-privados-da-capital-e-destaque-na-cpi-da-prevent-senior/. Acesso em: 12 jun. 2022.

423 FORMENTI, L. Estudo mede risco de morrer por Covid-19 em hospitais de São Paulo. **Jota**, Medicina, 17 fev. 2022. Disponível em: https://www.jota.info/tributos-e-empresas/saude/estudo-risco-morrer-covid-19-17022022. Acesso em: 21 mar. 2022.

424 Bruna Morato. Op. cit.

425 Walter Correa. Op. cit.

426 Bruna Morato. Op. cit.

427 VIROLOGISTA DIZ QUE HÁ ENTENDIMENTO ENTRE PREVENT SENIOR E GOVERNO. 2021. Vídeo (2:17). Publicado pelo canal **UOL**. Disponível em: https://youtu.be/4ij4BG9v70Q. Acesso em: 25 jan. 2022.

428 Bruna Morato. Entrevista concedida aos autores por telefone em 3 jan. 2022.

429 HIDROXICLOROQUINA COM O DR PAOLO ZANOTTO – USP. 2020. Vídeo (1:44:02) Publicado pelo canal **Nelson Catarino**. Disponível em: https://www.youtube.com/watch?v=nTPGCsMT8ww Vídeo atualmente privado. Acesso em: 12 jun. 2022.

430 O CASO Prevent Senior. Direção: Álvaro Pereira Júnior. Brasil: Globoplay, 2021. Vídeo (60 min). Disponível em: https://globoplay.globo.com/o-caso-prevent-senior/t/8CqLbKMpWr/. Acesso em: 28 jun. 2022.

431 COSTA, A.C. (a). Op. cit. Acesso em: 6 jan. 2022.

432 Ibidem.

433 BALZA, G.; PAULUZE, T.; GloboNews; G1 SP. Prevent Senior receitou flutamida para paciente com Covid que teve câncer no fígado; medicamento pode causar hepatite fulminante. **G1**, 29 set. 2021. Disponível em: https://g1.globo.com/sp/sao-paulo/noticia/2021/09/29/prevent-senior-receitou-flutamida-para-paciente-com-covid-que-teve-cancer-no-figado-medicamento-pode-causar-hepatite-fulminante.ghtml. Acesso em: 21 mar. 2022.

434 Bruna Morato. Op. cit.

435 APÓS ACORDO com o MP, Prevent Senior admite que mentiu ao divulgar a eficácia do "kit covid". **Yahoo! Notícias**, 30 nov. 2021. Disponível em: https://br.noticias.yahoo.com/apos-acordo-com-o-mp-prevent-senior-admite-que-mentiu-ao-divulgar-a-eficacia-do-kit-covid-191700768.html. Acesso em: 31 mai. 2022

436 CPI DA COVID ouve advogada que preparou dossiê contra Prevent Senior; veja como foi. **O Estado de S. Paulo**, Política, 28 set. 2021. Disponível em: https://politica.estadao.com.br/ao-vivo/cpi-covid-depoimento-bruna-morato-advogada-dossie-prevent-se. Acesso em: 31 mai. 2022.

437 TOMAZ, K.; MACHADO, L.; G1 SP. Médicos e diretores da Prevent Senior podem responder por crime contra a vida, diz procurador-geral do MP de SP. **G1**, 24 set. 2021. Disponível em: https://g1.globo.com/sp/sao-paulo/noticia/2021/09/24/prevent-senior-pode-responder-por-crime-contra-a-vida-diz-procurador-geral-sobre-investigacao-do-mp-de-sp.ghtml. Acesso em: 31 mai. 2022.

438 Bruna Morato. Op. cit.

439 SOUZA, M. Prevent Senior e Hapvida seguem receitando kit-covid após comprarem 5 milhões de caixas de cloroquina e ivermectina. **Repórter Brasil**, 16 set. 2021. Disponível em: https://reporterbrasil.org.br/2021/09/prevent-

senior-e-hapvida-seguem-receitando-kit-covid-apos-comprarem-5-milhoes-de-caixas-de-cloroquina-e-ivermectina/. Acesso em: 25 jan. 2022.

440 Bruna Morato. Op. cit.

441 LUNG Cancer and Petrol Lighter. **Europe PMC**, 26 ago. 1950. Disponível em: https://europepmc.org/scanned?pageindex=1&articles=PMC2038994. Acesso em: 7 jul. 2022.

442 Ana Carolina Peçanha. Entrevista concedida aos autores em 4 jan. 2022.

443 SILVA JÚNIOR, J.C. DA; DEPALLENS, M.; ARAÚJO, L.F. Nota Técnica 01/2021 – Terapia anti-androgênica na COVID-19 e o uso da Proxalutamida e análogos. **Rede CoVida – Ciência, Informação e Solidariedade**, 16 abr. 2021. Disponível em: https://redecovida.org/main-site-covida/wp-content/uploads/2021/04/Nota-tecnica-Vitamina-D-e-COVID-19-alterado.pdf. Acesso em: 25 jan. 2022.

444 Pedro Nakamura. Entrevista concedida aos autores em 3 jan. 2022.

445 Ibidem.

446 GALLUCCI NET, J.; ANTONIO, A.C.P.; TESSLER, L. Integridade em pesquisa clínica: o caso da proxalutamida. **Questão de Ciência**, Artigo, 10 ago. 2021. Disponível em: https://www.revistaquestaodeciencia.com.br/artigo/2021/08/10/integridade-em-pesquisa-clinica-o-caso-da-proxalutamida. Acesso em: 28 jun. 2022.

447 SAGAN, C. (b). Op. cit.

448 DR. FLAVIO CADEGIANI. [Mais do que tratamento, detecção precoce. Uma campanha AndroCoV Trial para COVID-19]. Jan. 2021. Instagram: drflaviocadegiani. Disponível em: https://www.instagram.com/p/CGmzgd7lOkB/. Acesso em: 12 jun. 2021.

449 CADEGIANI, F.A.; FONSECA, D. DO N.; McCOY, J.; ZIMERMAN, R.A. et al. Efficacy of Proxalutamide in Hospitalized COVID-19 Patients: A Randomized, Double-Blind, Placebo-Controlled, Parallel-Design Clinical Trial. **medRxiv** 2021.06.22.21259318; doi: https://doi.org/10.1101/2021.06.22.21259318. Disponível em: https://www.medrxiv.org/content/10.1101/2021.06.22.21259318v1. Acesso em: 31 mai. 2022.

450 Idem. Acesso em: 12 jun. 2021.

451 McCOY J.; GOREN, A.; CADEGIANI, F.A.; VAÑO-GALVÁN, S.; KOVACEVIC, M.; SITUM, M.; SHAPIRO, J.; SINCLAIR, R.; TOSTI, A.; STANIMIROVIC, A.; FONSECA, D.; DORNER, E.; ONETY, D.C.; ZIMERMAN, R.A.; WAMBIER, C.G. (2021) Proxalutamide Reduces the Rate of Hospitalization for COVID-19 Male Outpatients: A Randomized Double-Blinded Placebo-Controlled Trial. Front. Med. 8:668698. doi: 10.3389/fmed.2021.668698. Disponível em: https://www.frontiersin.org/articles/10.3389/fmed.2021.668698/full. Acesso em: 12 jun. 2021

452 Ana Carolina Peçanha. Op. cit.

453 BALLOUSSIER, A.V.; PASQUINI, P. Bolsonaro elege proxalutamida, também sem eficácia comprovada contra Covid, como "nova cloroquina". **Folha de S.Paulo**, 18 jul. 2021. Disponível em: https://www1.folha.uol.com.br/equilibrioesaude/2021/07/bolsonaro-elege-proxalutamida-que-tambem-nao-tem-eficacia-comprovada-como-nova-cloroquina.shtml. Acesso em: 12 jun. 2022.

454 GALLUCCI NET, J.; ANTONIO, A.C.P.; TESSLER, L. Op. cit. Acesso em: 25 jan. 2022.

455 Ana Carolina Peçanha. Op. cit.

456 ELLER, J. Op. cit. Acesso em: 31 mai. 2022.

457 SERVICE, R.F. "Too good to be true": Doubts swirl around trial thar saw 77% reduction in COVID-19 mortality. **Science**, 7 jul. 2021. Disponível em: https://www.science.

org/content/article/too-good-be-true-doubts-swirl-around-trial-saw-77-reduction-covid-19-mortality. Acesso em: 25 jan. 2022.

458 GOMES, B.; MARTINS, E. Após alta, Bolsonaro defende estudo sobre remédio sem eficácia comprovada contra a Covid-19. **O Globo**, 18 jul. 2021. Disponível em: https://oglobo.globo.com/politica/apos-alta-bolsonaro-defende-estudo-sobre-remedio-sem-eficacia-comprovada-contra-covid-19-1-25115651. Acesso em: 25 jan. 2022.

459 CONSELHO NACIONAL DE SAÚDE. **NOTA PÚBLICA**: CNS elucida à sociedade brasileira fatos sobre estudo irregular com proxalutamida. 15 out. 2021. Disponível em: https://conselho.saude.gov.br/ultimas-noticias-cns/2095-nota-publica-cns-elucida-a-sociedade-brasileira-fatos-sobre-estudo-irregular-com-proxalutamida. Acesso em: 25 jan. 2022.

460 UNESCO vê possível violação grave em teste com proxalutamida. **Deutsche Welle**, Política, Brasil, 11 out. 2021. Disponível em: https://www.dw.com/pt-br/unesco-v%C3%AA-poss%C3%ADvel-viola%C3%A7%C3%A3o-%C3%A9tica-grav%C3%ADssima-em-teste-com-proxalutamida/a-59472810. Acesso em: 25 jan. 2022.

461 NAKAMURA, P. (a). Hospital da polícia militar do RS testou proxalitamida sem autorização da Anvisa em pacientes com Covid-19. **Matinal**, 24 ago. 2021. Disponível em: https://www.matinaljornalismo.com.br/matinal/reportagem-matinal/proxalutamida-hospital-militar-covid-porto-alegre/. Acesso em: 25 jan. 2022.

462 Ana Carolina Peçanha. Op. cit.

463 Ibidem.

464 CADEGIANI, F.; LIN, E.M.; GOREN, A. et al. Expression of concern: potential risk for developing severe COVID-19 disease among anabolic steroid users. **BMJ Case Reports** CP 2021; 14:e241572. Disponível em: https://casereports.bmj.com/content/14/2/e241572. Acesso em: 7 jan. 2022.

465 MAGRI, D. Acusado de crime contra a humanidade na CPI receitou dose inédita de proxalutamida a paciente com covid-19. El País, Brasil, 20 out. 2021. Disponível em: https://brasil.elpais.com/brasil/2021-10-20/acusado-de-crime-contra-a-humanidade-na-cpi-receitou-dose-inedita-de-proxalutamida-a-paciente-com-covid-19.html. Acesso em: 7 jan. 2022.

466 CADEGIANI, F. (2022). Active actions against competitive anti-COVID drugs? The case of the anti-androgens demonstrated through a highly biased randomized clinical trial with virtually undisputed directed objectives, followed by compromised editorial integrity providing overprotection for the authors of the trial to avoid exposure of its critical issues. Doi: 10.13140/RG.2.2.13732.76160. Disponível em: https://www.researchgate.net/publication/359246023_Pfizergate_20_-_Active_actions_against_competitive_anti-_COVID_drugs_The_case_of_the_anti-androgens. Acesso em: 21 mar. 2022.

467 CADEGIANI, F.A. (2) "This paper was created because we had rtPCR data for a number of patients from our 262 subjects study as well as rtPCR data from other ongoing studies of proxalutamide treated patients that we thought was interesting. This is also why the sample groups are lopsided." 28 fev. 2021. Twitter: FlavioCadegiani. Disponível em: https://twitter.com/FlavioCadegiani/status/1366053264123428867. Acesso em: 25 jan. 2022.

468 NAKAMURA, P. (b). Em live de 27/03, Flávio Cadegiani, médido do estudo com proxalutamida no AM, respondeu a perguntas de @JohannsEller, lidas por

Ricardo Zimerman. Uma delas foi sobre as mortes hoje investigadas. Segundo Cadegiani, o estudo enfrentou duas grandes "contradições" éticas. 14 out. 2021. Twitter: PedroNakamura. Disponível em: https://twitter.com/PedroNakamura/status/1448740918916431875?t=OEUlk-AJfqZvbGA7pxKTww&s=08. Acesso em: 25 jan. 2022.

469 DR. FLAVIO CADEGIANI. [A queda do mortes no Amazonas que ocorreu "por coincidência" após o início do estudo da proxalutamida foi muito mais rápida (antes da vacina ter avançado, em fevereiro/21) do que como foi posteriormente e ainda está sendo a queda no restante do Brasil (isso com a vacina mais avançada, de abril até agora). Isso que não atuamos nos hospitais públicos da capital, mas sim em todos os principais hospitais do interior e na maior rede particular de Manaus. Isso com placebos. Imagina sem. Mais uma "grande coincidência".]. Set. 2021. Instagram: drflaviocadegiani. Disponível em: https://www.instagram.com/p/CUGkFmHLgYA/. Acesso em: 12 jun. 2022.

470 JUIZ DO AMAZONAS manda bloquear R$ 1,8 milhão da Editora Globo. **O Globo**, Política, 5 fev. 2022. Disponível em: https://oglobo.globo.com/politica/juiz-do-amazonas-manda-bloquear-18-milhao-da-editora-globo-25381884. Acesso em: 25 jan. 2022.

471 Pedro Nakamura. Op. cit.

472 McCOY J.; GOREN, A.; CADEGIANI, F.A.; VAÑO-GALVÁN, S.; KOVACEVIC, M.; SITUM, M.; SHAPIRO, J.; SINCLAIR, R.; TOSTI, A.; STANIMIROVIC, A.; FONSECA, D.; DORNER, E.; ONETY, D.C.; ZIMERMAN, R.A.; WAMBIER, C.G. Op. cit. Acesso em: 25 jan. 2022.

473 CADEGIANI, F.; LIN, E.M.; GOREN, A. et al. Op. cit. Disponível em: https://casereports.bmj.com/content/14/2/e241572. Acesso em: 25 jan. 2022.

474 APRESENTAÇÃO DOS RESULTADOS FINAIS DE ESTUDO SOBRE A PROXALUTAMIDA. 2022. Vídeo (2:55:55). Publicado pelo canal **Samel**. Disponível em: https://www.youtube.com/watch?v=ZA0opm2XkjA. Acesso em: 31 mai. 2022.

475 INVESTING.COM. Kintor Pharmaceutical Ltd. (9939). Disponível em: https://br.investing.com/equities/kintor-pharmaceutical-ltd-historical-data. Acesso em: 31 mai. 2022.

476 NAKAMURA, P. (a). Op. cit. Acesso em: 25 jan. 2022.

477 Ana Carolina Peçanha. Op. cit.

478 CONTROLADORIA-GERAL DA UNIÃO. Ana Dorinda Carballeda Adsuara. **Portal da Transparência**, Servidor Público Federal. Disponível em: https://portaltransparencia.gov.br/servidores/72123398. Acesso em: 25 jan. 2022.

479 STARGARDTER, G. Op. cit. Acesso em: 25 jan. 2022.

480 Susy Martins. Entrevista concedida aos autores em 6 out. 2021.

481 MAISONNAVE, F. Pesquisadores divergem se Manaus se livrou da epidemia. **Folha de S.Paulo**, 14 jun. 2020. Disponível em: https://www1.folha.uol.com.br/cotidiano/2020/06/pesquisadores-divergem-se-manaus-se-livrou-da-epidemia.shtml. Acesso em: 25 jan. 2022.

482 GOVERNO DO AM divulga plano de reabertura do comércio a partir de 1º de junho em Manaus; veja cronograma. **G1 AM**, 27 mai. 2020. Disponível em: https://g1.globo.com/am/amazonas/noticia/2020/05/27/governo-do-am-divulga-plano-de-reabertura-do-comercio-a-partir-de-1o-de-junho-em-manaus.ghtml. Acesso em: 25 jan. 2022.

483 DOCUMENTOS MOSTRAM que mais de 30 morreram nos dois dias de colapso

por falta de oxigênio em Manaus. **G1 AM**, 25 jan. 2021. Disponível em: https://g1.globo.com/am/amazonas/noticia/2021/01/25/documentos-mostram-que-mais-de-30-morreram-nos-dois-dias-de-colapso-por-falta-de-oxigenio-em-manaus.ghtml. Acesso em: 8 jan. 2022.

484 GOVERNADOR DO AM é alvo de busca em operação da PF sobre suspeita de desvio na compra de respiradores. **G1 AM**, 20 jun. 2020. Disponível em: https://g1.globo.com/am/amazonas/noticia/2020/06/30/operacao-da-pf-apura-desvio-de-recurso-publico-para-acoes-de-enfrentamento-a-pandemia-no-amazonas.ghtml. Acesso em: 25 jan. 2022.

485 ZANINI, F. (a). Vice do Amazonas diz que política de imunidade de rebanho apoiada por Bolsonaro levou Manaus ao colapso. **Folha de S.Paulo**, Painel, 5 mai. 2021. Disponível em: https://www1.folha.uol.com.br/colunas/painel/2021/05/vice-do-amazonas-diz-que-politica-de-imunidade-de-rebanho-apoiada-por-bolsonaro-levou-manaus-ao-colapso.shtml. Acesso em: 25 jan. 2022.

486 GOVERNO DO ESTADO DO AMAZONAS. **Decreto n.º 43.234, 23 dez. 2020.** Disponível em: https://www.transparencia.am.gov.br/wp-content/uploads/2020/12/Decreto-n.-43.234-de-23-de-dezembro-de-2020.pdf. Acessado em 25/01/2022.

487 PELEGI, A. Governador do Amazonas volta atrás e autoriza reabertura do comércio não essencial. **Diário do Transporte**, 27 dez. 2020. Disponível em: https://diariodotransporte.com.br/2020/12/27/governador-do-amazonas-volta-atras-e-autoriza-reabertura-do-comercio-nao-essencial/. Acesso em: 25 jan. 2022.

488 BARRETO, I.C.H.C.; COSTA FILHO, R.V. et al. Colapso na saúde em Manaus: o fardo de não aderir às medidas não farmacológicas de redução da transmissão da Covid-19. **Saúde Debate**, Rio de Janeiro, v. 45, n. 131, p. 1126-1139, out-dez 2021. DOI: 10.1590/0103-1104202113114. Disponível em: https://www.scielo.br/j/sdeb/a/ktbLC8Qcncmt4nKgKgJr6TS/?format=pdf&lang=pt. Acesso em: 25 jan. 2022.

489 Ibidem

490 FONSECA, B. Governo Bolsonaro sabia 10 dias antes de colapso em Manaus e necessidade de transferir pacientes. **Agência Pública**, 18 jan. 2021. Disponível em: https://apublica.org/2021/01/governo-bolsonaro-sabia-10-dias-antes-de-colapso-em-manaus-e-necessidade-de-transferir-pacientes/. Acesso em: 25 jan. 2022.

491 SERVIDORA da Saúde confirma plano para difundir cloroquina em Manaus. **Poder 360**, 6 mai. 2021. Disponível em: https://www.poder360.com.br/brasil/servidora-da-saude-confirma-plano-para-difundir-cloroquina-em-manaus/. Acesso em: 25 jan. 2022.

492 FONSECA, B. Op. cit.

493 VARANDAS, R; AGUIAR, P. Documento de ministério aponta contradição em fala de Pazuello. **R7**, Planalto, 3 jun. 2021. Disponível em: https://noticias.r7.com/prisma/r7-planalto/documento-de-ministerio-aponta-contradicao-em-fala-de-pazuello-03062021. Acesso em: 25 jan. 2022.

494 MATTOS, M.; BORGES, B.; BARBIÉRI, L. F. Secretária contradiz Pazuello e diz que ex-ministro soube de crise do oxigênio no AM dois dias antes. **G1**, Política, 25 mai. 2021. Disponível em: https://g1.globo.com/politica/noticia/2021/05/25/secretaria-contradiz-pazuello-e-diz-que-ex-ministro-soube-de-crise-do-oxigenio-no-am-dois-dias-antes.ghtml. Acesso em: 25 jan. 2022.

495 FONSECA, B. Op. cit. Acesso em: 12 jun. 2022.

496 SOUZA, A.; LINDINER, J. Mayra Pinheiro, conhecida como "Capitã Cloroquina", diz que houve orientação da Saúde para tratamento precoce contra a Covid-19. **O Globo**, Política, 25 mai. 2021. Disponível em: https://oglobo.globo.com/politica/mayra-pinheiro-conhecida-como-capita-cloroquina-diz-que-houve-orientacao-da-saude-para-tratamento-precoce-contra-covid-19-25032818. Acesso em: 25 jan. 2022.

497 ZANINI, F. (b). Com Manaus sem oxigênio, Pazuello montou e financiou força-tarefa para disseminar cloroquina em UBSs. **Folha de S.Paulo**, Painel, 15 jan. 2021. Disponível em: https://www1.folha.uol.com.br/colunas/painel/2021/01/com-manaus-sem-oxigenio-pazuello-montou-e-financiou-forca-tarefa-para-disseminar-cloroquina-em-ubss.shtml. Acesso em: 25 jan. 2022.

498 MINISTÉRIO PÚBLICO FEDERAL. Procuradoria da República no Amazonas, 4º Ofício. **Inquérito Civil n.º 1.13.000.000061/2021-04.** Disponível em: https://static.poder360.com.br/2021/04/Acao-improbidade-administrativa-pazuello-mpf.pdf. Acesso em: 25 jan. 2022.

499 PORTELA, J. "Capitã Cloroquina" pediu viagem à Saúde para disseminar Kit Covid. **Metrópoles**, 12 maio 2021. Disponível em: https://www.metropoles.com/brasil/capita-cloroquina-pediu-viagem-a-saude-para-disseminar-kit-covid. Acesso em: 17 jul. 2022.

500 MAZZA, L.; BUONO, R. Amazonas recebeu do Governo Federal três vezes mais cloroquina do que testes de covid. **piauí**, 22 mar. 2021. Disponível em: https://piaui.folha.uol.com.br/amazonas-recebeu-do-governo-federal-tres-vezes-mais-cloroquina-do-que-testes-de-covid/. Acesso em: 17 jul. 2022.

501 BARRETTO, E.; MONTANINI, M. Comitiva da cloroquina em Manaus tinha médicos de universidades e do HFA. **Metrópolis**, Coluna Guilherme Amado, 12 jun. 2021. Disponível em: https://www.metropoles.com/colunas/guilherme-amado/comitiva-da-cloroquina-em-manaus-tinha-medicos-de-universidades-e-do-hfa. Acesso em: 25 jan. 2022.

502 ZANINI, F. (b). Op. cit.

503 SANTOS, I. Ministro da Saúde diz que prioridade na vacinação "é o Brasil todo" e indica "tratamento precoce" em Manaus. Amazônia Real, 11 jan. 2021. **Instituto Humanitas Unisinos**, Adital, 14 jan. 2021. Disponível em: https://www.ihu.unisinos.br/78-noticias/606118-ministro-da-saude-diz-que-prioridade-na-vacinacao-e-o-brasil-todo-e-indica-tratamento-precoce-em-manaus. Acesso em: 25 jan. 2022.

504 Susy Martins. Op. cit.

505 FAMÍLIAS PAGAM ATÉ 5 MIL REAIS POR UM CILINDRO DE OXIGÊNIO EM MANAUS. 2021. Vídeo (2:36). Publicado por canal **Band Jornalismo**. Disponível em: https://www.youtube.com/watch?v=CTn5RPwN2Jw. Acesso em: 25 jan. 2022.

506 Susy Martins. Op. cit.

507 Ibidem.

508 Ibidem.

509 DOCUMENTOS MOSTRAM que mais de 30 morreram nos dois dias de colapso por falta de oxigênio em Manaus. **G1 AM**, 25 jan. 2021. Disponível em: https://g1.globo.com/am/amazonas/noticia/2021/01/25/documentos-mostram-que-mais-de-30-morreram-nos-dois-dias-de-colapso-por-falta-de-oxigenio-em-manaus.ghtml. Acesso em: 25 jan. 2022.

510 Marcus Lacerda. Op. cit.

511 BORBA, M.G.S.; VAL, F.F.A.; SAMPAIO, V.S. et al. Op. cit. Acesso em: 25 jan. 2022.

512 VARELLA, M. Tb fiz minha simulação no app TrateCov, do Ministério da Saúde. Afirmei ter ido ao supermercado 2x e ñ ter comorbidades. Sintomas: fadiga e dor de cabeça há 1 dia. Sai com uma receita q inclui 2 antibióticos. É inacreditável. 19 jan. 2021. Twitter: marivarella. Disponível em: https://twitter.com/marivarella/status/1351718496657436674?ref_src=twsrc%5Etfw%7Ctwcamp%5Etweetembed%7Ctwterm%5E1351718496657436674%7Ctwgr%5E%7Ctwcon%5Es1_&ref_url=https%3A%2F%2Foglobo.globo.com%2Fepoca%2Fbrasil%2Faplicativo-de-pazuello-sugere-tratamento-precoce-com-cloroquina-para-sintomas-de-covid-19-1-24847108. Acesso em: 12 jun. 2022.

513 SAÚDE lança aplicativo TrateCOV. Publicado pelo canal TV BrasilGov. Disponível em: https://www.youtube.com/watch?v=ol-ACRrkSKY. Acesso em: 25 jan. 2022.

514 SAÚDE LANÇA APLICATIVO TRATECOV. 2021. Vídeo (1:52). Publicado pelo canal **TV BrasilGov**. Disponível em: https://oglobo.globo.com/brasil/mpf-pede-explicacoes-ao-ministerio-da-saude-por-aplicativo-tratecov-que-recomenda-cloroquina-24849580. Acesso em: 25 jan. 2022.

515 NUNES, A.C. TCU coonclui que app TrateCov não sofreu ataque hacker. **CNN Brasil**, Nacional, 31 jul. 2021. Disponível em: https://www.cnnbrasil.com.br/nacional/tcu-conclui-que-app-tratecov-nao-sofreu-ataque-hacker/. Acesso em: 25 jan. 2022.

516 CADEGIANI, F.A.; ZIMERMAN, R.A.; CAMPELLO DE SOUZA, B.; McCOY, J.; PEREIRA, E.; COSTA, R.A.; WAMBIER, G.C.; GOREN, A. The AndroCoV Clinical Scoring for COVID-19 Diagnosis: A Prompt, Feasible, Costless, and Highly Sensitive Diagnostic Tool for COVID-19 Based on a 1757-Patient Cohort. **Cureus**. 2021 Jan 7;13(1):e12565. doi: 10.7759/cureus.12565. Disponível em: https://www.ncbi.nlm.nih.gov/pmc/articles/PMC7793341/. Acesso em: 25 jan. 2022.

517 DEMORI, L. TrateCov: criador da metodologia diz que soube pela imprensa que Ministério da Saúde havia criado app para receitar cloroquina. **The Intercept Brasil**, 23 jan. 2021. Disponível em: https://theintercept.com/2021/01/23/tratecov-criador-da-metodologia-diz-que-soube-pela-imprensa-que-ministerio-da-saude-havia-criado-app-para-receitar-cloroquina/. Acesso em: 25 jan. 2022.

518 LEAL, P. 5 perguntas para o médico Flávio Cadegiani, pesquisador do tratamento precoce. **Revista Oeste**, 10 fev. 2021. Disponível em: https://revistaoeste.com/brasil/coronavirus-brasil/5-perguntas-para-o-medico-flavio-cadegiani-pesquisador-do-tratamento-precoce/. Acessado em 25/01/2022.

519 WILLIAM, M. Maués recebeu mais uma visita do presidente do Grupo Samel. **Folha de Maués**, Cidade, Saúde, 13 fev. 2021. Disponível em: https://folhademaues.com/2021/02/13/maues-recebeu-mais-uma-visita-do-presidente-do-grupo-samel/. Acesso em: 25 jan. 2022.

520 CAMPINAS, F. Após parceria, Samel e Prefeitura de Manaus 'brigam' por equipamentos de hospital de campanha. **Amazonas Atual**, Dia a dia, 17 jun. 2020. Disponível em: https://amazonasatual.com.br/apos-parceria-samel-e-prefeitura-de-manaus-brigam-por-equipamentos-de-hospital-de-campanha/. Acesso em: 25 jan. 2022.

521 Ibidem.

522 PINHEIRO, V. Vídeo antigo sobre cabine para pacientes de covid circula fora de contexto; saiba mais sobre o equipamento. **O Estado de S. Paulo**, Blog Estadão Verifica, 13 mai. 2021. Disponível em: https://politica.estadao.com.br/blogs/

estadao-verifica/video-antigo-sobre-cabine-para-pacientes-de-covid-circula-fora-de-contexto-saiba-mais-sobre-o-equipamento/. Acesso em: 25 jan. 2022.

523 SAMEL Planos de Saúde. Cápsula de baixo custo salva vidas e ajuda Manaus a enfrentar a Covid-19. [conteúdo patrocinado.] **Folha de S.Paulo**, Estúdio Folha, 21 jun. 2020. Disponível em: https://estudio.folha.uol.com.br/capsulacontracovid/2020/06/1988758-capsula-de-baixo-custo-salva-vidas-e-ajuda-manaus-a-enfrentar-a-covid-19.shtml. Acesso em: 25 jan. 2022.

524 Documentos enviados por Pedro Nakamura aos autores do livro.

525 VENTURA, I. Samel foi apenas campo de estudo sobre proxalutamida no AM, diz diretor. **Amazonas Atual**, Dia a dia, 13 out. 2021. Disponível em: https://amazonasatual.com.br/samel-foi-apenas-campo-de-estudo-sobre-proxalutamida-no-am-diz-diretor/. Acesso em: 25 jan. 2022.

526 JUSTIÇA DO AMAZONAS amplia censura contra O Globo sobre suspeitas em teste com proxalutamida. **Folha de S.Paulo**, 21 out. 2021. Disponível em: https://www1.folha.uol.com.br/poder/2021/10/justica-do-am-amplia-censura-contra-o-globo-sobre-suspeitas-em-teste-com-proxalutamida.shtml. Acesso em: 25 jan. 2022.

527 APRESENTAÇÃO DOS RESULTADOS FINAIS DE ESTUDO SOBRE A PROXALUTAMIDA. Op. cit. Acesso em: 12 jun. 2022.

528 EM MANAUS, cinco pacientes morreram depois de nebulização de cloroquina. **Estado de Minas**, Nacional, 14 abr. 2021. Disponível em: https://www.em.com.br/app/noticia/nacional/2021/04/14/interna_nacional,1256836/em-manaus-cinco-pacientes-morrem-depois-de-nebulizacao-de-cloroquina.shtml. Acesso em: 25 jan. 2022.

529 AMARAL, E. Três pacientes morrem no Rio Grande do Sul após nebulização com cloroquina. **O Estado de S. Paulo**, Saúde, 24 mar. 2021. Disponível em: https://saude.estadao.com.br/noticias/geral,tres-pacientes-morrem-no-rio-grande-do-sul-apos-nebulizacao-com-cloroquina,70003659516. Acesso em: 25 jan. 2022.

530 CREMESP NÃO apura infrações fora de SP, como a da médica que administrou nebulização de cloroquina. **Folha de S.Paulo**, 15 abr, 2021. Disponível em: https://www1.folha.uol.com.br/equilibrioesaude/2021/04/cremesp-nao-apura-infracoes-fora-de-sp-como-a-da-medica-que-administrou-nebulizacao-de-cloroquina.shtml. Acesso em: 25 jan. 2022.

531 CINEMA, ASPIRINAS E URUBUS. Direção: Marcelo Gomes. Brasil: REC Produtores Associados Dezenove Som e Imagens, 2005. Película (99 min).

532 CONSELHO FEDERAL DE PSICOLOGIA. Gestão 2011-2013. **Subsídios para a campanha Não à Medicalização da Vida, Medicalização da Educação.** Disponível em: https://site.cfp.org.br/wp-content/uploads/2012/07/Caderno_AF.pdf. Acesso em: 25 jan. 2022.

533 ANUÁRIO TRAZ dados sobre venda de medicamentos por grupos de doenças. **Conselho Federal de Farmácia**, 16 jul. 2021. Disponível em: https://www.cff.org.br/noticia.php?id=6420&titulo=Anu%C3%A1rio+traz+dados+sobre+venda+de+medicamentos+por+grupo+de+doen%C3%A7as#:~:text=Conforme%20os%20dados%20da%20publica%C3%A7%C3%A3o,de%20R%24%209%2C14. Acesso em: 10 jul. 2022.

534 Wellington Barros. Entrevista concedida aos autores em 9 jul. 2021.

535 José Augusto Cabral. Entrevista concedida ao **Jornal do Conselho Regional de**

Medicina do Estado de São Paulo - CREMESP, edição 279, março de 2011. Disponível em: http://andromeda.ensp.fiocruz.br/visa/?q=node/2107. Acesso em: 25 jan. 2022.

536 DR. ROBERTO ZEBALLOS - DIRETO AO PONTO. 2022. Vídeo (1:31:14). Publicado pelo canal **Jovem Pan News**. Disponível em: https://www.youtube.com/watch?v=oXzRoIsgDI8. Acesso em: 25 jan. 2022.

537 Médicos Pará contra Covid-19. (2020) **COVID-19 - Manejo por fases clínicas**. Disponível em: https://www.sindmepa.org.br/wp-content/uploads/2020/06/COVID-MANEJO-POR-FASES-CL%C3%8DNICAS-protocolo-me%CC%81dicos-Para%CC%81-02.06.2020.pdf. Acesso em: 31 mai. 2022.

538 DALCOLMO, M. Após quase um ano, pandemia prolifera com pessoas ainda defendendo fórmulas de tratamento precoce. **O Globo**, A hora da Ciência, 12 jun. 2021. Disponível em: https://blogs.oglobo.globo.com/a-hora-da-ciencia/post/apos-quase-um-ano-pandemia-prolifera-com-pessoas-ainda-defendendo-formulas-de-tratamento-precoce.html. Acesso em: 25 jan. 2022.

539 BRAITHWAITE, J. **Corporate crime in the pharmaceutical industry**. Boston: Routledge & Kegan Paul, 1984. Disponível em: http://johnbraithwaite.com/wp-content/uploads/2016/06/Corporate-Crime-in-the-Pharmac.pdf. Acesso em: 25 jan. 2022.

540 GØTZSCHE, P. (a). Op. cit.

541 GØTZSCHE, P. (b). **Medicamentos Mortais e Crime Organizado**: Como a Indústria Farmacêutica Corrompeu a Assistência Médica. [livro eletrônico.] Porto Alegre: Bookman, 2016, p. 250.

542 NEW Study: In the Midst of COVID-19 Crisis, 7 out of 10 Big Pharma Companies Spent More on Sales and Marketing than R&D. **AHIP**, 27 out. 2021. Disponível em: https://www.ahip.org/news/articles/new-study-in-the-midst-of-covid-19-crisis-7-out-of-10-big-pharma-companies-spent-more-on-sales-and-marketing-than-r-d. Acesso em: 17 jul. 2022.

7. PORQUE AMAMOS UM REMEDINHO

543 GØTZSCHE, P. (b). Op. cit., p. 76.

544 BERMUDEZ, J. Indústria farmacêutica: marketing desenfreado e mercado em ascensão. **CEE - Centro de Estudos Estratégicos da Fiocruz Antonio Ivo de Carvalho**, Conjuntura Política, 22 ago. 2017. Disponível em: http://cee.fiocruz.br/?q=node/637. Acesso em: 25 jan. 2022.

545 A DESIGUALDADE no consumo de medicamentos. **Conselho Federal de Farmácia**, Noticias Gerais, 18 fev. 2020. Disponível em: https://www.cff.org.br/noticia.php?id=5658&titulo=A+desigualdade+no+consumo+de+medicamentos. Acesso em: 25 jan. 2022.

546 MAGNO, A. Varejo farmacêutico nacional fatura R$ 66 bilhões em um ano e mira indústria de exportação. **O Povo**, Economia, 13 set. 2021. Disponível em: https://www.opovo.com.br/noticias/economia/2021/09/13/varejo-farmaceutico-nacional-fatura-rs-66-bilhoes-em-um-ano-e-mira-industria-de-exportacao.html. Acesso em: 25 jan. 2022.

547 NASCIMENTO, R.C.R.M.; ÁLVARES, J.; GUERRA JUNIOR, A.A.; GOMES, I.C.; SILVEIRA, M.R.; COSTA, E.A. et al. Polifarmácia: uma realidade na atenção primária

do Sistema Único de Saúde. **Rev. Saúde Pública**. 2017;51 Supl 2:19s. Disponível em: https://www.revistas.usp.br/rsp/article/view/139761/135044. Acesso em: 25 jan. 2022.

548 BRASIL. MINISTÉRIO DA SAÚDE. SECRETARIA DE CIÊNCIA, TECNOLOGIA, INOVAÇÃO E INSUMOS ESTRATÉGICOS EM SAÚDE. DEPARTAMENTO DE ASSISTÊNCIA FARMACÊUTICA E INSUMOS ESTRATÉGICOS. **Contribuições para a promoção do Uso Racional de Medicamentos** [recurso eletrônico] Brasília: Ministério da Saúde, 2021. 154 p.: il. Modo de acesso: World Wide Web: http://bvsms.saude.gov.br/bvs/publicacoes/contribuicoes_promocao_uso_racional_medicamentos.pdf Volume 1. Disponível em: https://www.gov.br/saude/pt-br/composicao/sctie/daf/u/arquivos/contribuicoes-para-o-uso-racional-de-medicamentos.pdf. Acesso em: 25 jan. 2022.

549 ANVISA alerta para riscos do uso indiscriminado de medicamentos. **Pfarma.** com.br, 12 abr. 2021. Disponível em: https://pfarma.com.br/informe/6399-anvisa-alerta-para-riscos-do-uso-indiscriminado-de-medicamentos.html. Acesso em: 25 jan. 2022.

550 ZORZANELLI, R.T.; CRUZ, M.G.A. O conceito de medicalização em Michel Foucault na década de 1970. **Interface** (Botucatu). 2018; 22(66):721-31. DOI: 10.1590/1807-57622017.0194. Disponível em: https://www.scielo.br/j/icse/a/nmQnN5Q5RpqPWrDj5vHjwCf/?format=pdf&lang=pt. Acesso em: 25 jan. 2022.

551 AMADO, J. **Dona Flor e Seus Dois Maridos**. São Paulo: Companhia das Letras, 2008. [Edição eletrônica, p. 283].

552 CÂMARA DOS DEPUTADOS. LEGISLAÇÃO. **Decreto n.º 20.377, de 8 de setembro de 1931**. Disponível em: https://www2.camara.leg.br/legin/fed/decret/1930-1939/decreto-20377-8-setembro-1931-498354-publicacaooriginal-1-pe.html. Acesso em: 25 jan. 2022.

553 BUENO, E. **Vendendo Saúde**: história da propaganda de medicamentos no Brasil. Brasília: Agência Nacional de Vigilância Sanitária, 2008. Disponível em: https://www.gov.br/anvisa/pt-br/centraisdeconteudo/publicacoes/educacao-e-pesquisa/publicacoes-sobre-educacao-e-pesquisa/vendendo-saude-a-historia-da-propaganda-de-medicamentos-no-brasil.pdf. Acesso em: 25 jan. 2022.

554 PEREIRA, L.R.L.; FREITAS, O. A evolução da Atenção Farmacêutica e a perspectiva para o Brasil. **Revista Brasileira de Ciências Farmacêuticas**, vol. 44, n. 4, out./dez., 2008, 601-612. Disponível em: https://www.scielo.br/j/rbcf/a/d9zrdFQdY8tSqMsCXQ8WWBC/?lang=pt&format=pdf. Acesso em: 25 jan. 2022.

555 KORNIS, G. E. M.; BRAGA, M. H.; DE PAULA, P. A. B. **Transformações recentes da indústria farmacêutica**: um exame da experiência mundial e brasileira no século XXI. Disponível em: https://www.scielo.br/j/physis/a/Zbvkh3TfKzqZbzp8PDS3Bkx/?format=pdf&lang=pt. Acesso em: 25 jan. 2022.

556 Duarte, D. F. Uma breve história do ópio e dos opioides. **Revista Brasileira de Anestesiologia** [online]. 2005, v. 55, n. 1, pp. 135-146. Epub 1 Mar 2005. ISSN 1806-907X. DOI: https://doi.org/10.1590/S0034-70942005000100015. Disponível em: https://www.scielo.br/j/rba/a/jphPg6dLHxQJDsxGtgmhjfJ/?lang=en. Acesso em: 25 jan. 2022. KIRSCH, D. R.; OGAS, O. The Drug hunter: The Improbale Quest to Discover New Medicines. Nova York, Arcade Publishing, 2017.

557 KIRSCH, D. R.; OGAS, O. **The Drug hunter**: The Improbale Quest to Discover New Medicines. Nova York, Arcade Publishing, 2017.

558 LI, J.J. **Blockbuster drugs**: The Rise and Decline of the Pharmaceutical Industry. Nova York: Oxford University Press, 2014.

559 United Nations Office on Drugs and Crime - UNODC. Escritório de Ligação e Parceria no Brasil. **Relatório Mundial sobre Drogas 2018: crise de opioides, abuso de medicamentos sob prescrição; cocaína e ópio atingem níveis recordes**. Brasília, 26 jun. 2018. Disponível em: https://www.unodc.org/lpo-brazil/pt/frontpage/2018/06/relatorio-mundial-drogas-2018.html. Acesso em: 25 jan. 2022.

560 DRUG OVERDOSE Deaths in the U.S. Top 100,000 Annually. **Centers for Disease Control and Prevention**, 17 nov. 2021. Disponível em: https://www.cdc.gov/nchs/pressroom/nchs_press_releases/2021/20211117.htm. Acesso em: 21 mar. 2022.

561 DEBUSMANN JR, B. EUA registram recorde de mortes por overdose: o que explica isso, segundo especialistas. **BBC News Brasil**, 18 nov. 2021. Disponível em: https://www.bbc.com/portuguese/internacional-59332440. Acesso em: 21 mar. 2022.

562 MORTES POR overdose de drogas batem recorde nos EUA em 2021. **Folha de S.Paulo**, Mundo, 11 mai. 2022. Disponível em: https://www1.folha.uol.com.br/mundo/2022/05/mortes-por-overdose-de-drogas-batem-recorde-nos-eua-em-2021.shtml. Acesso em: 21 mar. 2022.

563 QUATRO FARMACÊUTICAS dos EUA concordam em pagar US$ 26 bi por crise de opioides. **Folha de S.Paulo**, 19 nov. 2021. Disponível em: https://www1.folha.uol.com.br/mercado/2021/07/quatro-farmaceuticas-dos-eua-concordam-em-pagar-us-26-bi-por-crise-de-opioides.shtml?origin=folha. Acesso em: 21 mar. 2022.

564 SÁNCHEZ-VALLEJO, M. A. Júri popular considera três grandes redes de farmácias responsáveis pela crise de opioides nos EUA. **El País**, Sociedade, 23 nov. 2021. Disponível em: https://brasil.elpais.com/sociedade/2021-11-23/juri-popular-considera-tres-grandes-redes-de-farmacias-responsaveis-pela-crise-de-opioides-nos-eua.html. Acesso em: 21 mar. 2022.

565 SANTOS, S.D.M. dos. As propagandas de medicamentos na história e os processos de medicalização e patologização da vida. **Linha Mestra**, n. 30, pp. 1262-1266, set.-dez., 2016. Disponível em: https://lm.alb.org.br/index.php/lm/article/view/780. Acesso em: 25 jan. 2022.

566 MARASCIULO, M. A história da Grippina e dos remédios "milagrosos" contra gripe espanhola. **BBC News, Brasil**, 1 ago. 2020. Disponível em: https://www.bbc.com/portuguese/geral-53576486. Acesso em: 25 jan. 2022.

567 FERRAIRO, F.; GARATTONI, B. A indústria farmacêutica gasta mais em marketing do que em pesquisa. **Super Interessante**, Saúde, 11 dez. 2019. Disponível em: https://super.abril.com.br/saude/a-industria-farmaceutica-gasta-mais-em-marketing-do-que-em-pesquisa/. Acesso em: 25 jan. 2022.

568 NEW STUDY: IN the Midst of COVID-19 Crisis, 7 out of 10 Big Pharma Companies Spent More on Sales and Marketing than R&D. **AHIP**, 27 out. 2021. Disponível em: https://www.ahip.org/new-study-in-the-midst-of-covid-19-crisis-7-out-of-10-big-pharma-companies-spent-more-on-sales-and-marketing-than-rd/. Acesso em: 21 mar. 2022.

569 BORBA, B.; MORAIS, L. Farmacêuticas lideram gastos em publicidade. **O Estado de S. Paulo**, Focas. Disponível em: https://infograficos.estadao.com.br/focas/tanto-remedio-para-que/checkup-3.php. Acesso em: 25 jan. 2022.

570 LIVE DA SEMANA COM PRESIDENTE JAIR BOLSONARO - 23/07/2020. 2020. Vídeo (38:22). Publicado pelo canal **Jair Bolsonaro**. Disponível em: https://www.youtube.com/watch?v=oVIJD_tuRPY. Acesso em: 12 dez. 2022.

571 Principais jornais do país publicam "Manifesto pela Vida" assinado por milhares de médicos. **Médicos pela Vida COVID19**, 25 fev. 2021. Disponível em: https://medicospelavidacovid19.com.br/geral/principais-jornais-do-pais-publicam-manifesto-pela-vida-assinado-por-milhares-de-medicos/. Acesso em: 12 dez. 2022.

572 MELECCHI, D.R.; CURY, M.E.C.; LIMA, M.E. de O.; SANTOS, R. F. dos; PORTUGAL, A. "Para Propaganda Falsa tem Remédio", pesquisadores alegam charlatanismo do governo sobre cloroquina e ivermectina. **Ministério da Saúde, Conselho Nacional de Saúde**, 16 ago. 2021. Disponível em: http://conselho.saude.gov.br/ultimas-noticias-cns/1972-artigo-para-propaganda-falsa-tem-remedio-pesquisadores-alegam-charlatanismo-do-governo-sobre-cloroquina-e-ivermectina. Acesso em: 21 mar. 2022.

573 "KIT COVID" É distribuído à população em Porto Feliz, no interior de SP. **ND+**, 10 fev. 2021. Disponível em: https://ndmais.com.br/saude/kit-covid-e-distribuido-a-populacao-em-porto-feliz-no-interior-de-sp/. Acesso em: 25 jan. 2022.

574 PARLAMENTAR entra na Justiça contra a distribuição de kit Covid em Porto Feliz. **Assembleia Legislativa de São Paulo**, Assessoria da deputada Márcia Lia, 2 jun. 2021. Disponível em: https://www.al.sp.gov.br/noticia/?02/06/2021/parlamentar-entra-na-justica-contra-a-distribuicao-de-kit-covid-em-porto-feliz. Acesso em: 25 jan. 2022.

575 SANTOS, A. Bahia: prefeitura cria delivery de 'kit covid' com cloroquina e ivermectina. **UOL Notícias**, 13 jul. 2020. Disponível em: https://noticias.uol.com.br/saude/ultimas-noticias/redacao/2020/07/12/bahia-prefeitura-cria-delivery-de-kit-covid-com-cloroquina-e-ivermectina.htm+&cd=6&hl=pt-BR&ct=clnk&gl=br/. Acesso em: 25 jan. 2022.

576 ÁVILA, A. Farmácia de Porto Alegre será investigada por propaganda enganosa em anúncio de remédio contra a covid-19. **Sul21**, 23 dez. 2020. Disponível em: https://sul21.com.br/coronavirus-2/2020/12/farmacia-de-porto-alegre-sera-investigada-por-propaganda-enganosa-em-anuncio-de-remedio-contra-a-covid-19/. Acesso em: 25 jan. 2022.

577 Susy Freitas. Op. cit.

578 COREN/SC PEDE ação das autoridades para evitar propaganda enganosa de tratamento comprovado da Covid-19. **Conselho Regional de Enfermagem de Santa Catarina**, 25 já. 2021. Disponível em: http://www.corensc.gov.br/2021/01/25/coren-sc-pede-acao-das-autoridades-para-evitar-propaganda-enganosa-de-tratamento-comprovado-da-covid-19/. Acesso em: 25 jan. 2022.

579 VENAGLIA, G. Anvisa derruba retenção de receita para cloroquina e ivermectina, diz Bolsonaro. **CNN Brasil**, Saúde, 13 ago. 2020. Disponível em: https://www.cnnbrasil.com.br/saude/anvisa-derruba-retencao-de-receita-para-cloroquina-e-ivermectina-diz-bolsonaro/. Acesso em: 25 jan. 2022.

580 ASCOM/ANVISA. Ivermectina e Nitazoxanida: volta a receita em uma via. 1 set. 2020. Disponível em: http://antigo.anvisa.gov.br/en_US/coronavirus/noticias/-/asset_publisher/3WSYdp5mIC2e/content/ivermectina-e-nitazoxanida-voltam-a-receita-em-uma-via/219201?inheritRedirect=false&redirect=http%3A%2F%2Fantigo.anvisa.gov.br%2Fen_US%2Fcoronavirus%2Fnoticias%3Fp_p_id%3D101_INSTANCE_3WSYdp5mIC2e%26p_p_lifecycle%3D0%26p_p_state%3Dnormal%26p_p_mode%3Dview%26p_p_col_id%3Dcolumn-2%26p_p_col_count%3D1%26_101_INSTANCE_3WSYdp5mIC2e_advancedSearch%3Dfalse%26_101_INSTANCE_3WSYdp5mIC2e_keywords%3D%26_101_INSTANCE_3WSYdp5mIC2e_delta%

3D15%26p_r_p_564233524_resetCur%3Dfalse%26_101_INSTANCE_3WSYdp5mIC2e_cur%3D2%26_101_INSTANCE_3WSYdp5mIC2e_andOperator%3Dtrue. Acesso em: 31 maio. 2022.

581 BIBLIOTECA VIRTUAL EM SAÚDE DO MINISTÉRIO DA SAÚDE. **Dicas em Saúde, Automedicação**, nov. 2012. Disponível em: https://bvsms.saude.gov.br/bvs/dicas/255_automedicacao.html. Acesso em: 25 jan. 2022.

582 TEODORO, M.; ALLEONI, M. Automedicação é desafio da saúde na era das fake News. **Terra**, Vida e Estilo, Saúde, 30 set. 2020. Disponível em: https://www.terra.com.br/vida-e-estilo/saude/automedicacao-e-desafio-da-saude-na-era-das-fake-news,c324776ae8344bfc6a40bfa02de8bd701abbj0qd.html. Acesso em: 25 jan. 2022.

583 A CADA HORA, três pessoas são vítimas de automedicação no Brasil; crianças são as mais afetadas. **O Povo**, Notícias, Brasil, 9 dez. 2019. Disponível em: https://www.opovo.com.br/noticias/brasil/2019/12/09/a-cada-hora--tres-pessoas-sao-vitimas-de-automedicacao-no-brasil--criancas-sao-as-mais-afetadas.html. Acesso em: 25 jan. 2022.

584 MELO, J. R. R. (a). et al. Reações adversas a medicamentos em pacientes com COVID-19 no Brasil: análise das notificações espontâneas do sistema de farmacovigilância brasileiro. **Cadernos de Saúde Pública** [online]. 2021, v. 37, n. 1, e00245820. Disponível em: <https://doi.org/10.1590/0102-311X00245820>. Epub 22 Jan 2021. ISSN 1678-4464. https://doi.org/10.1590/0102-311X00245820. Disponível em: https://www.scielo.br/j/csp/a/DQHfJwbLrnjCQFZLsYtNZfN/?lang=pt#. Acesso em: 25 jan. 2022.

585 ICTQ – INSTITUTO DE PESQUISA E PÓS-GRADUAÇÃO PARA O MERCADO FARMACÊUTICO. **Pesquisa – Automedicação no Brasil** (2018). Disponível em: https://ictq.com.br/pesquisa-do-ictq/871-pesquisa-automedicacao-no-brasil-2018. Acesso em: 25 jan. 2022.

586 ARRAIS, P.S.D.; FERNANDES, M.E.P.; DA SILVA, D.A.L.; PIZZOL, T.; RAMOS, L.R.; MENGUE, S.S.; LUIZA, V.L., et al. Prevalência da automedicação no Brasil e fatores associados. **Rev Saúde Pública**. 2016;50(supl 2):13s. Disponível em: https://www.scielo.br/j/rsp/a/PNCVwkVMbZYwHvKN9b4ZxRh/?lang=pt&format=pdf. Acesso em: 25 jan. 2022.

587 SALOMON, F.C.R.; BARBOSA, J.R. **Boletim de Farmacovigilância n.º 9**, ano 2000. Disponível em: https://www.gov.br/anvisa/pt-br/centraisdeconteudo/publicacoes/fiscalizacao-e-monitoramento/farmacovigilancia/boletins-de-farmacovigilancia/boletim-de-farmacovigilancia-no-09.pdf. Acesso em: 25 jan. 2022.

588 PUBLIC HEALTH ENGLAND. **Guidance – Health matters: antimicrobial resistance**, 10 dez. 2015. Disponível em: https://www.gov.uk/government/publications/health-matters-antimicrobial-resistance/health-matters-antimicrobial-resistance. Acesso em: 25 jan. 2022.

589 CAVALHEIRO, A.H.; UNGARI, A.Q. Análise de automedicação no cenário da COVID-19: uma revisão sistemática rápida. **Revista Qualidade HC**, Especial Covid-19, ed. eletrônica, 9 out. 2020, p. 21-28. Disponível em: https://www.hcrp.usp.br/revistaqualidade/uploads/Artigos/333/333.pdf. Acesso em: 25 jan. 2022.

590 PITTA, M. G. da R.; LIMA, L.P. de; CARVALHO, J.S. de; TEIXEIRA, D. R.C.; NUNES, T.R. de S.; MOURA, J. A. da S.; VIANNA, D. C. F.; PITTA, I. da R. Análise do perfil de automedicação em tempos de COVID-19 no Brasil. **Research, Society and Development**, v. 10, n. 11, e28101119296, 2021. (CC BY 4.0) ISSN 2525-3409. Disponível

em: https://rsdjournal.org/index.php/rsd/article/view/19296/17233. Acessado em 25/01/2022.

591 CONSELHO REGIONAL DE FARMÁCIA DO ESTADO DE MINAS GERAIS. **Como nasce um MIP**. Guia da Farmácia, 22 jun. 2016. Disponível em: https://www.crfmg.org.br/site/noticias/Como-nasce-um-MIP. Acesso em: 25 jan. 2022.

592 BRASIL. MINISTÉRIO DA SAÚDE. IMPRENSA NACIONAL. Resolução – RDC n.º 98, de 1º de agosto de 2016. **Diário Oficial da União**, 3 ago. 2016, edição 148, seção 1, p. 32. Disponível em: https://www.in.gov.br/materia/-/asset_publisher/Kujrw0TZC2Mb/content/id/23376708/do1-2016-08-03-resolucao-rdc-n-98-de-1-de-agosto-de-2016-23376586. Acesso em: 25 jan. 2022.

593 REIS, F. (a). Grandes redes de farmácias têm maior crescimento desde 2011. **Pfarma**, Notícias, Mercado Farmacêutico, 10 fev. 2022. Disponível em: https://pfarma.com.br/noticia-setor-farmaceutico/mercado/7468-grandes-redes-de-farmacias-tem-maior-crescimento-desde-2011.html. Acesso em: 20 fev. 2022.

594 ARRAIS, P.S.D.; FERNANDES, M.E.P.; DA SILVA, D.A.L.; PIZZOL, T.; RAMOS, L.R.; MENGUE, S.S.; LUIZA, V.L., et al. Op. cit.

595 RIBEIRO, W. (a). Pesquisa mostra aumento de 180% na procura por MIPs. ICTQ – Instituto De Pesquisa e Pós-Graduação para o Mercado Farmacêutico. Disponível em: https://ictq.com.br/varejo-farmaceutico/1799-pesquisa-mostra-aumento-de-180-na-procura-por-mips. Acesso em: 25 jan. 2022.

596 Luís Correia. Op. Cit.

597 PINHEIRO, L. Uso de cloroquina e hidroxicloroquina em nebulização é "procedimento experimental" que depende de aprovação ética prévia, orienta CFM. **G1**, Bem Estar, 13 mai. 2021. Disponível em: https://g1.globo.com/bemestar/coronavirus/noticia/2021/05/13/uso-de-cloroquina-e-hidroxicloroquina-em-nebulizacao-e-procedimento-experimental-que-depende-de-aprovacao-etica-previa-orienta-cfm.ghtml. Acesso em: 25 jan. 2022.

598 BRASIL. CONSELHO FEDERAL DE MEDICINA. IMPRENSA NACIONAL. Resolução CFM n.º 2.292, de 29 de abril de 2021. **Diário Oficial da União**, 13 mai. 2021, edição 89, seção 1, p. 141. Disponível em: https://www.in.gov.br/en/web/dou/-/resolucao-cfm-n-2.292-de-29-de-abril-de-2021-319581836. Acesso em: 25 jan. 2022.

599 WAGNER. Alerta da SPPT sobre inalação de comprimidos como tratamento para COVID19. **Sociedade Paulista de Pneumologia e Tisiologia**, Blog, 25 mar. 2021. Disponível em: https://sppt.org.br/alerta-da-sppt-sobre-inalacao-de-comprimidos-como-tratamento-para-covid19/. Acesso em: 25 jan. 2022.

600 BRASIL. CONSELHO FEDERAL DE MEDICINA. IMPRENSA NACIONAL. Op. cit.

601 LOPES, D.; DIAS, T. Presidente do CFM editou resolução para esconder falta de evidências sobre cloroquina inalatória. The Intercept Brasil, 21 out. 2021. Disponível em: https://theintercept.com/2021/10/21/presidente-cfm-mauro-ribeiro-escondeu-falta-evidencias-cloroquina-inalatoria/. Acesso em: 25 jan. 2022.

602 MAISONNAVE, F. Mulher morre após teste clandestino com cloroquina nebulizada em Manaus e deixa recém-nascido. **Folha de S.Paulo**, 14 abr. 2021. Disponível em: https://www1.folha.uol.com.br/equilibrioesaude/2021/04/em-manaus-medicos-ignoram-protocolos-para-ministrar-nebulizacao-de-cloroquina-em-maternidade.shtml. Acesso em: 25 jan. 2022.

603 KIRSCH, D. R.; OGAS, O. Op. cit., pp. 97-104.

604 RICCI, L. Caso Backer: saiba como a polícia detectou causa de contaminação

de cerveja. **Estado de Minas Gerais**, 10 jun. 2020. Disponível em: https://www.em.com.br/app/noticia/gerais/2020/06/10/interna_gerais,1155364/caso-backer-saiba-como-a-policia-detectou-causa-de-contaminacao-de-ce.shtml. Acesso em: 25 jan. 2022.

605 CASO BACKER: Entenda a polêmica, o que é o dietilenoglicol e a visão do mercado. **Guia da Cerveja**,11 jan. 2020.Disponível em: https://guiadacervejabr.com/entenda-o-caso-backer/. Acesso em: 25 jan. 2022.

606 WORLD HEALTH ORGANIZATION. **List of Stringent Regulatory Authorities (SRAs).** 14 jun. 2017. Disponível em: https://www.who.int/initiatives/who-listed-authority-reg-authorities/SRAs. Acesso em: 25 jan. 2022.

607 PIOVESAN, M. F. **A construção política da Agência Nacional de Vigilância Sanitária.** Dissertação (Mestrado em Ciências) – Fundação Oswaldo Cruz, Escola Nacional de Saúde Pública, Rio de Janeiro, 2002. Disponível em: https://www.arca.fiocruz.br/bitstream/icict/5097/2/m%c3%a1rcia_franke_piovesan_ensp_mest_2002.pdf. Acesso em: 25 jan. 2022.

608 MELO, J. R. R. (a). et al. Op. Cit.

609 Ibidem.

610 Melo, J. R. R. (b). et al. Automedicação e uso indiscriminado de medicamentos durante a pandemia da COVID-19. **Cadernos de Saúde Pública** [online]. v. 37, n. 4, e00053221. Disponível em: <https://doi.org/10.1590/0102-311X00053221. ISSN 1678-4464. https://doi.org/10.1590/0102-311X00053221. Disponível em: https://www.scielosp.org/article/csp/2021.v37n4/e00053221/pt/. Acesso em: 25 jan. 2022..

611 José Romério Rabelo Melo. Entrevista concedida aos autores por e-mail em 23 fev. 2021.

612 Freitas, G.R.M. **Ensaios Sobre os Custos da Morbidade e Mortalidade Associada ao Uso de Medicamentos no Brasil.** Tese (Doutorado em Ciências Farmacêuticas) – Faculdade de Farmácia, Universidade Federal do Rio Grande do Sul, Porto Alegre, 2017.

613 BRASIL. TESOURO NACIONAL TRANSPARENTE. **Monitoramento dos Gastos da União com Combate à COVID-19.** Disponível em: https://www.tesourotransparente.gov.br/visualizacao/painel-de-monitoramentos-dos-gastos-com-covid-19. Acesso em: 25 jan. 2022.

614 NASCIMENTO, R.C.R.M.; ÁLVARES, J.; GUERRA JUNIOR, A.A.; GOMES, I.C.; SILVEIRA, M.R.; COSTA, E.A. et al. Op. cit.

615 MGBERE, O.; ESSIEN, E. J. Polypharmacy among COVID-19 patients: A systematic review. **Journal of the American Pharmacists Association**, v. 61, st--out, 2021. Disponível em: https://www.sciencedirect.com/science/article/pii/S1544319121001886. Acesso em: 25 jan. 2022.

616 ANÚNCIO DO RESULTADO DO ESTUDO CLÍNICO COVID-19 MCTI. 2021. Vídeo (34:49). Publicado pelo canal **TV Brasil.** Disponível em: https://www.youtube.com/watch?v=bIQHFLbwMI8. Acesso em: 25 jan. 2022.

617 EDWARDS, A. What Are the Odds of Finding a COVID-19 Drug from a Lab Repurposing Screen?. **Journal of Chemical Information and Modeling** 2020 60 (12), 5727-5729.DOI: 10.1021/acs.jcim.0c00861. Disponível em: https://pubs.acs.org/doi/pdf/10.1021/acs.jcim.0c00861. Acesso em: 3 mar. 2022.

618 EDWARDS, A. Op. cit.; CUDKOWICZ, M.E.; TITUS, S.; KEARNEY, M.; YU, H.; SHERMAN, A.; SCHOENFELD, D.; HAYDEN, D.; SHUI, A.; BROOKS, B.; CONWIT,

R.; FELSENSTEIN, D.; GREENBLATT, D.J.; KEROACK, M.; KISSEL, J.T.; MILLER, R.; ROSENFELD, J. et al. Safety and efficacy of ceftriaxone for amyotrophic lateral sclerosis: a multi-stage, randomised, double-blind, placebo-controlled trial. **The Lancet Neurology**, volume 13, issue 11, p1083-1091, 1 nov 2014. Disponível em: https://www.thelancet.com/journals/laneur/article/PIIS1474-4422(14)70222-4/fulltext. Acesso em: 3 mar. 2022.

619 WOUTERS, O.J.; MCKEE, M.; LUYTEN, J. Estimated Research and Development Investment Needed to Bring a New Medicine to Market, 2009-2018. **JAMA**. 2020;323(9):844–853. doi:10.1001/jama.2020.1166. Disponível em: https://jamanetwork.com/journals/jama/fullarticle/2762311. Acesso em: 25 jan. 2022.

620 LOWE, D. Drug Repurposing: How Often Does It Work? **Science**, Blogs, In The Pipeline, 11 set. 2020. Disponível em: https://www.science.org/content/blog-post/drug-repurposing-how-often-does-it-work. Acesso em: 25 jan. 2022.

621 EDWARDS, A. Op. cit. Acesso em: 25 jan. 2022.

622 TRIVEDI, J.; MOHAN, M.; BYRAREDDY, N.S. Drug Repurposing Approaches to Combating Viral Infections. **J. Clin. Med**. 2020, 9(11), 3777; https://doi.org/10.3390/jcm9113777. Disponível em: https://www.mdpi.com/2077-0383/9/11/3777/htm#B8-jcm-09-03777. Acesso em: 25 jan. 2022.

623 FLOREZ, C. V. Zidovudine or Azidothymidine (AZT). **Embryo Project Encyclopedia** (2020-06-30). ISSN: 1940-5030 http://embryo.asu.edu/handle/10776/13154. Disponível em: https://embryo.asu.edu/pages/zidovudine-or-azidothymidine-azt. Acesso em: 25 jan. 2022.

624 STELLA, R. **Pílula Farmacêutica #61**: Descoberta de sildenafil para disfunção erétil foi acidental. Jornal da USP, podcast. Disponível em: https://jornal.usp.br/podcast/pilula-farmaceutica-61-descoberta-de-sildenafil-para-disfuncao-eretil-foi-acidental/. Acesso em: 25 jan. 2022.

625 Irwin Goldstein, Tom F. Lue, Harin Padma-Nathan, et al. Oral Sildenafil in the Treatment of Erectile Dysfunction. **The New England Journal of Medicine** 1998; 338:1397-1404 DOI: 10.1056/NEJM199805143382001. Disponível em: https://www.nejm.org/doi/full/10.1056/nejm199805143382001. Acesso em: 25 jan. 2022.

626 Eastman RT, Roth JS, Brimacombe KR, Simeonov A, Shen M, Patnaik S, Hall MD. **Remdesivir**: A Review of Its Discovery and Development Leading to Emergency Use Authorization for Treatment of COVID-19. 4 maio 2020, doi: 10.1021/acscentsci.0c00489. Disponível em: https://www.ncbi.nlm.nih.gov/pmc/articles/PMC7202249/#:~:text=Remdesivir%20is%20a%20nucleotide%20analogue,including%20SARS%2DCoV%2D2. Acesso em: 25 jan. 2022.

627 PARDO, J.; SHUKLA, A.M.; CHAMARTHI, G.; GUPTE, A. The journey of remdesivir: from Ebola to COVID-19. **Drugs Context**. 2020 May 22;9:2020-4-14. doi: 10.7573/dic.2020-4-14. PMID: 32547625; PMCID: PMC7250494. Disponível em: https://www.ncbi.nlm.nih.gov/pmc/articles/PMC7250494/. Acesso em: 25 jan. 2022.

628 OPAS. **Entenda a infodemia e a desinformação na luta contra a COVID-19.** Kit de ferramentas de transformação digital. Ferramentas de conhecimento. Disponível em: https://iris.paho.org/bitstream/handle/10665.2/52054/Factsheet-Infodemic_por.pdf?sequence=16. Acesso em: 25 jan. 2022.

629 GLOBAL PHARMACEUTICALS Market Report 2021: Market is Expected to Grow from $1228.45 Billion in 2020 to $1250.24 Billion in 2021 – Long-term Forecast to 2025 & 2030. **Globe Newswire**, 31 mar. 2021. Disponível em: https://www.globenewswire.com/en/news-release/2021/03/31/2202135/28124/en/

Global-Pharmaceuticals-Market-Report-2021-Market-is-Expected-to-Grow-from-1228-45-Billion-in-2020-to-1250-24-Billion-in-2021-Long-term-Forecast-to-2025-2030.html/. Acesso em: 31 mai. 2022.

630 H1N1 Influenza. **U.S. National Library of Medicine, ClinicalTrials.gov**. Disponível em: https://clinicaltrials.gov/ct2/results?cond=H1N1+Influenza&Search=Apply&age_v=&gndr=&type=&rslt=. Acesso em: 25 jan. 2022.

631 AMADO, J. Op. Cit., p. 381.

632 GOMES, B. Quatro entre dez pacientes graves com Covid-19 na Prevent Senior morreram, diz relatório da secretaria municipal. **O Globo**, Política, 14 out. 2021. Disponível em: https://oglobo.globo.com/politica/quatro-entre-dez-pacientes-graves-com-covid-19-na-prevent-senior-morreram-diz-relatorio-da-secretaria-municipal-25236233. Acesso em: 25 jan. 2022.

633 AFFONSO, J. Prevent Senior gastou R$ 4,8 mi com medicamentos do "kit covid" na pandemia. **O Estado de S. Paulo**, Política, 5 out. 2021. Disponível em: https://politica.estadao.com.br/noticias/geral,prevent-senior-gastou-r-4-8-mi-com-medicamentos-do-kit-covid-na-pandemia,70003860743. Acesso em: 15 jan. 2022.

634 KOIKE, B. Prevent Senior cresceu 14,5% na pandemia. **Valor Investe**, Empresas, 28 set. 2021. Disponível em: https://valorinveste.globo.com/mercados/renda-variavel/empresas/noticia/2021/09/28/prevent-senior-cresceu-145percent-na-pandemia.ghtml. Acesso em: 28 jun. 2022.

635 KOIKE, B. Op. cit. Acesso em: 25 jan. 2022.

636 XIMENES, V. Hapvida e Intermédica se unem a partir de hoje e formam gigante da saúde. **Diário do Nordeste**, 11 fev. 2022. Disponível em: https://diariodonordeste.verdesmares.com.br/opiniao/colunistas/victor-ximenes/hapvida-e-intermedica-se-unem-a-partir-de-hoje-e-formam-gigante-da-saude-1.3191121. Acesso em: 31 mai. 2022.

637 BITTENCOURT, J. Candido Pinheiro, dono da Hapvida, dobrou sua fortuna durante a pandemia. **Revista Forum**, Coronavírus, 4 out. 2021. Disponível em: https://revistaforum.com.br/coronavirus/candido-pinheiro-dono-da-hapvida-dobrou-sua-fortuna-durante-a-pandemia/. Acesso em: 15 jan. 2022.

638 14 – OS RISCOS da verticalização. CREMESP, Os médicos e os planos de saúde. Disponível em: https://www.cremesp.org.br/?siteAcao=CentroDados&acao=livro&pg=36. Acesso em: 25 jan. 2022.

639 MENSAGENS MOSTRAM que Hapvida pressionava médicos a receitarem "kit covid". **Poder 360**, 2 out. 2021. Disponível em: https://www.poder360.com.br/brasil/mensagens-mostram-que-hapvida-pressionava-medicos-a-receitarem-kit-covid/. Acesso em: 31 mai. 2022.

640 GONÇALVES, E. (b). Vídeo mostra que Ministério da Saúde usou Hapvida para propagar treatamento sem comprovação contra Covid. **O Globo**, Política, 6 out. 2021. Disponível em: https://oglobo.globo.com/politica/video-mostra-que-ministerio-da-saude-usou-hapvida-para-propagar-tratamento-sem-comprovacao-contra-covid-25226074. Acesso em: 31 mai. 2022.

641 HAPVIDA (HAPV3): lucro líquido de R$ 785,3 milhões em 2020, queda de 7,8%. **ADVFN News**, 24 mar. 2021. Disponível em: https://br.advfn.com/jornal/2021/03/hapvida-hapv3-lucro-liquido-de-r-785-3-milhoes-em-2020-queda-de-7-8. Acesso em: 31 mai. 2022.

642 João [nome fictício]. Entrevista concedida aos autores em regime de anonimato em 20 set. 2021

643 Jorge [nome fictício]. Entrevista concedida aos autores em regime de anonimato em 22 set. 2021.

644 SZENTE FONSECA, S.N.; DE QUEIROZ SOUSA, A.; WOLKOFF, A.G.; MOREIRA, M.S.; PINTO, B.C.; VALENTE TAKEDA, C.F.; REBOUÇAS, E.; VASCONCELLOS ABDON, A.P.; NASCIMENTO, A.L.A.; RISCH, H.A. Risk of hospitalization for Covid-19 outpatients treated with various drug regimens in Brazil: Comparative analysis. **Travel Med Infect Dis.** 2020 Nov-Dec;38:101906. doi: 10.1016/j.tmaid.2020.101906. Epub 2020 Oct 31. PMID: 33137493; PMCID: PMC7604153. Disponível em: https://pubmed.ncbi.nlm.nih.gov/33137493/. Acesso em: 25 jan. 2022.

8. PORQUE TEM GENTE LUCRANDO COM ISSO

645 MCCULLOUGH, Peter A. et al. Multifaceted highly targeted sequential multidrug treatment of early ambulatory high-risk SARS-CoV-2 infection (COVID-19). **Reviews in Cardiovascular Medicine**, v. 21, n. 4, p. 517-530, 2020. DOI: 10.31083/j.rcm.2020.04.264. Disponível em: https://repositorio.unb.br/handle/10482/39875. Acesso em: 25 jan. 2022.

646 WAR ROOM Pandemic 1.520: Dr. Harvey Risch: The Coming Of Herd Immunity. Entrevistados: Rabbi Spero, Father John Lovell, Dr. Harvey Risch. Bannon's War Room, 29 dez. 2021. Podcast. Disponível em: https://getpodcast.com/podcast/war-room-impeachment/episode-1-520-dr-harvey-risch-the-coming-of-herd-immunity-the-defense-_259c8296f6. Acesso em: 25 jan. 2022.

647 Jorge [nome fictício]. Op. cit.

648 LEMOS, V. Operadora é multada em R$ 468 mil por forçar médicos a receitar "tratamento precoce" contra covid-19. **BBC News Brasil**, 27 abr. 2021. Disponível em: https://www.bbc.com/portuguese/geral-56909965. Acesso em: 25 jan. 2022.

649 ANS investiga Hapvida para apurar suspeitas em prescrições da Covid. **Plurall**, 28 set. 2021. Disponível em: http://plurall.com.br/plurall/ans-investiga-hapvida-para-apurar-suspeitas-em-prescricoes-da-covid/. Acesso em: 31 mai. 2022.

650 HAPVIDA OBRIGAVA médicos a receitarem "kit covid" e mantinha lista de "médicos ofensores", diz MPCE. **Diário do Nordeste**, 30 set. 2021. Disponível em: https://diariodonordeste.verdesmares.com.br/metro/hapvida-obrigava-medicos-a-receitarem-kit-covid-e-mantinha-lista-de-medicos-ofensores-diz-mpce-1.3142607. Acesso em: 25 jan. 2022.

651 MPCE arquiva denúncia contra "kit covid" no Hapvida; médico recorre. **O Povo**, 13 nov. 2021. Disponível em: https://www.opovo.com.br/coronavirus/2021/11/13/mpce-arquiva-denuncia-contra-kit-covid-no-hapvida-medico-recorre.html. Acesso em: 31 mai. 2022.

652 Matheus Falcão. Entrevista concedida aos autores por e-mail em 21 set. 2021.

653 CAMPOS, F. Novo já tem a vice dos sonhos em Fortaleza: Dra. Mayra. **Focus.Jor**, 20 nov. 2019. Disponível em: https://www.focus.jor.br/novo-ja-tem-a-vice-dos-sonhos-em-fortaleza-dra-mayra/. Acesso em: 25 jan. 2022.

654 Infelizmente, até o fechamento deste livro, o vídeo foi retirado do ar, mas estava disponível em:: https://www.youtube.com/watch?v=aWX-HFqjxWQ. Acesso em: 11 jan. 2022.

655 BRASIL. MINISTÉRIO DA SAÚDE. SECRETARIA DE ATENÇÃO ESPECIALIZADA À SAÚDE. **Tratamento precoce da Covid-19**. OFÍCIO CIRCULAR n.º

3/2020/SAES/GAB/SAES/MS, 29 de junho de 2020. Disponível em: https://sei.saude.gov.br/sei/controlador_externo.php?acao=documento_conferir&codigo_verificador=0015503631&codigo_crc=545DD6CC&hash_download=b0fae00a031fe7dcb955e6380bcc64b356fe082ac6f81b7dbf0a481c870403d05b8fc-44c410421d9c55daae2197a51fb7a2103b3bf65973c67c314d74b3334ba&visualizacao=1&id_orgao_acesso_externo=0. Acesso em: 11 jan. 2022.

656 QUEM SÃO os empresários que ovacionaram Bolsonaro em jantar. **Carta Capital**, 8 abr. 2021. Disponível em: https://www.cartacapital.com.br/politica/quem-sao-os-empresarios-que-ovacionaram-bolsonaro-em-jantar/. Acesso em: 25 jan. 2022.

657 ROSSI, A.; BUONO, R. Planos de saúde em dívida com o SUS. **piauí**, Igualdades, 27 jan. 2020. Disponível em: https://piaui.folha.uol.com.br/planos-de-saude-em-divida-com-o-sus/amp/. Acesso em: 25 jan. 2022.

658 HAPVIDA CONFIRMA que houve "adesão relevante" da rede na prescrição de cloroquina, mas que não há mais adoção. **InfoMoney**, 4 out. 2021. Disponível em: https://www.infomoney.com.br/mercados/hapvida-confirma-que-houve-adesao-relevante-da-rede-na-prescricao-de-cloroquina-mas-que-nao-ha-mais-adocao/. Acesso em: 25 jan. 2022.

659 AÇÕES DA HAPVIDA (HAPV3) fecham em queda de mais de 3% puxadas por citação na CPI. **Seu Dinheiro**, 22 set. 2021. Disponível em: https://www.seudinheiro.com/2021/empresas/hapvida-hapv3-cai-citacao-cpi-prevent-senior/. Acesso em: 16 jan. 2022.

660 AUDI, A. The "Cloroquine Brothers" behind government-backed trials on unproven Covid drugs. **The Brazilian Report**, 22 set. 2021. Disponível em: https://brazilian.report/business/2021/09/22/chloroquine-brothers/. Acesso em: 16 jan. 2022.

661 POLÍCIA E MP fazem buscas na capital e Grande SP; operação apura fraude na compra de testes de Covid pelo governo do DF. **G1 SP; TV Globo**, 2 jul. 2020. Disponível em: https://g1.globo.com/sp/sao-paulo/noticia/2020/07/02/policia-cumpre-mandados-de-busca-em-sp-e-na-grande-sp-em-operacao-que-apura-fraude-na-compra-de-testes-de-coronavirus-pelo-governo-do-df.ghtml. e CASTRO, F de. TCU vê indícios de direcionamento e sobrepreço em compras do governo do DF durante a pandemia. Terra, 17 mai. 2021. Disponível em: https://www.terra.com.br/noticias/tcu-ve-indicios-de-direcionamento-e-sobrepreco-em-compras-do-governo-do-df-durante-a-pandemia,68786ca00e49c60a6321657e239891c7183x1rls.html. Acesso em: 31 mai. 2022.

662 AUDI, A. Op. cit.

663 VOGAS, V. Marcos do Val afirma que pegou o coronavírus. **A Gazeta**, 30 mai. 2020. Disponível em: https://www.agazeta.com.br/colunas/vitor-vogas/marcos-do-val-afirma-que-pegou-o-coronavirus-0520. Acesso em: 16 jan. 2022.

664 MAZIEIRO, G. Op. cit. Acesso em: 25 jan. 2022.

665 JUNQUILHO, R. (a). Marcos do Val é apontado em vídeo como "padrinho político" da cloroquina. **Século Diário**, 7 out. 2021. Disponível em: https://www.seculodiario.com.br/politica/marcos-do-val-e-apontado-em-videocomo-padrinho-politico-da-cloroquina. Acesso em: 25 jan. 2022.

666 JUNQUILHO, R. (b). Na "guerra da cloroquina", Senado será acionado para apurar doações no Estado. **Século Diário**, 29 mar. 2021. Disponível em: https://www.seculodiario.com.br/politica/na-guerra-da-cloroquina-senado-sera-acionado-para-apurar-doacoes-no-estado. Acesso em: 25 jan. 2022.

667 André Moreira. Entrevista concedida aos autores por telefone em 16 jan. 2022.

668 JUNQUILHO, R. (b). Op. cit. Acesso em: 15 mai. 2021.

669 Marcos do Val (Brasil). **Live COVID-19**. 6 jun. 2020. Facebook: Marcos Do Val. Disponível em: https://www.facebook.com/marcosdoval/photos/hoje-as-1600-vamos-fazer-um-debate-com-o-m%C3%A9dico-que-fez-o-meu-tratamento-com-o-h/2117792841688594/. Acesso em: 16 jan. 2022.

670 André Moreira. Op. cit.

671 Marcos do Val (Brasil). Op. cit. Acesso em: 25 jan. 2022.

672 André Moreira. Op. cit.

673 MEDSÊNIOR. **Relatório de Sustentabilidade da MedSênior 2020**. Disponível em: https://www.medsenior.com.br/files/relatorio-sustentabilidade-medsenior-2020.pdf. Acesso em: 31 jan. 2022.

674 TAVEIRA, V. Anunciantes de outdoor pró-Bolsonaro podem ser processados. **Século Diário**, 7 ago. 2020. Disponível em: https://www.seculodiario.com.br/politica/anunciantes-de-outdoor-pro-bolsonaro-podem-ser-processados. Acesso em: 25 jan. 2022.

675 Ibidem.

676 MAJOR OLÍMPIO acusou governo de usar verba de combate a covid para obter apoio político. **O Estado de S. Paulo**, Acervo – Estadão, 18 mar. 2021. Disponível em: http://m.acervo.estadao.com.br/noticias/acervo,major-olimpio-acusou-governo-de-usar-verba-de-combate-a-covid-para-obter-apoio-politico,70003652661,0.htm. Acesso em: 16 jan. 2022.

677 LEMOS, I. Conversas sobre reeleição de Alcolumbre e verba de combate à Covid geram crise em grupo no Senado. **Folha de S.Paulo**, Poder, 7 ago. 2020. Disponível em: https://www1.folha.uol.com.br/poder/2020/08/conversas-sobre-reeleicao-de-alcolumbre-e-verba-de-combate-a-covid-geram-crise-em-grupo-no-senado.shtml. Acesso em: 25 jan. 2022.

678 Ibidem.

679 SHALDERS, A. "Tratamento precoce": governo Bolsonaro gasta quase R$ 90 milhões em remédios ineficazes, mas ainda não pagou Butantan por vacinas. **BBC News Brasil**, 21 jan. 2021. Disponível em: https://www.bbc.com/portuguese/brasil-55747043. Acesso em: 22 jan. 2022.

680 SOARES, I. Canalha é ser contra o tratamento precoce sem dar alternativa, diz Bolsonaro. **Correio Braziliense**, 5 mai. 2021. Disponível em: https://www.correiobraziliense.com.br/politica/2021/05/4922397-canalha-e-ser-contra-o-tratamento-precoce-sem-dar-alternativa-diz-bolsonaro.html. Acesso em: 13jan. 2022.

681 SINDUSFARMA. **Relatório Anual de Atividades 2020**. Disponível: https://sindusfarma.org.br/uploads/comunica%C3%A7%C3%A3o/RAA_Sindusfarma_2020_LD_abr21.pdf. Acesso em: 14 jan. 2022.

682 Comparativo baseado em levantamento semelhante feito em 2010. AGÊNCIA SENADO. Descarte de medicamentos domiciliares. **Fiocruz**, ICICT, 3 mai. 2016. Disponível em: https://sinitox.icict.fiocruz.br/descarte-de-medicamentos-domiciliares. Acesso em: 28 jun. 2022

683 SINDUSFARMA. Op. cit.

684 SANCIONADA LEI que autoriza SUS a receitar remédios sem aval da Anvisa. **Senado Federal**, Senado Notícias, 22 mar. 2022. Disponível em: https://www12.senado.leg.br/noticias/materias/2022/03/22/sancionada-lei-que-autoriza-sus-a-receitar-remedios-sem-aval-da-anvisa. Acesso em: 25 mar. 2022.

685 BRASIL. MINISTÉRIO DA SAÚDE. **Relação Nacional de Medicamentos Essenciais 2020**. Brasília, DF, 2019. Disponível em: https://bvsms.saude.gov.br/bvs/publicacoes/relacao_medicamentos_rename_2020.pdf. Acesso em: 22 jan. 2022.

686 MASSI, V. Como funciona a compra de medicamentos pelo SUS. **ICTQ – Instituto de Pesquisa E Pós-Graduação para o Mercado Farmacêutico**. Disponível em: https://ictq.com.br/varejo-farmaceutico/826-como-funciona-a-compra-de-medicamentos-pelo-sus?utm_source=pocket_mylist. Acesso em: 18 jan. 2022.

687 SILVA, V.R.; FERREIRA, L.; LARA, B. de. Coronavírus: serviços de saúde cortam contraceptivos quando mulheres mais precisam evitar gravidez. **The Intercept Brasil**, 20 abr. 2020. Disponível em: https://theintercept.com/2020/04/20/coronavirus-evitar-gravidez-mas-cortam-contraceptivos/. Acesso em: 15 jan. 2022.

688 SASSINE, V. (b). Saúde desviou 2 milhões de comprimidos de cloroquina para Covid, e programa de malária ficou sem estoque. **Folha de S.Paulo**, 28 mar. 2021. Disponível em: https://www1.folha.uol.com.br/equilibrioesaude/2021/03/saude-desviou-2-milhoes-de-comprimidos-de-cloroquina-para-covid-e-programa-de-malaria-ficou-sem-estoque.shtml. Acesso em: 15 jan. 2022.

689 BOLSONARO DIZ que pessoa com HIV é "despesa" e elogia plano de abstinência. **UOL Notícias**, 5 fev. 2020. Disponível em: https://noticias.uol.com.br/politica/ultimas-noticias/2020/02/05/bolsonaro-pessoa-com-hiv-e-despesa-para-o-pais.htm. Acesso em: 15 jan. 2022.

690 CONTROLE DE epidemia que tornou Brasil referência mundial sofre declínio. **Casa de Oswaldo Cruz**, 7 jul. 2021. Disponível em: http://www.coc.fiocruz.br/index.php/pt/todas-as-noticias/1993-controle-de-epidemia-que-tornou-brasil-referencia-mundial-vive-declinio.html. Acesso em: 15 jan. 2022.

691 BRASIL. MINISTÉRIO DA SAÚDE. **Relatório de Recomendações**, Componente Especializado da Assistência Farmacêutica (CEAF), 2019. Disponível em: https://www.gov.br/economia/pt-br/acesso-a-informacao/participacao-social/conselhos-e-orgaos-colegiados/cmap/politicas/2019/gastos-diretos/relatorio-de-avaliacao-cmag-2019-ceaf. Acesso em: 15 jan. 2022.

692 SATIE, A. MPF pede bloqueio de bens de Barros e outros por remédios nunca entregues. **UOL Notícias**, 23 set. 2021. Disponível em: https://noticias.uol.com.br/politica/ultimas-noticias/2021/09/23/mpf-bloqueio-bens-ricardo-barros-compra-irregular-remedios.htm. Acesso em: 16 jan. 2022.

693 Leonardo Pereira. Entrevista concedida aos autores em 28 mai. 2021.

694 MASSI, V. Op. cit. Acesso em: 25 jan. 2022.

695 VERDÉLIO, A. Mercado de medicamentos é concentrado em 64 empresas, diz Anvisa. **Agência Brasil**, 16 jul. 2021. Disponível em: https://agenciabrasil.ebc.com.br/saude/noticia/2021-07/mercado-de-medicamentos-e-concentrado-em-64-empresas-diz-anvisa. Acesso em: 25 jan. 2022.

696 SINDUSFARMA. Op. cit. Acesso em: 25 jan. 2022.

697 Ibidem.

698 AS 10 MAIORES indústrias farmacêuticas do Brasil em 2020. **Panorama Farmacêutico, Indústria**, 16 jan. 2021. Disponível em: https://panoramafarmaceutico.com.br/as-10-maiores-industrias-farmaceuticas-do-brasil-em-2020/. Acesso em: 25 jan. 2022.

699 REIS, F. (b). SEM cresce 17% em 2021 e aposta em inovação para ampliar área de novos negócios. **Pfarma**, Mercado Farmacêutico, 4 mar. 2022. Disponível em: https://pfarma.com.br/noticia-setor-farmaceutico/mercado/7516-ems-cresce-

17-em-2021-e-aposta-em-inovacao-para-ampliar-area-de-novos-negocios.html. Acesso em: 25 jan. 2022.

700 CLAVERU, E.; MORI, M.; LARA, M. Doações reforçam lobby do setor. **O Estado de S. Paulo**, Focas. Disponível em: https://infograficos.estadao.com.br/focas/tanto-remedio-para-que/checkup-2.php. Acesso em: 25 jan. 2022.

701 JUNQUEIRA, D.; CHAVES, R. Com doações de R$ 13 mi, indústria farmacêutica ganha assento e amplia lobby no novo Congresso. **Repórter Brasil**, 19 fev. 2019. Disponível em: https://reporterbrasil.org.br/2019/02/industria-farmaceutica-ganha-assento-e-amplia-lobby-no-novo-congresso/. Acesso em: 25 jan. 2022.

702 LISBOA, B.Z.; MELO, J.V. Indústria farmacêutica – A atuação do setor em meio à crise. **Sigalei**, 29 abr. 2020. Disponível em: https://www.sigalei.com.br/blog-saude/industria-farmaceutica-a-atuacao-do-setor-em-meio-a-crise. Acesso em: 25 jan. 2022.

703 VIERIA, F.S.; SANTOS, M.A.B. dos. O setor farmacêutico no Brasil sob as lentes da conta-satélite de saúde. **Texto para discussão**, Instituto de Pesquisa Econômica Aplicada, Brasília: Rio de Janeiro, nov. 2020. ISSN: 1415-4765. DOI: http://dx.doi.org/10.38116/td2615. Disponível em: http://repositorio.ipea.gov.br/bitstream/11058/10328/1/td_2615.pdf. Acesso em: 25 jan. 2022.

704 BONIN, R. Lobby da indústria farmacêutica tenta passar boiada na Anvisa. **Veja**, Radar, 15 mar. 2021. Disponível em: https://veja.abril.com.br/coluna/radar/lobby-da-industria-farmaceutica-tenta-passar-boiada-na-anvisa/. Acesso em: 25 jan. 2022.

705 GUIMARÃES, R. Sobre o controle de preços de medicamentos. **CEE – Centro de Estudos Estratégicos da Fiocruz Antonio Ivo de Carvalho**, Conjuntura Política, 3 jan. 2020. Disponível em: https://cee.fiocruz.br/?q=node/1099. Acesso em: 25 jan. 2022.

706 Disponível em: https://bncamazonas.com.br/ta_na_midia/propina-hypermarcas-braga-pgr/. Acesso em: 25 jan. 2022.

707 PROPINA DA Hypermarcas, que envolve Braga, volta à pauta da PGR. **BNC Brasil Norte Comunicação**, Tá na Mídia 1 abr. 2019. Disponível em: https://www.poder360.com.br/justica/fachin-homologa-delacao-de-executivos-da-antiga-hypermarcas/. Acesso em: 25 jan. 2022.

708 JUNQUEIRA, D.; CHAVES, R. Op. cit.

709 Senado Federal – Comissão Parlamentar de Inquérito da Pandemia. Op. cit., p. 111. Acesso em: 25 jan. 2022.

710 LOPES, R.; REZENDE, C. Farmacêuticas faturaram mais de R$ 1 bilhão com "kit Covid" na pandemia, segundo relatos à CPI. **Folha de S.Paulo**, Cotidiano, 12 jul. 2021. Disponível em: https://www1.folha.uol.com.br/cotidiano/2021/07/farmaceuticas-faturaram-mais-de-r-1-bilhao-com-kit-covid-na-pandemia-segundo-relatos-a-cpi.shtml. Acesso em: 25 jan. 2022.

711 Ibidem.

712 CÓCOLO, V.; BRITO, J. Fabricante diz não haver evidência de que ivermectina funcione contra Covid-19. **CNN Brasil**, Saúde, 5 fev. 2021. Disponível em: https://www.cnnbrasil.com.br/saude/fabricante-diz-nao-haver-evidencia-de-que-ivermectina-funcione-contra-covid-19/. Acesso em: 25 jan. 2022.

713 KENILWORTH, N.J. Merck Statement on Ivermectin use During the COVID-19 Pandemic. **Merck**, Company statement, 4 fev. 2021. Disponível em: https://www.merck.com/news/merck-statement-on-ivermectin-use-during-the-covid-19-pandemic/. Acesso em: 25 jan. 2022.

714 RIBEIRO, W. (b). Vitamedic rebate Merck sobre eficácia da ivermectina. ICTQ - Instituto De Pesquisa e Pós-Graduação para o Mercado Farmacêutico. Disponível em: https://ictq.com.br/industria-farmaceutica/2567-vitamedic-rebate-merck-sobre-eficacia-da-ivermectina. Acessado em 25/01/2022.

715 ZAMBELLI, C. A Vitamedic, fabricante da Ivermectina no Brasil, divulgou nota atestando a segurança do medicamento e afirmando que "passou a ser uma das alternativas para tratamento precoce" da Covid-19. Será que a imprensa dará destaque a essa nota como deu à da Merck? 5 fev. 2021. Twitter: CarlaZambelli38. Disponível em: https://twitter.com/carlazambelli38/status/1357799457946017799. Acesso em: 25 jan. 2022.

716 Senado Federal - Comissão Parlamentar de Inquérito da Pandemia. Op. cit., p. 117. Acesso em: 25 jan. 2022.

717 Senado Federal - Comissão Parlamentar de Inquérito da Pandemia. Op. cit., p. 117. Acesso em: 25 jan. 2022.

718 VITAMEDIC investe R$ 320 milhões para ampliar produção. **Empreendedorismo em Goiás**, Empresa em Destaque, 10 ago. 2020. Disponível em: https://www.empreenderemgoias.com.br/2020/08/10/vitamedic-investe-r-320-milhoes-para-ampliar-producao/. Acesso em: 25 jan. 2022.

719 Senado Federal - Comissão Parlamentar de Inquérito da Pandemia. Op. cit., p. 120. Acesso em: 25 jan. 2022.

720 SCARAMUZZO, M. Venda de remédios do 'kit covid' movimenta R$ 500 mi em 2020. **Valor Econômico**, 5 fev. 2021. Disponível em: https://valor.globo.com/empresas/noticia/2021/02/05/venda-de-remedios-do-kit-covid-movimenta-r-500-mi-em-2020.ghtml. Acesso em: 7 jul. 2022.

721 JAILTON BATISTA confirma aumento de faturamento acima de 600% com ivermectina. **IstoÉ Dinheiro**, Política, 11 ago. 2021. Disponível em: https://www.istoedinheiro.com.br/jailton-batista-confirma-aumento-de-faturamento-acima-de-600-com-ivermectina/. Acesso em: 25 jan. 2022.

722 CORSINI, I. Justiça determina que Vitamedic retire do ar propaganda sobre ivermectina. **CNN Brasil**, Saúde, 3 set. 2021. Disponível em: https://www.cnnbrasil.com.br/saude/justica-determina-que-vitamedic-retire-do-ar-propaganda-sobre-ivermectina/. Acesso em: 25 jan. 2022.

723 RIBEIRO, W. (c). Preços de azitromicina e ivermectina disparam nas farmácias. **ICTQ - Instituto De Pesquisa e Pós-Graduação para o Mercado Farmacêutico.** Disponível em: https://ictq.com.br/varejo-farmaceutico/2445-precos-de-azitromicina-e-ivermectina-disparam-nas-farmacias. Acesso em: 25 jan. 2022.

724 Senado Federal - Comissão Parlamentar de Inquérito da Pandemia. Op. cit., p. 119. Acesso em: 25 jan. 2022.

725 CAMBRICOLI, F. (a). Op. cit. Acesso em: 25 jan. 2022.

726 Mídia NINJA. Inacreditável: circula entre alunos da faculdade UniAlfa, em Goiânia, esse material da Vitamedic recomendando Ivermectina para a Covid-19! Vejam o tamanho desse absurdo, @randolfeap @OmarAzizSenador @Sen_Alessandro @elizianegama @renancalheiros @SenadorRogerio #CPIdaCovid. 11 ago. 2021. Twitter: MidiaNINJA. Disponível em: https://twitter.com/MidiaNINJA/status/1425495841595351046. Acesso em: 25 jan. 2022.

727 FEITOSA, C.; ABEL, V. Farmacêutica Vitamedic, que produz ivermectina, expandiu de forma irregular a fábrica em Goiás. **CBN**, País, 10 ago. 2021. Disponível em:

https://m.cbn.globoradio.globo.com/media/audio/349624/farmaceutica-vitamedic-responsavel-por-ivermectina.htm. Acesso em: 25 jan. 2022.
728 OLIVEIRA, R. Laboratório de Anápolis é proibido pela Anvisa de fabricar e vender ivermectina e outros remédios. G1, Goiás, 30 abr. 2021. Disponível em: https://g1.globo.com/go/goias/noticia/2021/04/30/laboratorio-de-anapolis-e-proibido-de--fabricar-e-vender-ivermectina-e-outros-remedios.ghtml. Acesso em: 25 jan. 2022.
729 EMPRESA DO "kit covid" pertenceu a Carlinhos Cachoeira, diz senador Otto Alencar. **Jornal GGN**, CPI da Covid, 11 ago. 2021. Disponível em: https://jornalggn.com.br/cpi-da-covid/empresa-do-kit-covid-pertenceu-a-carlinhos-cachoeira-diz-senador-otto-alencar/. Acesso em: 25 jan. 2022.
730 MILITÃO, E. Sócia de fábrica de ivermectina sacou R$ 937 mil em espécie, aponta Coaf. **UOL Notícias**, 25 ago. 2021. Disponível em: https://noticias.uol.com.br/politica/ultimas-noticias/2021/08/25/socia-ildelina-alves-vitamedic-jose-alves-filhos-saques-em-especie-coaf.htm. Acesso em: 25 jan. 2022.
731 MPF INGRESSA com ação por danos a Saúde e dano moral coletivo contra patrocinadores de publicidades da Associação Médicos pela Vida. **Ministério Público Federal no Rio Grande do Sul**, Geral, 17 ago. 2021. Disponível em: http://www.mpf.mp.br/rs/sala-de-imprensa/noticias-rs/mpf-ingressa-com-acao-por-danos-a-saude-e-dano-moral-coletivo-contra-patrocinadores-de-publicidades-da-associacao-medicos-pela-vida. Acesso em: 25 jan. 2022.
732 JUNQUEIRA, D. (b). Maior fabricante de hidroxicloroquina, Apsen recebeu R$ 20 milhões do BNDES em 2020. **Folha de S.Paulo**, Saúde, 4 mar. 2021. Disponível em: https://www1.folha.uol.com.br/equilibrioesaude/2021/03/maior-fabricante-de-hidroxicloroquina-apsen-recebeu-r-20-milhoes-do-bndes-em-2020.shtml. Acesso em: 25 jan. 2022.
733 PORTELA, J. Kit Covid: farmacêuticas lucraram mais de R$ 1 bilhão com medicamentos. **Metrópoles**, Brasil, 13 jul. 2021. Disponível em: https://www.metropoles.com/brasil/kit-covid-farmaceuticas-lucraram-mais-de-r-1-bilhao-com-medicamentos. Acesso em: 25 jan. 2022.
734 JUNQUEIRA, D. (b). Op. cit.
735 MARTINEZ-VARGAS, I. Empresário de farmacêutica beneficiada por Bolsonaro já apoiava o presidente antes de 2018. **O Globo**, Política, 11 jun. 2021. Disponível em: https://oglobo.globo.com/politica/empresario-de-farmaceutica-beneficiada-por-bolsonaro-ja-apoiava-presidente-antes-de-2018-25056328. Acesso em: 25 jan. 2022.
736 LOPES, R.; REZENDE, C. Op. cit.
737 CAPPELLI, P. Bolsonaro pediu que premier da Índia liberasse insumos de cloroquina para laboratórios de empresários aliados, leia íntegra da conversa. **O Globo**, Política, 10 jun. 2021. Disponível em: https://oglobo.globo.com/brasil/bolsonaro-pediu-que-premier-da-india-liberasse-insumos-de-cloroquina-laboratorios-de-empresarios-aliados-leia-integra-da-conversa-25054530. Acesso em: 25 jan. 2022.
738 Hidroxicloroquina e-mails (pedido 09002.001156/2020-14). Pasta de arquivos. Luiz Fernando Toledo, Google Drive, 3 jan. 2021. Disponível em: https://drive.google.com/drive/folders/16YkCA-bsu8PcDTUOJDLronL_S75-J2Ww. Acesso em: 25 jan. 2022.
739 GIOVANAZ, D. Juristas questionam atuação do Itamaraty na compra de cloroquina: "sem justificativa". **Brasil de Fato**, 21 jan. 2021. Disponível em: https://www.brasildefato.com.br/2021/01/21/juristas-questionam-atuacao-do-itamaraty-na-compra-de-cloroquina-sem-justificativa. Acesso em: 25 jan. 2022.

740 CAPPELLI, P. Op. cit.

741 VELEDA, R.; WALTENBERG, G. Empresário que produz a cloroquina é militante bolsonarista. **Metrópoles**, 6 abr. 2020. Disponível em: https://www.metropoles.com/brasil/politica-brasil/empresario-que-produz-a-cloroquina-e-militante-bolsonarista. Acesso em: 25 jan. 2022.

742 GUSSEN, A.F. O que há por trás do lobby de Bolsonaro pelo uso da cloroquina. **Carta Capital**, Política, 1 mar. 2021.Disponível em: https://www.cartacapital.com.br/politica/o-que-ha-por-tras-do-lobby-de-bolsonaro-pelo-uso-da-cloroquina/. Acesso em: 25 jan. 2022.

743 Denizar Vianna. Op. cit.

744 AMADO, G. (b). Secretário da Saúde se reuniram com presidente de laboratório de cloroquina antes de mudar protocolo. **Época**, 5 jul. 2020. Disponível em: https://oglobo.globo.com/epoca/guilherme-amado/secretarios-da-saude-se-reuniram-com-presidente-de-laboratorio-de-cloroquina-antes-de-mudar-protocolo-24515028. Acesso em: 25 jan. 2022.

745 SOUZA, A de. Toffoli garante a executivo de farmacêutica o direito de ficar em silêncio na CPI. Disponível em: https://oglobo.globo.com/politica/toffoli-garante-executivo-de-farmaceutica-direito-de-ficar-em-silencio-na-cpi-1-25087406. **O Globo**, Política, 2 jul. 2021. Acesso em: 25 jan. 2022.

746 VELEDA, R.; WALTENBERG, G. Op. cit.

747 QUEM SÃO os 62 bilionários brasileiros em 2022 com mais de US$ 1 bilhão. **Forbes** Money, 5 abr. 2022. Disponível em: https://forbes.com.br/forbes-money/2022/04/veja-quem-sao-os-62-brasileiros-com-mais-de-us-1-bilhao/. Acesso em: 25 jan. 2022.

748 Quem são os empresários que ovacionaram Bolsonaro em jantar. **Carta Capital**, Carta Expressa, 8 abr. 2021.Disponível em: https://www.cartacapital.com.br/politica/quem-sao-os-empresarios-que-ovacionaram-bolsonaro-em-jantar/. Acesso em: 25 jan. 2022.

749 BNDES FIRMOU empréstimos de R$ 283 milhões para fabricantes de cloroquina. **A Gazeta**, Economia (BR), 6 mar. 2021. Disponível em: https://www.agazeta.com.br/economia/bndes-firmou-emprestimos-de-r-283-milhoes-para-fabricantes-de-cloroquina-0321. Acesso em: 25 jan. 2022.

750 COSTA, A.C. (b). A escolhida. **piauí**, edição 181, out. 2021. Disponível em: https://piaui.folha.uol.com.br/materia/a-escolhida/. Acesso em: 25 jan. 2022.

751 JUNQUEIRA, D.; BARBA, M. dela. Maioria dos fabricantes brasileiros de cloroquina não recomenda o remédio para covid-19. **Repórter Brasil**, 7 mar. 2021. Disponível em: https://reporterbrasil.org.br/2021/03/maioria-dos-fabricantes-brasileiros-de-cloroquina-nao-recomenda-o-remedio-para-covid-19/. Acesso em: 25 jan. 2022.

752 VENDA DE distribuidoras cresce 45% em cinco anos. **Panorama Farmacêutico**, Distribuição, 28 set. 2021. Disponível em: https://panoramafarmaceutico.com.br/venda-de-distribuidoras-cresce-45-em-cinco-anos/. Acesso em: 25 jan. 2022.

753 SECRETARIA EXECUTIVA DA CÂMARA DE REGULAÇÃO DO MERCADO DE MEDICAMENTOS (SCMED). **Anuário Estatístico do Mercado Farmacêutico 2019/20**. Edição comemorativa. Brasília, 2021. Disponível em: https://www.gov.br/anvisa/pt-br/assuntos/medicamentos/cmed/informes/anuario-estatistico-2019-versao-final.pdf. Acesso em: 25 jan. 2022.

754 VENDA DE distribuidoras cresce 45% em cinco anos. Op. cit.

755 VIERIA, F.S.; SANTOS, M.A.B. dos. Op. cit. Acesso em: 25 jan. 2022.

756 GOVERNO FLEXIBILIZA regras para licitações e contratos durante pandemia. **Senado Federal**, Senado Notícias, 7 mai. 2020. Disponível em: https://www12.senado.leg.br/noticias/materias/2020/05/07/governo-flexibiliza-regras-para-licitacoes-e-contratos-durante-pandemia. Acesso em: 25 jan. 2022.

757 Senado Federal – Comissão Parlamentar de Inquérito da Pandemia. Op. cit. p. 561. Acesso em: 25 jan. 2022.

758 PEREIRA, R.; G1 Piracicaba e Região. Prefeituras gastam R$ 802,6 mil com medicamentos sem eficácia comprovada contra a Covid-19 em Piracicaba e Limeira. **G1 Piracicaba e Região**, 3 abr. 2021. Disponível em: https://g1.globo.com/sp/piracicaba-regiao/noticia/2021/04/03/prefeituras-gastam-r-8026-mil-com-medicamentos-sem-eficacia-comprovada-contra-a-covid-19-em-piracicaba-e-limeira.ghtml. Acesso em: 25 jan. 2022.

759 BERTA, R. Prefeituras planejam compras de kit covid após ineficácia ser comprovada. **UOL Notícias**, 27 out. 2021. Disponível em: https://noticias.uol.com.br/saude/ultimas-noticias/redacao/2021/10/27/do-rs-ao-pa-prefeituras-seguem-planejando-compras-do-kit-covid.htm. Acesso em: 25 jan. 2022.

760 ITAJAÍ GASTOU mais de R$ 4,5 milhões em tratamentos para Covid-19 sem eficácia comprovada. **NSC Total**, Cotidiano, 5 ago. 2020. Disponível em: https://www.nsctotal.com.br/noticias/itajai-gastou-mais-de-r-45-milhoes-em-tratamentos-para-covid-19-sem-eficacia-comprovada. Acesso em: 25 jan. 2022.

761 ATOJI, M. Prefeituras destinam mais de R$ 1,1 milhão para comprar medicamentos ineficazes contra a covid-19. **Transparência Brasil**, Blog, 22 out. 2021. Disponível em: https://blog.transparencia.org.br/prefeituras-destinam-mais-de-r-16-milhao-para-comprar-medicamentos-ineficazes-contra-a-covid-19/?utm_source=pocket_mylist. Acesso em: 25 jan. 2022.

762 COMPRAS EMERGENCIAIS – Kit Covid – RS e PE. Planilha de Excel. **Transparência Brasil**, Tá de Pé Compras Emergenciais. Disponível em: https://docs.google.com/spreadsheets/d/1vt66IyUL3AmfH2faVaayOjQIyoQHbz5bfQCe9zdWfCc/edit?usp=sharing. Acesso em: 25 jan. 2022.

763 TCE-RS ABRE investigação sobre compras de remédios contra a Covid-19 sem eficácia comprovada. **G1 RS**, 19 jan. 2021. Disponível em: https://g1.globo.com/rs/rio-grande-do-sul/noticia/2021/01/19/tce-rs-abre-investigacao-sobre-compras-de-remedios-contra-a-covid-19-sem-eficacia-comprovada.ghtml. Acesso em: 25 jan. 2022.

764 ARNT, O. Na segunda reunião do dia, CPI ouve representantes de 10 distribuidoras de medicamentos. **Assembleia Legislativa do Estado do Rio Grande do Sul**, CPI dos Medicamentos, 13 set. 2021. Disponível em: http://www.al.rs.gov.br/agenciadenoticias/destaque/tabid/855/IdMateria/325649/Default.aspx. Acesso em: 25 jan. 2022.

765 NOAL, F. Bento amplia pontos de distribuição de kits com ivermectina e azitromicina para pacientes com covid-19. **Pioneiro Geral**, Saúde, 6 ago. 2020. Disponível em: https://gauchazh.clicrbs.com.br/pioneiro/geral/noticia/2020/08/bento-amplia-pontos-de-distribuicao-de-kits-com-ivermectina-e-azitromicina-para-pacientes-com-covid-19-12534953.html. Acesso em: 12 jun. 2022.

766 ALVES, N. Relatório final da Comissão da Covid constata irregularidades nos contratos emergenciais. **ALERJ**, Publicações, 6 out. 2020. Disponível em: https://www.alerj.rj.gov.br/(X(1)S(glmpzenpttm3butsvi3jkdw))/Visualizar/Noticia/49544. Acesso em: 25 jan. 2022.

767 Assembleia Legislativa do Rio de Janeiro – Comissão Especial COVID-19.

(Instituída para Acompanhar a Situação Fiscal, Orçamentária e Financeira das Medidas Relativas à Saúde Pública de Importância Internacional Relacionadas ao Coronavírus (COVID-19)). Relatório Final. 5 out 2020. Disponível em: https://drive.google.com/file/d/1LOyKsms7cay82lR5zu6yIA9FnzQWsMR1/view. Acesso em: 25 jan. 2022.

768 PALMAS para ele. **O Antagonista**, Brasil, 11 jan. 2022. Disponível em: https://www.oantagonista.com/brasil/palmas-para-ele-2/?utm_source=pocket_mylist. Acesso em: 25 jan. 2022.

769 MELO, M. Covidão: PF na cola de Jadyel. **Política Dinâmica**, 14 jan. 2021. Disponível em: https://www.politicadinamica.com/noticias/marcos-melo/covidao-pf-na-cola-de-jadyel1610618356-15595.html?utm_source=pocket_mylist. Acesso em: 25 jan. 2022.

770 MAGNO, A. Op. cit.

771 SETOR DE farmácias tem maior crescimento em uma década. **Exame**, Bússola, 5 nov. 2021. Disponível em: https://exame.com/bussola/setor-de-farmacias-tem-maior-crescimento-em-uma-decada/. Acesso em: 25 jan. 2022.

772 BRASIL. MINISTÉRIO DA SAÚDE. AGÊNCIA NACIONAL DE VIGILÂNCIA SANITÁRIA - ANVISA. **Sistema Nacional de Gerenciamento de Produtos Controlados (SNGPC)**. Disponível em: https://www.gov.br/anvisa/pt-br/assuntos/fiscalizacao-e-monitoramento/sngpc#:~:text=O%20Sistema%20Nacional%20de%20Gerenciamento,os%20medicamentos%20sujeitos%20%C3%A0%20Portaria. Acesso em: 31 jan. 2022.

773 MUNIZ, B.; FONSECA, B. (a). Op. cit.

774 CONHEÇA OS 30 medicamentos que mais vendem em farmácias. **Panorama Farmacêutico**, Medicamentos, 28 ago. 2021. Disponível em: https://panoramafarmaceutico.com.br/conheca_os_30_medicamentos_que_mais_vendem_em_farmacias/. Acesso em: 25 jan. 2022.

775 OS 10 MEDICAMENTOS que lideram vendas nas farmácias. **Panorama farmacêutico**, Varejo, 30 set. 2021. Disponível em: https://panoramafarmaceutico.com.br/os-10-medicamentos-que-lideraram-vendas-nas-farmacias-em-2021/. Acesso em: 25 jan. 2022.

776 O ANTAGONISTA. "Saquinhos de ilusão" com vermífugos e cloroquina custam vidas, diz especialista. **iG Saúde**, 123 jan. 2021. Disponível em: https://saude.ig.com.br/coronavirus/2021-01-12/saquinhos-de-ilusao-com-vermifugos-e-cloroquina-custam-vidas-diz-especialista.html. Acesso em: 12 jun. 2022.

777 COMPRAS EMERGENCIAIS. Op. cit. Acesso em: 25 jan. 2022.

778 MATHIAS, M. Os "influencers da cloroquina" conseguem cargos políticos e ganhos financeiros. **OutraSaúde**, 19 abr. 2021. Disponível em: https://outraspalavras.net/outrasaude/os-influencers-da-cloroquina-conseguem-cargos-politicos-e-ganhos-financeiros/. Acesso em: 25 jan. 2022.

779 O FEITIÇO DO TEMPO. Direção: Harold Ramis. EUA: Columbia Pictures, 1993. Película (101 min.).

780 VALENT, J. Covid-19: Brasil bate recorde com 4.249 mortes registradas em 24 hora. **Agência Brasil**, 8 abr. 2021. Disponível em: https://agenciabrasil.ebc.com.br/saude/noticia/2021-04/covid-19-brasil-bate-recorde-com-4249-mortes-registradas-em-24-horas. Acesso em: 3 jul. 2022.

781 GSI apura se ataque hacker ocorreu a partir de acesso de funcionário do governo. **Poder 360**, 14 dez. 2021. Disponível em: https://www.poder360.com.br/governo/

gsi-apura-se-ataque-hacker-ocorreu-a-partir-de-acesso-de-funcionario-do-governo/. Acesso em: 25 jan. 2022.

782 ANTHES, E. Proteção da dose de reforço contra a ômicron sintomática diminui em dez semanas, diz estudo britânico. **O Globo**, Saúde, 26 dez. 2021. Disponível em: https://oglobo.globo.com/saude/protecao-da-dose-de-reforco-contra-omicron-sintomatica-diminui-em-dez-semanas-diz-estudo-britanico-25332057. Acesso em: 25 jan. 2022.

783 CALDAS, J. Bolsonaro diz que não vai vacinar filha de 11 anos, contrariando indicações da ciência. **G1 SC**, 27 dez. 2021. Disponível em: https://g1.globo.com/sc/santa-catarina/noticia/2021/12/27/bolsonaro-diz-que-nao-vai-vacinar-filha-de-11-anos-contrariando-indicacoes-da-ciencia.ghtml. Acesso em: 25 jan. 2022.

784 Senado Federal – Comissão Parlamentar de Inquérito da Pandemia. Op. cit., pp. 200-205.

785 Senado Federal – Comissão Parlamentar de Inquérito da Pandemia. Op. cit., p. 319.

786 RODRIGUES, T. Além da Covaxin, CPI da Covid vai investigar compra da vacina chinesa Cansino. **UOL Congresso em Foco**, 27 jun. 2021. Disponível em: https://congressoemfoco.uol.com.br/area/congresso-nacional/alem-da-covaxin-cpi-da-covid-vai-investigar-compra-da-vacina-chinesa-cansino/. Acesso em: 31 mai. 2022.

787 BRASIL. MINISTÉRIO DA SAÚDE. SECRETARIA DE CIÊNCIA, TECNOLOGIA, INOVAÇÃO E INSUMOS ESTRATÉGICOS EM SAÚDE. **Nota Técnica n.º 2/2022-SCTIE/MS** – Fundamentação e Decisão acerca das Diretrizes Terapêuticas para o Tratamento Farmacológico da Covid-19 (Hospitalar e Ambulatorial). Disponível em: http://conitec.gov.br/images/Audiencias_Publicas/Nota_tecnica_n2_2022_SCTIE-MS.pdf. Acesso em: 26 jan. 2022.

788 COVID: COMISSÃO deve sugerir tirar “tratamento precoce” do SUS. **UOL Notícias**, 5 out. 2021. Disponível em: https://noticias.uol.com.br/ultimas-noticias/agencia-estado/2021/10/05/comissao-deve-sugerir-tirar-tratamento-precoce-do-sus.htm. Acesso em: 26 jan. 2022.

789 POSTS DE BOLSONARO sobre cloroquina têm engajamento de 48% acima da média. **CBN**, Política, 9 abr. 2020. Disponível em: https://cbn.globoradio.globo.com/media/audio/297748/posts-de-bolsonaro-sobre-cloroquina-tem-engajament.htm. Acesso em: 26 jan. 2022.

790 BRASIL. MINISTÉRIO DA SAÚDE. CONITEC. Diretrizes Brasileiras para Tratamento Medicamentoso Ambulatorial do Paciente com Covid-19. **Relatório de recomendação – Protocolos Clínicos e Diretrizes Terapêuticas**, nov. 2021. Disponível em: http://conitec.gov.br/images/Consultas/Relatorios/2021/20211112_Diretrizes_Brasileiras_para_Tratamento_Medicamentoso_Ambulatorial_do_Paciente_com_Covid-19.pdf. Acesso em: 24 jan. 2022.

791 PATRIOLINO, L. Secretário pede exoneração de técnica que votou contra kit covid. **Correio Braziliense**, 6 jan. 2022. Disponível em: https://www.correiobraziliense.com.br/politica/2022/01/4975612-secretario-pede-exoneracao-de-tecnica-que-votou-contra-kit-covid.html. Acesso em: 24 jan. 2022.

EPÍLOGO

792 BRASIL. MINISTÉRIO DA SAÚDE. SECRETARIA DE CIÊNCIA, TECNOLOGIA, INOVAÇÃO E INSUMOS ESTRATÉGICOS EM SAÚDE. Op. cit. Acesso em: 12 jun. 2022.

793 Ibidem.

794 FERREIRA, P. Documento de Secretaria chefiada por "capitã cloroquina" serviu como base para a Nota antivacina do Ministério da Saúde. **O Globo**, Saúde, 25 jan. 2022. Disponível em: https://oglobo.globo.com/saude/documento-de-secretaria-chefiada-por-capita-cloroquina-serviu-como-base-para-nota-antivacina-do-ministerio-da-saude-25366549. Acesso em: 26 jan. 2022.

795 O QUE DOENÇAS CARDÍACAS TÊM A VER COM O CORONAVÍRUS. 2021. Vídeo (55:55). Publicado pelo canal **Veja Saúde**. Disponível em: https://www.youtube.com/watch?v=dxPQaN7Oge4&list=PLjvZBefzmJDtcMw8-JO7XGXW9ja-auDz8&index=16. Acesso em: 26 jan. 2022.

796 MINISTRO MARCELO QUEIROGA É O ENTREVISTADO DO SEM CENSURA. 2022. Vídeo (55:44). Publicado pelo canal **TV Brasil**. Disponível em: https://www.youtube.com/watch?v=VSeTFoIUu2s. Acesso em: 26 jan. 2022.

797 ASSEMBLEIA LEGISLATIVA autoriza uso de medicamentos ineficazes no tratamento contra a Covid em RO. **G1 RO**, 18 jan. 2022. Disponível em: https://g1.globo.com/ro/rondonia/noticia/2022/01/18/assembleia-legislativa-autoriza-uso-de-medicamentos-ineficazes-no-tratamento-contra-a-covid-19-em-ro.ghtml. Acesso em: 12 jun. 2022.

798 Planalto impõe sigilo de cem anos a cartão de vacinação de Bolsonaro. **UOL Congresso em Foco**, 8 jan. 2021. Disponível em: https://congressoemfoco.uol.com.br/area/governo/planalto-sigilo-cartao-vacinacao-bolsonaro/. Acesso em: 26 jan. 2022.

799 Pedro Hallal. Entrevista concedida aos autores por telefone em 26 jan. 2022.

ÍNDICE ONOMÁSTICO

A

B

C

D

E

F

G

H

I

J

K

L

M

Q

R

S

T

U

V

W

Y

Z

Este livro foi produzido em Utopia e Bison
para a Editora Paraquedas em 2022.

www.ingramcontent.com/pod-product-compliance
Ingram Content Group UK Ltd.
Pitfield, Milton Keynes, MK11 3LW, UK
UKHW040955010926
14791UKWH00011B/1111

9 786584 764163